Te 7/77

DE LA

THÉRAPEUTIQUE,

DU CHOLÉRA-MORBUS,

ET DES

ANTIPHLOGISTIQUES.

MONTPELLIER, IMPRIMERIE DE X. JULIEN,

PLACE LOUIS XVI, Nº 2.

ESSAI
DE THÉRAPEUTIQUE,

BASÉE SUR LA MÉTHODE ANALYTIQUE,

SUIVI D'UNE NOTICE SUR LE

CHOLÉRA - MORBUS

ET SES MÉTHODES CURATIVES,

ET D'UN COUP-D'OEIL SUR L'EMPLOI

DES ANTIPHLOGISTIQUES;

Par F.-A.-Aug. POUJOL,

DOCTEUR EN MÉDECINE DE LA FACULTÉ DE MONTPELLIER.

> C'est l'analyse qui fait de la médecine une science; c'est de
> l'application de tous nos moyens de recherche que jaillissent
> des lumières suffisantes pour établir une thérapeutique ra-
> tionnelle, qui accueille tous les résultats pratiques dont les
> siècles passés nous ont enrichis.
>
> M. F. Ribes, Anatomie pathologique, pag. xl, xli.

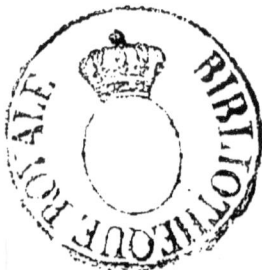

PARIS,

DEVILLE-CAVELLIN LIBRAIRE,

SUCCESSEUR DE GABON,

RUE DE L'ÉCOLE DE MÉDECINE, N° 10.

MONTPELLIER,

L. CASTEL LIBRAIRE - ÉDITEUR,

SUCCESSEUR DE GABON,

GRAND'RUE, N°s 30 ET 32.

1832.

INTRODUCTION.

L'expérience de tous les siècles et l'observation journalière établissent d'une manière incontestable, qu'environné de causes de destruction, entraîné par la fougue des passions ou la soif des richesses, l'homme est dans une lutte continuelle avec les maladies qui viennent l'assaillir, avec la mort qui voudrait le frapper. L'air qui l'enveloppe et qu'il respire, les alimens qui le nourrissent et réparent ses pertes, les boissons qui le désaltèrent et le fortifient, les lieux qu'il habite et où il cherche le repos, la profession qu'il exerce et qui le distrait, les habitudes qu'il a contractées et qui l'asservissent, les changemens survenus par la révolution des âges (surtout chez la femme), enfin le tempérament dont il a été doué modifient tellement son être, que le plus petit écart, la moindre imprudence dans l'observation des règles hygiéniques suffisent pour porter le trouble dans les fonctions de l'économie et l'exposent par là à des dangers réels.

Classer les maladies, en prévoir les suites, en calculer les conséquences sont du domaine de la nosologie : remplir les indications qu'elles présentent, appartient à la thérapeutique. Ainsi par un enchaînement inévitable et par les con-

naissances qu'elles fournissent, l'anatomie pathologique, la physiologie et l'hygiène viennent
éclairer de leur flambeau le dédale obscur où
les maladies se trouvent cachées, et c'est à leur
clarté que le médecin découvre et précise la
maladie qu'il a à combattre, et choisit les moyens
qu'il doit préférer.

A la vérité, les causes qui auraient dû hâter
les progrès de la thérapeutique ont, pour le
malheur de la science, puissamment contribué
à en retarder la marche. Si nous considérons,
en effet, ce que l'art de guérir était avant que
les Asclépiades eussent forcé les prêtres du temple d'Esculape à déchirer le voile sacré qui cou-
vrait leurs mystères; si nous portons nos regards sur la révolution qu'une conduite aussi
admirable devait nécessairement amener dans
les esprits; si nous parcourons enfin l'histoire
de tous les siècles qui se sont écoulés depuis
l'origine de la médecine jusqu'à nous, nous y
verrons qu'il a été de tous les temps des hommes, doués d'ailleurs d'un très grand génie, qui
se sont efforcés d'appliquer à cette science les
systèmes philosophiques qui dominaient: ce qui
a dû nécessairement amener les révolutions
qu'elle a subies. Bien plus, nous serons convain-
cus, que quelle qu'ait été la théorie, généralement adoptée, les praticiens ont été conduits
dans le choix des moyens à mettre en usage;
ceux-ci, par un aveugle empirisme; ceux-là,

par l'étude qu'ils faisaient de la marche de la nature dont ils ne voulaient être que les imitateurs ou les ministres; quelques-uns enfin, d'après les indications que les élémens des maladies peuvent offrir.

Tâchons, par un résumé de l'histoire de la médecine et des ouvrages des principaux auteurs qui l'ont illustrée, de faire connaître quels ont été les systèmes que l'on a adoptés et l'influence qu'ils ont pu avoir sur l'art de guérir. Cette analyse nous amènera à apprécier les avantages et les inconvéniens des méthodes naturelle et empirique qui embrassent tous ces systèmes, et nous arriverons par là à établir la supériorité de la méthode analytique qui puise dans les autres méthodes tout ce qui peut contribuer au perfectionnement de la thérapeutique et bannit entièrement de son domaine ce qui pourrait nuire à ses progrès. Cette considération est très importante, puisque c'est sur la doctrine des indications que doivent reposer les bases du traité de thérapeutique qui doit suivre cette introduction.

Méthode naturelle.

Il importe peu au praticien de rechercher si la science médicale est née dans un seul pays et s'est ensuite répandue dans tous les autres. Liée aux besoins de l'homme, la médecine dut

naître en même temps que lui, et la même loi
qui l'a assujetti à la mort, l'ayant aussi rendu
sujet aux maladies ou du moins à diverses incommodités qui sont attachées à la nature humaine, il n'est pas douteux qu'il ait usé de tous
les moyens possibles, pour s'en garantir ou s'en
délivrer. Jusques-là c'était la nature seule qui
déterminait la guérison : il est vrai, que chez les
premières nations dont l'histoire nous révèle
l'existence, la manière de vivre, uniforme, simple et tranquille, les habitudes douces, égales
et solitaires rendaient les occasions d'observer
l'homme et ses infirmités plus difficiles et plus
rares; il est vrai que la croyance où l'on était,
que les maux dont on était affligé ne reconnais-
saient d'autre cause que la colère des Dieux
vengeurs, fit que l'on craignit de s'armer contre
les décrets célestes, en cherchant à combattre
des affections que l'on regardait comme produites par des causes surnaturelles. De là, l'antique usage de se rendre dans les temples pour
appaiser le Dieu irrité ; de là, l'abus qu'en firent
les prêtres, qui profitèrent de la crédulité du
peuple pour lui persuader qu'eux seuls étaient
dépositaires des secrets de la divinité, à la seule
puissance de laquelle ils attribuaient la guérison.
S'il eût été plus éclairé et moins superstitieux
il aurait reconnu que c'était aux seules forces
de la nature qu'il devait d'être délivré des maux
qu'il avait endurés. Car, la salubrité du lieu où

le temple était situé, le régime sévère auquel
le malade était soumis, l'excitation morale qu'on
savait si bien mettre en jeu en déguisant, à l'aide
d'un langage allégorique, le médicament dont
il faisait usage, un heureux hasard, un exercice
souvent inaccoutumé, la pureté d'un air nouveau, l'espoir, les distractions du voyage, tout
devait contribuer à une heureuse solution.

Je ne m'arrêterai point à raconter ce que fut
la médecine pendant ces siècles d'ignorance et
d'erreurs (1). Livré à l'empirisme le plus grossier, renfermé dans le sein de quelques familles,
l'art médical serait encore plongé dans d'épaisses ténèbres, si la reconnaissance des peuples
n'eût dressé des autels à la divinité tutélaire, et
si l'on n'eût inscrit sur les colonnes des temples
les remèdes qui avaient ramené la santé.

Dans ces circonstances l'art de guérir ne pouvait atteindre un haut degré de perfection, et ses
progrès devaient être très peu sensibles, puisqu'aucune règle scientifique, aucune application
de l'observation à la théorie ne renfermait les
bases des études médicales, et que la médecine
n'était que l'art de prophétiser.

Cet état de choses dura jusqu'au moment où
Hippocrate fit subir à cet art bienfaisant une
réforme d'autant plus salutaire que, si on en

---

(1) Voyez la *Note historique* placée à la suite de l'Introduction.

calcule les effets, on reconnaît qu'elle a été extrêmement favorable à la science et importante pour le bonheur du genre humain.

Les préjugés et la superstition avaient régné et régnaient encore, lorsque quelques sectes philosophiques, notamment celle d'Italie, jetant le masque de l'hypocrisie, avouèrent publiquement qu'on guérissait les maladies par des moyens naturels. Hippocrate imitant l'exemple que les Asclépiades ses aïeux lui avaient donné, l'esprit orné des connaissances qu'il avait puisées soit dans leurs traditions, soit dans les écoles de Gnide et de Cos; Hippocrate, dis-je, prend l'observation pour guide, pose les fondemens de sa thérapeutique sur la connaissance des causes prochaines et occultes, donne des préceptes clairs et concis sur la coction et les crises, et fonde, en un mot, la méthode naturelle. Cette méthode a pour objet de préparer, de faciliter et de fortifier les mouvemens spontanés de la nature qui tendent à opérer la guérison des maladies. Elle est indiquée toutes les fois que la nature à une tendance à affecter une marche régulière et salutaire (Barthez). Or pour reconnaître si elle suit une voie sûre, il faut l'observer et l'écouter.

Telle était la manière dont procédait le vieillard de Cos; et c'est en agissant avec une extrême réserve et en méditant avec une sage lenteur, qu'il put recueillir les précieux matériaux qui lui ont servi à élever l'édifice de sa gloire. Pénétré des avantages que le médecin peut retirer de l'observation de la nature, il trace dans les immortels ouvrages qu'il nous a légués, une foule de sentences qui prouvent combien il la croyait puissante, et qu'il se reposait sur elle du soin de la guérison.

A quel degré de certitude ne serait pas parvenue la médecine, si tous les médecins qui ont suivi Hippocrate eussent marché sur ses traces; si chacun se fut appliqué à observer et à transmettre ses observations avec la même candeur et la même simplicité : qu'elle immense collection de faits n'aurions nous pas aujourd'hui? Quelles richesses pour la médecine, quel avantage pour l'humanité (1)!....

Après la mort du vieillard de Cos, les médecins cherchèrent à donner à sa doctrine tous les développemens dont elle était susceptible. La plupart adoptèrent sa théorie de la pathologie humorale, mais aucun ne s'attacha à l'imiter dans sa pratique. Ce n'est que plusieurs siècles après, qu'Arétée de Cappadoce publia des écrits qui lui ont valu l'honneur d'être comparé au réformateur de la médecine (2). Voici com-

(1) Lepecq, *De la clôture*, observations sur les maladies épidémiques, 1776.

(2) Quelques historiens prétendent qu'Hippocrate est mort 377 ans et d'autres 370 ans avant Jésus-Christ. Black

ment s'exprime à cet égard l'auteur de la *Noso-graphie philosophique* : « Qu'il est heureux que l'on puisse opposer aux écarts brillans de Galien la sagacité profonde et la marche sage et circon-specte d'Arétée, qui fit l'application la plus heu-reuse des principes d'Hippocrate à la médecine, en fit à cette époque un corps de doctrine ré-gulier et solide, et le soumit de nouveau à l'é-preuve de l'expérience. Peut-être qu'aucun mé-decin n'a mérité plus que lui d'être placé à côté d'Hippocrate. Comme le père de la méde-cine, Arétée écrit dans un style grave et sen-tencieux; comme lui, il donne des descriptions vives et pittoresques des phénomènes des ma-

(*Esquisse d'une histoire de la médecine et de la chirurgie, etc.,* traduit de l'anglais, par Coray ; Paris, an VI-1798), dit qu'on ne sait pas au juste dans quel siècle vivait Arétée, et s'il fut antérieur ou postérieur à Galien. Daniel Leclerc (*Histoire de la médecine*, in-4°; Amsterdam, MDCCXXX.) émet le même doute. Tout ce qu'il y a de certain c'est que tous les deux ont vécu dans l'intervalle qu'il y a entre Pline, Paul d'Egyne et Aëtius. Sprengel pense qu'il exis-tait du temps d'Archigène, et appuie son opinion sur ce qu'il indique les préparations d'Andromaque, et parle des médecins du prince sous le nom d'Archiatres, qui ne fut usité que sous le règne de Domitien: aussi le place-t-il, dans son tableau chronologique, parmi d'autres médecins qui vécurent pendant la vie de cet empereur : 81 ans après la naissance du Christ, ce qui répond à quatre siècles après la mort d'Hippocrate. Il serait donc antérieur à Ga-lien.

ladies, avec toutes les circonstances de l'âge,
du sexe, de l'influence des saisons, des climats.
Il porta une attention soutenue à isoler l'histoire
des maladies et de l'approfondir, avant de parler
du traitement. Il fait une heureuse application
des principes de l'hygiène sur l'air, le régime,
l'exercice, etc., au rétablissement de la santé (1)».

Appartenant à l'école pneumatique, qui admettait un principe actif de nature immatérielle,
auquel elle donnait le nom de *pneuma, d'esprit,*
qui déterminait la santé et la maladie; il devait
porter, et porta en effet, une attention continuelle aux forces de la nature dont il connaissait
le pouvoir.

Galien qui s'était profondément nourri des
principes de l'école Hippocratique, a su, dans
tous les traités où il l'a prise pour modèle,
l'enrichir de nouvelles vérités. Il est, de tous
les médecins de l'antiquité, celui qui joignit
à l'esprit le plus brillant les notions les plus
approfondies sur toutes les branches de l'art
de guérir. Non content des sentimens que pro-
fessaient les diverses sectes qui régnaient alors
et se disputaient l'empire de la médecine, le
médecin de Pergame lut Hippocrate et le com-
para à la nature. Il fut frappé de l'exactitude
des observations du divin vieillard, et tâcha de

---

(1) *Nosographie philosophique, méthode d'étudier la médecine,* sixième édition, in-8º, 1818, tom. I, pag. lj, lij.

ramener la science de l'homme dans la route si long-temps délaissée de l'observation et de l'expérience. Nous sommes pourtant forcés de convenir que ses efforts n'aboutirent qu'à la production d'un système fondé sur la philosophie et la physique de son temps (1), ce qui a fait dire avec raison à Barthez, que Galien ne pouvait être comparé à Hippocrate, dont il n'a été que le commentateur.

Le savant pronostic qu'il porta, l'hémorragie nasale qu'il prévit, annonça, et qui en paraissant, assura à jamais sa réputation, tout concourt à prouver qu'il comptait sur les forces médicatrices de la nature, qui peut guérir les maladies en provoquant des évacuations critiques.

La médecine avait atteint ce haut point de splendeur où l'avait portée Galien, lorsque par suite de la décadence des empires elle fut livrée à de froids compilateurs ou à de faibles imitateurs du médecin de Pergame. Nous ne suivrons pas les traces de l'art médical à travers les ténèbres où ces siècles de barbarie l'avaient plongé; nous nous transporterons au moment où les arts et les sciences commencèrent à refleurir, c'est-à-dire, à ces temps plus heureux où les médecins, sous le nom d'humanistes, com-

---

(1) Charles-Louis Dumas : *Discours sur les progrès futurs de la science de l'homme*, prononcé dans l'école de médecine de Montpellier, le 20 germinal an XII.

mentèrent les ouvrages d'Hippocrate et ne s'écartèrent point des préceptes qu'il avait tracés.

Dans cet intervalle les Arabes, qui dans le principe n'avaient été conduits que par un pur empirisme, et auxquels tous les moyens de guérison étaient indifférens; les Arabes, dis-je, employaient les formules superstitieuses dans la vue de conjurer les démons, causes des maladies. Leur goût pour le merveilleux fit qu'ils n'épargnèrent aucun moyen pour en imposer au vulgaire, et l'astrologie et l'uroscopie furent considérées comme les connaissances les plus nécessaires. Quant à leurs médicamens ordinaires, ils consistaient en des remèdes privés de toute propriété, ou en des compositions souvent absurdes, formées par l'assemblage des substances les plus disparates.

Cependant ils furent les premiers à sentir les avantages de l'étude des sciences, et leurs ouvrages les plus importans furent calqués sur ceux que Galien avait publiés. Ils se servirent, il est vrai, de ceux d'Hippocrate sur la coction et les crises pour appuyer leur jugement; suivirent dans le traitement des maladies aiguës les mêmes règles hygiéniques, et donnant l'exemple aux humanistes, qui vinrent après eux, ils furent les imitateurs d'Hippocrate et de Galien (1),

(1) Joannes Freind, *Historia medicinæ*, in-8°, *Lugdini Batavorum, etc.*, 1734, pag. 212 et 213, assure que dans

sans en être entièrement les copistes, ce qu'on leur avait reproché sans raison; en un mot les Arabes soutinrent la médecine et les sciences pendant tout le temps que l'ignorance couvrit de son voile épais les autres nations. Mais en se déclarant les émules des Grecs, ils les surpassèrent par leurs vaines spéculations et leurs raisonnemens infinis (1).

Parmi les imitateurs des médecins de Cos et de Pergame, Thomas Campanella, Vanhelmont, Stahl et plusieurs autres, qui ont paru à une époque beaucoup plus rapprochée de notre ère, se distinguent comme appartenant plus spécialement à la secte des naturistes. Exposons successivement le résumé de leurs travaux, où se trouvent réunis et développés avec précision, et d'une manière tranchée, l'ensemble des doctrines des médecins de l'antiquité.

Thomas Campanella, le plus célèbre des spiritualistes, s'exprime, dans ses ouvrages, avec assez de clarté pour qu'il n'y ait pas d'équivoque. Il prétend que toutes les maladies dépendent de l'esprit vital, et que la fièvre, en particulier, consiste toujours dans la lutte qui s'établit entre les maladies et l'esprit, ou bien qu'elle est le ré-

les diverses branches de la médecine soit en anatomie, en œtiologie ou en pathologie, Rhazès, le plus célèbre des Arabes n'a été que l'imitateur des Grecs.

(1) P.-J. Amoureux : *Essai sur la médecine des Arabes*, in-8o, Montpellier, 1805, pag. 14 et 15.

sultat de la colère de ce dernier, qui cherche à conserver la vie et à prévenir la putréfaction des humeurs (1). Une thérapeutique qui repose sur de pareilles bases doit nécessairement appartenir à la méthode naturelle.

Vanhelmont qui vînt après, suivit Paracelse en bien de choses. Il s'empara de l'archée auquel le médecin suisse avait fait jouer un très grand rôle ; mais il lui attribua, ainsi qu'aux autres substances spirituelles, une nature plus substantielle, et y appliqua des idées beaucoup plus claires et plus précises (2). Voici son système.

(1) *Metaphysicæ*, l. viii, c. i, art. 2.

(2) On sera peut-être surpris que Paracelse, qui attribuait à l'archée le pouvoir de guérir les maladies, ne se trouve point placé parmi les médecins naturistes, comme Vanhelmont, qui, à l'exemple du médecin suisse, eut un souverain mépris pour les écoles de son temps, s'occupa à la recherche des médicamens les plus puissans, rabaissa la médecine au-dessous de la chimie, méprisa l'observation du temps, des changemens, des signes et des causes des maladies ; vanta enfin des remèdes universels et des panacées merveilleuses. Si l'on considère d'une part combien le médecin flamand attachait d'importance aux actes de son archée et surtout les grands développemens qu'il fit subir à une doctrine fondée sur un être imaginaire ; et de l'autre que Paracelse comptait plus sur la vertu de ses arcanes que sur la puissance de l'archée ; on sera conduit à placer le premier au rang qu'il occupe, et le second parmi les empiriques les plus grossiers : ce que j'ai fait.

Un être substantiel, d'une nature intermédiaire entre l'âme et le corps, nommé archée,
doué d'intelligence et susceptible de passions,
est chargé en chef du gouvernement du corps.
Il a un commerce intime avec l'âme; il siége à
la région épigastrique : de là viennent la grande
influence qu'ont sur tout le système vivant les
affections qui intéressent l'estomac et la râte, et
la prééminence de ces deux organes fameux dans
l'école de Vanhelmont sous le nom de *Duum-
virat.* De plus, chaque organe à son archée su-
balterne qui l'anime, dont toutes les actions sont
communiquées à l'archée principal, et qui en
reçoit des ordres. Tout est bien tant que l'archée supérieur est obéi, et que ses actes vitaux
s'exécutent selon les idées exprimées par le créateur ou par l'âme aux archées de tous les ordres. Mais si des causes morbifiques, des levains
de maladie, des matières contagieuses, s'intro-
duisent dans une partie, l'archée du lieu se fâ-
che : dans sa mauvaise humeur, il n'obéit plus
au maître archée qui est à son tour fort irras-
cible. Il en résulte des ordres bizarres des ré-
voltes, et par conséquent un grand trouble dans
la succession des opérations : c'est ce qui constitue la maladie..... Je ne continuerai point, et
j'accorderai, si l'on veut avec M. Lordat (1), que

(1) *Exposition de la doctrine médicale de Barthez* in-8°,
Paris, 1820, pag. 266 et 267.

toute cette mythologie est une allégorie sous laquelle on exprime des faits réels. Néanmoins, comme Vanhelmont attribuait toutes les maladies aux erreurs et aux souffrances de l'archée, l'art du médecin ne devait consister qu'à étudier le caractère du principe central commun et celui des autres divers principes inférieurs : de savoir quand il faut exciter leur négligence, quand il faut réprimer leur fougue, et quels sont les moyens de maîtriser leurs passions ou de corriger leurs écarts.

Cette doctrine fut presque entièrement adoptée dans les écoles d'Allemagne, et vers la fin du dix-septième siècle Georges Wolfgang-Wédel, maître de Stahl, en fut le plus zélé défenseur. Aussi ne sommes-nous point surpris que ce dernier ait été l'*inventeur* de la méthode dynamique; il ne fallait que substituer l'âme à l'archée, et c'est ce qu'il fit.

Elevé par Wédel, Stahl s'attacha de bonne heure à la doctrine de son maître. Il s'occupa d'abord à observer les mouvemens de la nature et à vérifier par sa propre expérience les aphorismes d'Hippocrate. Il apprit à connaître les avantages de la méthode naturelle, et ayant opéré la substitution précédemment indiquée, il fut conduit à définir la maladie : tous les mouvemens et les changemens ayant l'âme pour cause. D'après cela, une maladie dut être une

irrégularité dans le gouvernement de l'économie animale (1).

La nature, dit-il, est affectée dans les maladies; elle réagit contre les causes ennemies, elle
excite des mouvemens toniques, des congestions,
des excrétions, et guérit ainsi les maladies : c'est
là l'*autocratie* de la nature, dont les anciens ont
dit tant de bien (2).

La thérapeutique de Stahl est parfaitement
d'accord avec ses idées physiologiques et pathologiques. Il croit, comme Hippocrate, que le
praticien doit moins dominer la nature que
lui obéir et observer attentivement ses effets. Il
ne pense pas, comme Gédéon Harvey, que le
médecin doive rester spectateur oisif, mais il
veut qu'il observe avec soin l'expérience et la
nature (3).

La simplicité de cette doctrine dut nécessairement lui attirer de nombreux partisans. De ce
nombre furent les Bordeu, les Lieutaud, etc.
Le grand Boerrhaave lui-même a publié plusieurs écrits sur divers points de la médecine,
qui prouvent qu'à la fin de ses jours, après avoir
suivi la nature au lit des malades, il attachait
moins d'importance à son système et qu'il se

_____

(1) *Theoria vera*, 602.

(2) Stahl et Lassius, *Dissert. de* αντοκρατία *naturæ*, in-4°,
Halæ, 1696.

(3) *Ars sanadi cum expectatione.*

rapprochait de plus en plus des idées d'Hippocrate et de tous les véritables médecins (1). Voyez
son traité des maux de nerfs, ses consultations
et sa lettre à Gorter.

Méthode Empirique (2).

Tous les médecins ont été empiriques. Cependant si l'on considère que celui qui a suivi le
cours d'une maladie a fait des observations, et
que celui qui dans une affection administre un
médicament et prend garde aux effets qu'il produit fait des expériences, on devra établir une
distinction entr'eux, car l'un en médecin obser-

(1) *Conformité de la médecine des anciens et des moder-*
nes, par Barker; traduit par Lorry, 1768.

(2) On doit entendre, avec Barthez, par méthode empirique, celle dans laquelle on cherche par des moyens
appropriés ou spécifiques à guérir les maladies radicale-
ment et d'un seul coup. Sprengel range parmi les empiriques tous ceux qui négligeant l'étude des causes des maladies se bornent à employer les moyens dont l'expérience
leur a démontré l'utilité. Zimmermann avait déjà défini
l'empirique en médecine : un homme qui sans songer aux
opérations de la nature, aux signes, aux causes des maladies, aux indications, aux méthodes et surtout aux découvertes des différens âges, demande le nom d'une maladie, administre ses remèdes au hasard ou les distribue à
la ronde, suit sa routine et méconnaît son art. (*Traité de*
l'expérience, par George Zimmermann, traduit de l'allemand par Lefèbvre de V. D. M., 1817, in-8°, s. 1, liv. 1,
chap. 2, pag. 123.

vateur écoute la nature, et l'autre en expéri-
mentant l'interroge. (Zimmermann.)

Nous avons déjà vu que la médecine devint,
dès le commencement, un mélange de superstition et d'empirisme; qu'*aucune règle scientifique,
aucune application de l'observation à la théorie*, ne
renfermaient les bases des études médicales. Nous
avons encore vu Hippocrate réunissant les matériaux épars, établir la science de l'homme sur
des bases certaines et poser les fondemens de
la méthode naturelle.

Après cette époque, l'influence d'une mauvaise physique, le goût des hypothèses, l'asser-
vissement à l'autorité du maître, l'esprit domi-
nateur des sectes qui s'étaient formées, le défaut
d'observations et d'expériences variées, tout se
réunit pour verser dans le sein de la médecine
des erreurs qui arrêtèrent l'impulsion favorable
que les travaux du médecin de Cos et de sa famille lui avaient donnée. (Dumas, *loc. cit.*)

Cependant une nouvelle école s'était formée
sous le nom d'école dogmatique, et les membres de celle-ci, qui prit aussi le nom d'école
hippocratique, cherchèrent par tous les moyens
à soutenir et à propager les préceptes du divin
vieillard, dont ils étaient les disciples. Mais soit
qu'ils ne les connussent pas bien, soit qu'ils aient
voulu introduire la physique de Platon dans
la médecine, ils s'éloignèrent beaucoup des
principes qu'Hippocrate avait posés, et en alté-

rèrent la pureté (1). Malgré tous ces obstacles,
l'art de guérir fit des progrès réels, et l'anatomie acquit un certain lustre, par le zèle que
l'école d'Alexandrie apporta à l'étude de l'histoire naturelle.

Si pourtant nous fixons notre attention sur
les travaux d'Hérophile et d'Erasistrate, qui en
furent les principaux ornemens; nous verrons
que malgré leurs importantes découvertes Hérophile suivit presque toujours la doctrine de son
maître Praxagoras de Cos, qui, à l'exemple des
dogmatiques, trouvait dans l'altération des humeurs la cause de toutes les maladies (2), et

(1) Si l'on en croit le savant lord Bolingbroke, Platon et
Aristote ont inventé des systèmes plus funestes à la vérité
et au vrai savoir que ne le furent les ravages des Gots
et des Sarrasins. Platon défigure la philosophie naturelle et
l'étude des sciences par toutes les subtilités de la chimie,
et Aristote par une dialectique captieuse, par des sophismes
et un jargon scientifique. Combien dès lors dût être funeste
l'application de ces doctrines aux théories médicales !

(2) Selon Hippocrate, le corps de l'homme est composé
de quatre substances : 1° le sang, 2° la pituite, 3° la bile,
4° la mélancolie. C'est l'harmonie qui règne dans le mélange ou la proportion de ces humeurs qui constitue la
santé et *vice versá*. Praxagoras ayant en quelque sorte
adopté la doctrine du vieillard de Cos, faisait dépendre,
comme lui, la plupart des maladies de la disproportion
des humeurs, qu'il avait distinguées , d'après Rufus d'E-
phèse, avec plus d'exactitude et de précision que ses prédécesseurs. Hérophile, son disciple, suivant d'ailleurs le

que, comme lui, il cherchait à suppléer au défaut d'idées par un vain étalage d'érudition ou par des raisons inintelligibles, méthode alors généralement suivie par tous les médecins d'Alexandrie.

Quant à Erasistrate, la pathologie lui est redevable de plusieurs théories qui par la suite ont joui d'une très grande célébrité. Cependant quoique ses méthodes curatives diffèrent de toutes celles qu'on avait suivies jusqu'alors, quoiqu'ennemi déclaré des médecins qui traitaient les maladies sans avoir égard aux causes qui les ont produites, quoiqu'il blâme entièrement les méthodes empiriques, il ne prend, dans quelques circonstances, d'autre guide que l'empirisme, imitant en quelque sorte Hippocrate qui bien de fois a traité les maladies d'une manière purement empirique, c'est-à-dire sans agir d'après un principe raisonné (1).

---

sentiment de son maître et celui d'Hippocrate, en ce qui concerne les effets des humeurs par rapport à la santé et à la maladie, fut amené par là à pratiquer à peu près comme eux.

(1) Sérapion, le père des empiriques, poussa le délire jusqu'à bannir de sa pratique tout raisonnement, et n'appela au secours de l'art que l'expérience. La secte des dogmatiques n'osant rejeter cette dernière autorité, devint le jouet des raisonnemens subtils, et aima mieux se soumettre que de consulter l'observation trop lente dans sa marche et fastidieuse pour des têtes ardentes. (P. Frank, *Médecine pratique*, trad. de Goudareau.)

Ainsi les différentes opinions que l'on conçut alors de l'art de guérir, et les succès que l'on vit malgré cela dans la pratique de quelques bons médecins, amenèrent peu à peu la formation d'une secte qui se proposa de renoncer à toutes les subtilités pour s'en tenir à ce que l'expérience apprendrait. La mort de quelques-uns leur enseigna la manière de traiter les autres, de même que le naufrage de quelques navigateurs avertit les autres du danger. De cette manière la cure des maladies s'avança à pas lents, aidée par l'expérience, par les conseils réciproques qu'on se donnait, par la curiosité des philosophes, par quelques découvertes accidentelles, et par la sagacité des médecins de profession. A cette époque, les praticiens faisaient, avec raison, moins de cas de l'art que des moyens curatifs, et je me plais à croire que cette heureuse impulsion aurait amené les résultats les plus satisfaisans, si l'heureuse rivalité, établie entre les empiriques proprement dits et les dogmatiques, n'avait été entièrement anéantie par le despotisme des Romains, alors maîtres de toute la terre. Je ne puis mieux faire connaître quel avait été et quel fut l'état de la science pendant cette période, qu'en transcrivant l'allégorie que Kurt Sprengel a placée en tête du second volume de son histoire de la médecine.

« L'arbre de la science, dit-il, né sous le ciel délicieux de l'Asie Mineure et de la Grèce, se

développa si heureusement et se couvrit de
fleurs si brillantes, qu'après des milliers d'années, nous arrêtons encore, avec étonnement
et plaisir, nos regards sur cet âge d'or de l'espèce humaine. Transplantée ensuite à Alexandrie, soumise aux rayons d'un soleil brûlant et
recevant du Nil une nourriture surabondante,
cette belle plante prit un accroissement majes-
tueux, mais produisit des fleurs monstrueuses
et ne donna presque point du fruits. Portée
enfin en Italie, elle y fut d'abord cultivée avec
tout le soin qu'elle méritait et semblait pro-
mettre la plus riche récolte : mais le despotisme
lui ravit la lumière et la liberté. Les vapeurs
délétéres du fanatisme et de la superstition ache-
vèrent de la détruire, jusqu'à ce qu'enfin le climat heureux de l'Italie et surtout l'influence
vivifiante de la liberté la rappelèrent après plusieurs siècles à l'existence. »

Avant que Lucullus et Pompée eussent porté
leurs armes triomphantes en Grèce, en Asie, la
médecine avait toujours été à Rome une espèce
de langage allégorique ; et cet état de chose persista jusqu'au moment où les Grecs commencèrent à paraître dans cette maîtresse du monde,
dont le tyrannique empire achevait, par la vexa-
tion, la ruine des peuples commencée par l'invincible fureur des armes. Elle transplantait violem-
ment dans son sein les arts et les sciences, ou
plutôt les chefs-d'œuvre qu'elle enlevait aux au-

tres, sans savoir les apprécier et en jouir elle-
même. Les richesses de l'univers vinrent assouvir
son insatiable avarice; le luxe marcha bientôt
à leur suite, et des étrangers de différentes pro-
fessions, attirés par l'opulence et la renommée
de Rome, se rendirent des provinces les plus
éloignées de l'empire. Tous les arts libéraux furent successivement portés de la Grèce en Italie; et ce fut de ce sol natal des sciences et des
arts que Rome fit venir la poésie, la réthorique,
la logique, la musique, l'architecture, la sculp-
ture, la littérature, les lois et les rafinemens
du goût. La médecine suivit le sort des autres
sciences : elle s'y éleva et tomba avec elles.

Parmi les médecins célèbres de ces temps re-
culés, le plus remarquable est Asclépiades de
Pruse en Bythinie, qui créa une médecine nouvelle, fondée sur la philosophie corpusculaire.
Dans son système, le rapport plus ou moins
précis des corps et des pores, par lesquels ils
doivent passer, constitue la santé ou la maladie.
Il dédaigne et foule aux pieds les travaux de
ses devanciers.

Sa pathologie étant entièrement basée sur ces
suppositions arbitraires de la forme et de la
combinaison des élémens dans les divers mé-
langes desquels il croyait trouver la cause de
toutes les maladies; il n'est pas douteux que ses
méthodes curatives ne fussent réellement empiriques. Cependant il éloigna de sa pratique les

remèdes violens dont on faisait usage, et fut grand partisan des moyens diététiques qu'Hippocrate avait propagés (1).

Flattant les goûts et les caprices des grands, il s'acquit une très grande réputation, et les succès qu'il obtint firent d'autant plus d'impression que les Romains, plus civilisés, avaient voué au plus profond mépris la magie et les pratiques mystérieuses, qui jusqu'alors avaient formé les bases de l'art médical.

(1) Celse, lib. II, c. 14, p. 19. On ne sait comment concilier l'opinion de Celse qui est également celle de tous les historiens, qu'Asclépiades était grand partisan des moyens diététiques avec le passage de Galien *De venœ, sect.* ad. Erasistr., p. 3, où il est dit qu'Asclépiades critiquait ouvertement les méthodes curatives d'Hippocrate où l'observation tranquille de la nature qu'il appelait étude de la mort. Cœlius Aurélianus et Pline assurent pourtant qu'il en faisait un très grand usage. Que conclure de là? Que comme beaucoup d'autres médecins, Asclépiades n'était pas conséquent et que sa pratique différait de sa doctrine. Il enseignait : *Officium med ci esse, ut tutò ut celeriter ut jucundè curet.* Assurément la célérité ne demande pas les moyens diététiques si ce n'est comme moyens secondaires, ce qu'il n'explique pas. Quoiqu'il en soit, comme les maladies ne reconnaissent, d'après lui, d'autre cause que l'obstacle que rencontrent les atomes et la stase qui en provient, il se proposait seulement de rendre les pores plus ouverts et de faire circuler plus librement les sucs et les petits corps qui entretenaient la maladie par leur séjour et leur stase. (M. F.-C. Caisergues : *Des systèmes en médecine, etc.*, pag. 11, in-8°, 1827.

Thémison de l'Aodicée, disciple du médecin de Pruse, créa à son tour un nouveau système qu'il s'efforça de propager. En s'éloignant des principes de son maître, en introduisant dans ceux qu'il avait adoptés une plus grande précision, il fut conduit à choisir entre le dogmatisme et l'empirisme, qui se disputaient alors l'empire de la science, une route intermédiaire, et il devint par ce moyen le fondateur de l'école méthodique proprement dite.

La recherche des causes lui paraissant reposer sur des bases trop incertaines, il voulut établir son système sur les analogies et les indications communes à plusieurs maladies, sans réfléchir que ces analogies sont aussi fréquemment trompeuses et même plus souvent occultes que toutes les causes des dogmatiques. Cependant, comme Sprengel le remarque fort judicieusement, cette analogie commune de l'état morbide eût le très grand avantage de contribuer, par la suite, au perfectionnement de la doctrine des indications; et si Thémison eût choisi des analogies faciles à reconnaître, ou des véritables états morbifiques, au lieu des maladies simples des parties solidaires dont il n'admet même qu'un fort petit nombre, le système des méthodistes eût été le meilleur de tous. Mais abusé par la philosophie corpusculaire, il ne voulut admettre d'autres indications que celles que fournissent le strictum ou resserrement, le laxum ou relâ-

chement, et le mixtum ou état intermédiaire (1).
Cependant il observait encore que les maladies
sont tantôt aiguës et tantôt chroniques, qu'elles
croissent et vont en augmentant en certain
temps; qu'en un autre elles sont à leur plus
haut période; et qu'enfin on les voit diminuer.
Ce qui est la même distinction qu'Hippocrate
avait faite.

En conséquence, il indiquait différentes manières de traiter les maladies, suivant l'époque
ou le temps auquel elles se trouvaient. Il pré-

(1) On conçoit à peu près ce que les méthodistes voulaient dire par maladie de resserrement, quoique cela ne
soit pas aussi clair pour les hommes instruits, que pour
les ignorans. On conçoit aussi, ce qu'ils désignent par fibres relâchées. Mais il est difficile de désigner ce qu'ils
peuvent entendre par leur genre mixte, et qu'elle application on pouvait faire à la pratique de cette idée spécu-
lative, si subtile, dont le sens ne saurait saisir l'objet. N'est-
il pas d'ailleurs évident que toutes les maladies appartiennent au genre mixte ou qu'elles peuvent y être rapportées?
Car ce motif signifie (si toutefois il signifie quelque chose)
inégalité de ton dans les parties, ou distribution irrégulière
de l'action tonique vitale. Or, la plupart des maladies offrent,
pour phénomène général, le défaut d'équilibre et le mauvais emploi des forces. Dans le cas où ces aberrations sont
sensibles, un œil attentif peut encore les découvrir; et peut-
être n'est-il aucune maladie où le défaut d'équilibre ne se
manifeste à un certain degré, soit dans le ton des organes,
soit dans l'exercice de la vie et dans la direction de la sensibilité. Ainsi donc, le genre mixte des méthodistes embrasse
tout et ne désigne rien. (Cabanis, *Révolut. de la méd.*, p. 111.)

tendait que la médecine consistait uniquement dans la stricte observation de ce petit nombre de règles fondamentales, sur des choses tout à fait évidentes. Il supposait que les affections de quelle nature qu'elles soient, qui se trouvent comprises sous quelqu'un des genres que l'on vient de désigner, doivent être traitées de la même manière, de quelque cause qu'elles viennent, et quel que soit le pays ou la saison de l'année dans lesquels on se rencontre.

C'était en marchant sur les traces de Thémison dont il développa le système, c'est en appliquant, encore plus que son prédécesseur, les analogies et les indications générales à l'art de guérir; c'est enfin en négligeant comme lui la recherche des causes des maladies que Thessale de Tralles, que l'on s'accorde à peindre comme un charlatan des plus méprisables (1), a dû d'être considéré comme le véritable fondateur de l'école méthodique.

A la vérité il changea quelque chose au système de Thémison, car au lieu de dire avec lui que la santé consiste dans la symétrie ou la proportion des pores du corps, la maladie dans la disproportion des mêmes pores, et le réta-

---

(1) On trouve une preuve de la haute opinion que Thessale avait de ses connaissances, dans l'épithaphe qu'il avait faite pour être gravée sur son tombeau : «Ci-gît Thessalus, le vainqueur des médecins.» (Black. etc.. *loc. c. c.* **iv**, p. 76)

blissement au retour de la symétrie; Thessale
crut qu'il fallait pour guérir un individu changer
entièrement tout l'état des pores de la partie
malade. C'est de cette opinion qu'est venu le
mot *métasyncrise* ou *métaporopoiesis*, qui ne signifie
autre chose qu'un changement arrivé dans les
pores.

Ainsi, soit que nous considérions le système
des méthodistes d'après les véritables fondateurs
de cette secte; soit que nous cherchions à nous
former une idée exacte de leurs opinions, par la
méditation des écrits de Cœlius Aurélianus, les
seuls qui n'aient point été altérés et qui nous
soient parvenus dans toute leur intégrité; nous
serons amenés à borner le traitement des maladies aux seules indications que le strictum et
le laxum peuvent fournir. Car, d'après Aurélianus, toute ætiologie devient superflue, et il
impor e peu de connaître la cause du strictum
pourvu qu'on soit en état de le guérir (1).

(1) Tous les critiques, dit Pinel, s'accordent à regarder
les écrits publiés sous le nom de Cœlius Aurélianus, comme
étant propres à Soranus. Ils sont d'accord en cela avec
Daniel Leclerc, qui nous apprend qu'Aurélianus avoue
lui-même que tout ce qu'il a écrit n'est qu'une traduction
des ouvrages du médecin d'Ephèse. Cela étant, comment
se fait-il que Galien ait gardé le silence sur les écrits de cet
auteur? Pourquoi de même n'est-il pas fait mention des
œuvres du médecin de Pergame dans la traduction d'Aurélianus? Etaient-ils contemporains? C'est l'opinion de quel-

Il paraît que ces principes ont été généralement adoptés et ont dominé dans l'école des méthodistes qui 'ont en déclarant que les causes occasionnelles éloignées contribuent à la production des maladies, prétendent encore que ces causes conservant pendant le cours de l'affection toute leur énergie, leur étude doit être bien peu importante et même inutile pour le praticien.

Le résumé de l'histoire de cette période nous montre la médecine ne recevant aucun développement remarquable, renfermée dans un cercle de connaissances fort rétréci, et des sectes rivales et opposées, se partageant l'empire de la science. Galien paraît à Rome : doué d'un génie créateur et profond, il affronte, attaque, combat et dissipe toutes les sectes pour faire revivre et refleurir la médecine Hippocratique. La nature est interrogée par la double voie de l'observation et des expériences. Les faits se multiplient, les analogies s'étendent, les inductions se forment et les principes se généralisent. Mais la doctrine reste chargée des vices et des hypothèses qui l'infectaient auparavant. Toutes les

ques écrivains et entr'autres de Woss (*De nat.*, art., lib. v, c. 12). Mais alors Sprengel aurait commis une erreur grave dans son tableau chronologique en plaçant Cœlius Aurélianus sous le règne de l'empereur Alexandre Sévère, c'est-à-dire un siècle après la mort de Galien. Je laisse aux chronologistes à éclaircir cette matière.

subtilités de la philosophie péripatéticienne sont
mêlées aux idées grandes et hardies, aux notions
justes et étendues, aux découvertes réelles et
importantes, aux recherches utiles et lumineu-
ses, à l'aide desquelles toutes les branches de
la médecine s'enrichissaient. Mais de même qu'a-
près la mort d'Hippocrate les sages avis qu'il
avait dictés furent perdus pour ses successeurs,
de même que les travaux des écoles empirique,
dogmatique et méthodique ne différaient que
par quelques points purement théoriques; malgré le haut point de splendeur où Galien avait
porté la science médicale, les idées superstitieuses, les pratiques mystérieuses, en un mot
l'empirisme grossier qui avait vu renaître ses
anciens préjugés et ses vieilles erreurs, les im-
posa de nouveau à toutes les nations.

Je ne parlerai point des entités astrales de
Paracelse, des prétentions des Rose-Croix, etc.
Nous tirerons le rideau sur ces scènes affligean-
tes, pour nous transporter à cette époque brillante, où Bacon signalant les obstacles qui s'opposaient aux progrès des arts scientifiques, et
remplaçant les formes barbares de la dialectique
ancienne par la méthode d'induction dont il posa
les règles, opéra la révolution la plus heureuse.
L'esprit sorti de son sommeil léthargique, ne
fut plus captivé par la foi sans bornes que l'on
ajoutait aux autorités et par le goût que l'on
avait généralement pour les spéculations fri-

voles. L'étude des sciences fut moins sujette à nous égarer dans des routes trompeuses, et nous conduisit à la vérité par un chemin plus sûr.

Cependant, la voie qu'il avait tracée offrait de très grandes difficultés; les médecins qui prétendaient s'être formés d'après ses principes n'avaient pourtant hérité de lui qu'une répugnance invincible pour les hypothèses et les systèmes, une grande vénération pour l'expérience et un désir extrême de multiplier les observations. Néanmoins, malgré le projet sincère d'écarter à jamais toute opinion hypothétique et systématique, l'illustre Sydenham fut forcé de payer son tribut à la nature. Il se laissa entraîner par la manie de vouloir tout expliquer, et mêla quelques opinions hasardées aux vues générales qu'il expose.

Déjà, dans le quinzième siècle, une secte de médecins avait pris à tâche de traduire les anciens Grecs; mais entraînés par une aveugle adulation, ils considérèrent tout ce qui avait été dit comme le modèle à suivre dans toutes les études, et ils ne donnaient d'autre interprétation à leurs écrits que celle adoptée par Galien.

Plus tard, les nations rivalisèrent de zèle et d'efforts : Hippocrate et Galien, Aristote et Platon furent médités et étudiés avec plus d'ardeur que jamais. Mais l'esprit humain fut encore en-

chaîné par le profond respect que l'on avait pour
les oracles de l'antiquité, et tous les esprits furent dirigés vers le but unique de faire revivre
la médecine Hippocratique.

Bientôt le goût de la critique prit naissance
en Italie et en France, d'où il se répandit avec
l'esprit d'observation dans les autres états. La
doctrine du médecin de Cos rencontra de très
grands obstacles; mais les travaux de Sydenham réveillant le goût de l'observation, firent
encore mieux apprécier de quelle importance
est pour le praticien l'étude des constitutions,
des saisons, etc. Cependant ils n'empêchèrent
point qu'il ne se formât une nouvelle secte entièrement opposée à l'humorisme qu'il professait.

Hoffmann et Baglivi rejetant ou limitant les opinions des humoristes, d'après lesquels les fluides
exercent une influence essentielle et directe sur
l'état sain et sur l'état malade, restituèrent ce
rôle important aux solides. Ils cherchèrent à
établir que les modifications que les fluides
éprouvent, ne sont que la suite et l'effet des modifications que les solides ont subies. En un mot,
d'après leur manière de voir, la vie s'exerce et
toutes les révolutions se passent dans le solide,
qui à raison de cette manière de le considérer,
a été appelé par Hoffmann *solidum vivens*. Sans
doute qu'il reconnaissait, avec le médecin de
Cos, une force vitale dont les lois ne peuvent
être connues que par l'observation des phéno-

mènes propres au corps vivant, et que ces phénomènes résultent pour lui de son action sur
les fibres entre lesquelles il l'a comme distribué
pour les animer toutes d'une certaine quantité
d'énergie et de mouvement. En cela, il diffère
des méthodistes dont on retrouve les principes
dans Cullen, qui les a transmis à Brown son
disciple.

Le premier ne voyait qu'excitation et débilité
dans toutes les maladies, et réglait, d'après cette
opinion, le traitement qu'il fallait suivre. Le second, à l'exemple de Thémison, n'admet que
deux genres de maladies qu'il nomme sthéni-
ques (1) et asthéniques. C'est bien exactement
le strictum et le laxum des méthodiques. Il n'a
pas voulu admettre de mixtum.

C'est dans le dix-huitième siècle que le médecin Ecossais, homme d'un génie très ardent
et digne émule de l'illuminé Kant, fit connaître
sa doctrine.

Dans le nord de l'Europe, où le goût des innovations se manifestait depuis quelque temps
en tout ce qui concerne les ouvrages philosophiques, l'ouvrage de Brown fut accueilli avec
enthousiasme. Du nord cet enthousiasme passa

(1) L'expression *sthénie* étant vicieuse, puisqu'elle indique l'état de santé ou normal des forces; quelques nouveaux défenseurs du Brownisme lui ont substitué celle d'*hy-
persthénie.*

au midi sans rien perdre, comme on le pense
bien, de sa chaleur; et le docteur Frank s'em-
pressa en Italie de donner aux principes du médecin Ecossais les honneurs de sa langue na-
tionale. Il les étaya de ses propres observations
et les accompagna de commentaires spécieux.
Girtaner renchérissant sur lui en fait de prévention, ne craignit pas d'avancer que cette
doctrine simple et lumineuse va régner seule
dans les écoles de médecine, que tous les remèdes vont être abandonnés, que l'opium et
l'alcool seuls resteront dans les pharmacies,
pouvant seuls remplir toutes les indications.
(Pujol de Castres.)

Girtaner était loin de penser, lorsqu'il exaltait
avec tant d'ardeur le système de Brown, que
les deux médicamens qu'il voulait conserver
comme pouvant suffire pour la guérison des
malades, seraient un jour entièrement proscrits
par une école qui, en adoptant les mêmes principes quant à la nature des maladies, ne trouve
que les saignées générales et locales qui puissent être considérées comme moyen curatif. Il
est facile de concevoir que c'est de l'école dite
physiologique dont je veux parler. Or, si cela
doit avoir lieu de nous surprendre, nous serons
bien plus surpris encore, si nous réunissons aux
fidèles partisans de Brown et de Broussais, Rasori, Thomassini et les contre stimulistes italiens. Tous, à l'exemple de Cullen, ont des prin-

cipes qui reposent sur l'irritabilité, et qui parconséquent sont opposés à l'humorisme; et cependant, quoiqu'ils ne diffèrent point, ainsi que
je l'ai déjà observé, quant à la nature de la maladie, ils sont en contradiction sur le choix des
moyens que l'on doit mettre en usage. Ainsi,
tandis que les médecins français et italiens pro-
fessent d'un commun accord, et cela à tel point
qu'ils se disputent la priorité, que la maladie est
toujours une dans sa nature, c'est-à-dire, résulte
toujours de l'inflammation des membranes muqueuses et des parenchymes des organes, et
doit toujours demander la même méthode de
traitement; les premiers ne comptent que sur
les évacuations sanguines et les affaiblissans; les
seconds, au contraire, vantent tous les excitans
qu'ils considèrent comme contre stimulans. Partant de ce principe, Broussais et Thomassini
persistent l'un dans la soustraction du sang,
l'autre dans l'emploi de l'émétique, de la digitale, etc., à haute dose. Le professeur du Val-
de-Grâce soutient aussi bien que le professeur
de Pavie la supériorité de sa méthode; l'un et
l'autre publient les observations pratiques qu'ils
ont recueillies; chacun a formé une école qui
compte un grand nombre de disciples. Cependant il est facile de comprendre que leurs systèmes trop exclusifs ne peuvent embrasser tous
les faits, et qu'ils pourraient dans bien des cas
conduire le jeune médecin dans des erreurs pé-

nibles pour lui et dangereuses pour les individus qui lui seraient confiés.

. Tel est le sommaire analytique des divers
systèmes qui ont le plus contribué à perpétuer
la durée de l'empirisme. Mais eux seuls n'ont
pas eu cette influence; on trouve encore dans
les découvertes importantes qui ont été successivement faites dans les diverses branches de
l'art de guérir, des nouvelles causes de sa propa-
gation. Tâchons d'en offrir le rapide tableau.

. *Anatomie.* — Les savans d'Alexandrie, étant
encouragés par les distinctions flatteuses et la
puissante protection qu'Alexandre-le-Grand et
les Ptolomées, ses successeurs leur accordaient,
on vit s'établir entre eux une noble rivalité, à
laquelle nous devons les rapides progrès que
l'anatomie fit sous le règne de ces monarques.
Ainsi, par les travaux d'Aristote, de Praxagoras,
d'Hérophile, d'Erasistrate, etc., le système nerveux fixa l'attention des médecins, et on s'en
servit pour expliquer les fonctions les plus essentielles à la vie. De même, à peine avait-on
reconnu la pulsation naturelle des artères, qu'une
théorie nouvelle fut établie. Mais le moment
n'était pas encore arrivé où cette brillante découverte devait amener la formation d'une nouvelle secte; la pratique de la médecine resta
livrée à l'empirisme qui régnait alors.

Nous retrouvons le même zèle et la même
ardeur pour les sciences, à l'Aodicée, où les suc-

cesseurs d'Hérophile fondèrent une école dont
Xeuxis fut le chef; dans l'Asie mineure, où se
répandaient les sectateurs d'Erasistrate; à Rome,
enfin, qui renfermait dans son sein un très grand
nombre de savans. Mais, à cette époque, les uns
n'avaient d'autre ambition que celle d'étendre et
de perfectionner les connaissances que l'on avait
déjà acquises; et les autres employaient leur
savoir à défendre les théories médicales qu'ils
avaient adoptées; de sorte que le traitement
des maladies dut rester dans un cercle bien res-
serré.

Il était réservé aux anatomistes du seizième siècle de sanctionner, par leurs immortels travaux,
les précieuses découvertes que les anatomistes
de l'école d'Alexandrie avaient faites. Cependant
leurs minutieuses recherches n'eurent d'autre
résultat que d'amener des discussions et des disputes, qui, toutes, tendirent à perfectionner
certaines théories physiologiques; tandis que les
recherches plus modernes des P^{re} Paw, Jean-
Daniel Hoffmann, les actes des curieux de la nature, Bonnet, Morgagni, Lieutaud, Laënnec,
MM. Bayle, Meckel, Andral, Cruveilhier, etc.,
ont servi à nous faire mieux apprécier les altérations que les maladies laissent après elles dans
les divers tissus de l'économie, avantage incontestable, en ce qu'il a contribué au perfectionnement de la pathologie, qui peut désormais
indiquer, avec plus d'exactitude, le véritable

siége des maladies, et prévoir par quelles causes elles sont produites.

Néanmoins, c'est à ce concours de travaux anatomiques que nous devons les connaissances qui ont amené la formation de la secte Iatromathématique, dont l'histoire mérite de fixer notre attention.

A peine avait-on reconnu l'existence des valvules à l'intérieur des veines, que Michel Servet publia quelques notions sur la petite circulation. Après lui, Colombus eut le mérite de l'exposer d'une manière plus claire et plus précise, indépendamment de celui qu'il a, de ne pas faire revenir au poumon du sang mêlé à l'esprit vital, mais bien du sang pur. Enfin, André Césalpin en traça des idées plus saines encore, et entrevit la grande circulation que Harvey commença à démontrer quelque temps après (1571).

Dès la publication des écrits d'Harvey, deux partis se formèrent : l'un pour en attaquer les principes, l'autre pour les défendre. Parmi les derniers, Valœus serait celui qui aurait seul la gloire de les avoir consolidés, si Malpighi, et principalement Leuvenhoek n'étaient parvenus à prouver, à l'aide du microscope perfectionné, que la circulation avait lieu jusque dans les plus petits vaisseaux.

On pourrait présumer que la découverte de la circulation du sang aurait indépendamment de l'avantage inappréciable, de conduire les médecins à concevoir une juste défiance de l'autorité des anciens et des hautes prétentions de la théorie, celui de les engager à prendre l'observation pour guide; mais le nombre de ceux qui profitèrent de la nouvelle découverte pour atteindre ce but, fut d'abord très petit, et la plupart d'entre eux, séduits par la nouveauté, répétant les expériences que la société des sciences de Londres avait entreprises sur la proposition de Cristophe Wren, son fondateur, regardèrent l'infusion des médicamens dans les veines du malade, et la transfusion du sang d'un animal sain dans les tuyaux veineux d'un autre animal privé de la santé, comme un moyen excellent et assuré de guérison.

Bien plus, ceux qui se montraient les plus enthousiastes de la circulation, demeurèrent fortement attachés aux chimères théoriques, et s'empressèrent d'élever des systèmes qui éloignèrent encore du point vers lequel devaient tendre tous les efforts. De ce nombre fut Alphonse Borelli, chef de l'école Iatromathématique ou Iatromécanique. Le premier, il eut l'ingénieuse idée de soumettre la marche du sang aux lois de la statique et de l'hydraulique, et de la calculer sans avoir égard à la force vitale.

Selon le médecin mécanicien, le corps de l'homme n'est qu'un assemblage de conduits communiquant entre eux; et toutes les maladies dépendent des obstacles qui peuvent s'opposer au libre passage des humeurs dans ces vaisseaux, et de la stase ou arrêt de ces fluides. Il fonde toutes les indications curatives sur la nécessité d'enlever ces obstacles, et ne propose, pour les remplir, que des moyens capables de faire circuler plus facilement les humeurs.

On voit se reproduire, dans cette théorie de Borelli et de son école, les opinions d'Erasistrate et d'Asclépiades, qui y attachaient beaucoup d'importance dans l'étiologie des maladies. Le premier déduisait l'origine de celles-ci, de l'affection des solides et de l'épanchement des fluides ; le second n'avait en vue que l'obstacle que peuvent rencontrer les atomes et la stase qui en provient.

De même que la connaissance du cours du sang a conduit les praticiens à faire des essais en thérapeutique, de même celle, non moins importante du système lymphatique, dont Hérophile avait déjà soupçonné l'existence, a, dans des temps plus rapprochés de nous, poussé les italiens à se servir de cette voie pour porter les médicamens dans l'intérieur de l'économie. Profitant des laborieuses recherches de Massa, de Fallope, d'Eustache, et surtout d'Aselli, qui parvint à trouver les vaisseaux lymphatiques chez les animaux, le sénateur Peiresc, aussi habile qu'infatigable, eut la satisfaction de les découvrir chez l'homme.

Après lui, Pecquet, Wesling, Oleus, Rud-bech publièrent la description du tronc commun des vaisseaux lactés et lymphatiques qu'ils avaient observés. Ce dernier fit connaître deux ordres de vaisseaux distincts et leur distribution, ce qui fixa sur ces objets l'attention des anatomistes, et nous valut les ouvrages de Swammerdam, de Gérard-Blaes et de Rhuysch.

Dès-lors, le système lymphatique étant mieux connu, l'existence des valvules, dont ils sont garnis, étant démontrée, on put apprécier l'importance de la circulation de la lymphe, et c'est à cette juste appréciation que l'on a dû les belles expériences des Chiarenti, des Brera, des Ballerini et de plusieurs médecins français, parmi lesquels l'auteur de la méthode Iatraleptique mérite d'occuper un rang distingué. On sait que ces expériences avaient pour but de faire pénétrer les substances médicamenteuses à l'intérieur du corps, à l'aide de l'absorption cutanée.

Chimie. — Sans avoir une influence plus marquée que l'anatomie sur les méthodes curatives, la chimie eut sur cette dernière le précieux avantage d'étendre le domaine de la thérapeutique. Par elle, et avec son secours, les poisons furent mieux connus et classés, leurs réactifs indiqués, leurs antidotes trouvés, et ce qui vaut bien mieux encore, ces mêmes poisons ont été reconnus par la suite être des médicamens très actifs.

Empruntant à la botanique les simples qu'elle

possède, le chimiste les décompose, nous fait
connaître dans quelle partie du végétal réside la
qualité médicamenteuse, et nous l'offre dans sa
plus grande pureté. Mais pour atteindre ce haut
degré de perfection, il fallait qu'une heureuse
révolution s'opérât, et que des idées plus saines,
des expériences répétées, et des analyses exactes contribuassent à former un véritable corps
de doctrine de cette science, à l'étude de laquelle
on ne pouvait se livrer sans exposer sa fortune
et sa vie (1).

Paracelse qui était parvenu à populariser la
théosophie des orientaux, eut encore le privi-
lége d'attirer l'attention des médecins sur les
procédés chimiques. S'emparant des remèdes de
Valentin, ainsi que de ses trois nouveaux élémens, le sel, le soufre et le mercure, voulant
s'assurer de l'exactitude des essais qu'il avait ten-
tés, Paracelse entreprit une foule d'expériences.
Par la suite, on isola de son système les principes
réellement utiles, ce qui donna naissance à une
nouvelle école, seule digne de porter le nom
de chimique, puisqu'elle n'eut point recours
aux expressions mystiques et au fanatisme.

(1) Les premiers chimistes passaient pour des sorciers.
Ils eurent besoin de toute leur réserve pour éviter d'être
mis eu pièces par un peuple furieux, qui ne fut retenu que
par l'avidité de l'or qu'on lui promettait, et par l'amour
de la vie que l'on se flattait de perpétuer par les produits
de cet art nouveau. (Sprengel, déjà cité.)

Elle cultiva la véritable chimie dont elle fit une heureuse application à la médecine. L'humorisme, dont on retrouve les premiers rudimens dans les ouvrages du père de la médecine, et qui est un des principes fondamentaux de la doctrine de Galien, ne pouvait que recevoir de nouveaux développemens, et obtenir une influence marquée par les travaux des chimistes. La théorie des fermens et des effervescences, créa de nouvelles altérations dans les humeurs, et le mot âcreté fut prononcé pour la première fois. Alors on spécifia d'une manière plus exacte la nature des vices des fluides. Elle fut acide ou alcaline, de là deux classes de maladies : 1° celles qui sont dues à une âcreté acide ; 2° celles qui proviennent d'une âcreté alcaline. Les indications thérapeutiques, ainsi que les moyens propres à les remplir, n'étaient pas plus difficiles à déterminer ; il ne s'agissait que de combattre les acrimonies acides ou alcalines des humeurs, ou de les expulser du corps (1).

Tachénius poussa le délire jusqu'à donner aux acides répandus dans l'économie, et qu'il regardait comme la cause de toutes les maladies, une espèce de prudence ou de jugement, en vertu duquel ils choisissaient, avec justesse, parmi les alcalis des alimens ou des remèdes,

---

(1) M. F.-C. Caisergues, *loc. cit.*

ceux qui sont les plus propres à les neutraliser.

Les premiers essais de l'école chémiatrique se bornèrent donc à donner plus de dévelopemens à la théorie de la fermentation des humeurs, et à faire connaître avec plus de concision l'utilité de certains médicamens.

Les dix-septième et dix-huitième siècles virent naître de nouveaux systèmes, et la chimie fit incontestablement les progrès les plus importans. Une multitude d'expériences conduisirent Lavoisier à admettre des élémens dont on n'avait pas eu la moindre idée jusqu'alors, et dont il chercha à rendre l'existence vraisemblable par les combinaisons les plus heureuses. Son système parut en 1789, et ses principes se répandirent avec une rapidité incroyable. En vain les partisans de l'ancienne chimie essayèrent-ils de renverser les fondemens inébranlables de la nouvelle, le frêle et antique édifice s'écroula, et le nouveau établi sur ses ruines, jouit de tout son éclat vers la fin du dix-huitième siècle, consolidé et embelli par les travaux des Bergman, Schèle, Fourcroy, et de plusieurs illustres successeurs de l'immortel et malheureux Lavoisier.

Par leurs recherches, les gaz forment une nouvelle branche de la matière médicale; le galvanisme, qu'un heureux hasard fait découvrir à Aloysius Galvani, devient, entre les mains des expérimentateurs, un remède efficace pour certaines affections contre lesquelles les autres

moyens avaient été impuissans. Les eaux minérales qui se trouvent répandues sur la surface
du globe, et qui dans la plupart des cas produisent des cures merveilleuses, ne récèlent
plus dans leur sein des principes qui nous soient
inconnus. Le chimiste parvient dans son labo-
ratoire à les décomposer, à en créer de pareilles; et les infortunés, à qui la nature n'a pas
prodigué ses faveurs, peuvent encore obtenir
leur guérison, sans entreprendre des voyages
longs, pénibles et dispendieux.

Il est donc incontestable que la chimie offre
de très grands secours à la thérapeutique qu'elle
enrichit et éclaire, mais tout se borne là. Si
dans le principe, l'étude de cette science a pu
favoriser la formation d'une secte, cette secte
ayant basé son système sur des hypothèses, la
thérapeutique devait être purement empirique.
Aujourd'hui, qu'elle est appréciée à sa juste valeur, elle forme une branche accessoire à l'art
de guérir, et ceux qui se livrent à des travaux
chimiques n'ont pas la prétention de fonder sur
elle aucune théorie médicale. Bornant leur mo-
deste ambition à faire des analyses claires et
exactes, ils simplifient et perfectionnent les
moyens que le créateur a mis à notre disposition. Ils trouvent enfin dans les médicamens des
moyens de curation plus certains et plus efficaces.
Dans leurs mains tout se décompose, tout se re-
construit, la nature pour eux n'a plus de secrets.

Médecins éclectiques.

A mesure que de nouveaux systèmes ont été connus en médecine, il s'est toujours rencontré des détracteurs ardens à les combattre, et des défenseurs zélés à les soutenir. Au milieu de ces discussions interminables ont paru des hommes doués d'un esprit de sagesse et de modération, qui se sont imposé la noble tâche de concilier les esprits divisés, ce qui a donné lieu à la formation de l'école éclectique ou synthétique, qui s'éleva par les soins d'Agathinus de Sparte, disciple d'Athénée.

A cette époque, pendant que les méthodistes cherchaient à établir un système qui fut distinct et séparé du dogmatisme et de l'empirisme, Athénée, d'Atalie en Cilicie, s'efforçait de soutenir la doctrine des anciens dogmatiques, et fondait une nouvelle école qui prit le nom de pneumatique. Elle ne différait du dogmatisme que par le rôle important qu'elle faisait jouer au *pneuma* ou *esprit*, qui servait pour expliquer les phénomènes de la nature.

Athénée seul ayant admis ce principe actif, immatériel, lui seul doit porter le nom de pneumatique. Ses nombreux disciples ayant mis tout en œuvre pour se rapprocher des empiriques et des dogmatiques, on vit s'élever l'école éclectique : nom qui lui convient beaucoup mieux que celui de pneumatique.

Parmi les membres de cette école on distingue Archigène d'Apamée qui s'est rendu beaucoup plus célèbre que son maître Agathinus, ce qui l'a fait considérer comme le seul vrai fondateur de la secte éclectique. Mais comme d'après Galien, il allia à la médecine (et ses élèves aussi) les subtilités de la dialectique et les sophismes les plus absurdes, puisque ses écrits sont remplis d'énigmes que le médecin de Pergame ne pouvait point expliquer, j'ai cru devoir passer outre.

Jusqu'au seizième siècle, on avait strictement suivi dans le traitement des maladies, les règles que l'on trouvait consignées dans les écrits des Arabes et des arabistes. Mais alors on s'aperçut que très souvent les principes de ces derniers étaient en contradiction manifeste avec ceux des anciens Grecs. On voulut se rendre raison de cette discordance, et les médecins, sous le titre de conciliateurs, s'efforcèrent de réunir les deux partis.

Je ne les suivrai point pour savoir s'ils s'écartèrent des dogmes reçus, si on se dirigea d'après la méthode des Grecs, si on ne voulut prendre d'autre guide que l'expérience, si enfin on rejeta le préjugé qui faisait attacher tant d'importance à l'autorité des grands écrivains. Il me suffira, je pense, d'indiquer que puisqu'ils

prenaient le titre de conciliateurs, ils devaient
être empiriques ou naturistes. Je dois cependant faire observer que, d'après leurs ouvrages,
on serait porté à conclure qu'ils avaient une
tendance prononcée vers l'empirisme.

Nous voyons en effet que parmi les conciliateurs les plus recommandables de cette période,
Théodore Zwinger et Jacques Zwinger son fils,
tentèrent de concilier les doctrines de Paracelse et de Galien, et se donnèrent beaucoup
de peine pour mettre en vogue les préparations
chimiques qu'ils contribuèrent puissamment à
faire adopter.

Ils furent imités, dans le dix-septième siècle,
par Sennert, dont les opinions influèrent puissamment sur l'éducation médicale de Lazare-
Rivière, qui devint par la suite professeur à
Montpellier (1). Quoique ce dernier ait observé
avec la plus grande exactitude, ce qui l'a fait
placer par quelques historiens parmi les médecins hippocratiques, son zèle pour les acides
minéraux, qu'il employait même dans les maladies aiguës, doit aussi le faire ranger parmi les
véritables empiriques.

(1) Je ne sais où Sprengel a puisé que Rivière ait occupé
la première chaire de chémiatrie à Montpellier : celui qui
le premier a rempli cette charge, est Arnaud Fonsorbe.
Bien plus, d'après les tables qu'Astruc a placées dans son
histoire de la faculté de Montpellier, Rivière n'aurait jamais enseigné la chimie.

Tel est en abrégé l'ensemble des travaux de l'école éclectique. Mais puisque le rôle des médecins éclectiques était d'être médiateurs, ne pourrait-on pas les appeler empirico-naturistes? Barthez, plus que personne, mérite de porter ce nom. Il fait profession d'être essentiellement éclectique, il déclare qu'il ne veut marcher sous la bannière d'aucun chef d'école, et loue indistinctement, chez tous, ce qu'il juge conforme aux règles de l'induction.

Lorsque l'illustre chancelier vînt à Montpellier (c'est M. le professeur Lordat qui parle), les opinions médicales de ses collègues et des docteurs qui enseignaient dans cette ville étaient fort divisées. Mais si l'on fait abstraction des nuances qui distinguaient les sentimens individuels, on peut rapporter toutes ces opinions à quatre doctrines principales : 1º celle des mécaniciens qui ne voient dans les fonctions de l'économie vivante, que des phénomènes dépendants de la structure et de la constitution chimique des corps, des phénomènes explicables par les principes de physique et de chimie auxquels on rapporte tout ce qui se passe dans la matière brute. Fizes était presque le seul soutien de ce système qui s'écroula malgré ses efforts (1); 2º celle de Sauvages qui reconnaissait que les corps étaient une machine organisée de ma-

_____

(1) *Tract. de physiologiá auct.* Fizes, *Avenion*, 1759,

4

nière que toutes les fonctions étaient l'effet im-
médiat et nécessaire de sa structure ; mais qui
soutenait, à l'imitation de Stahl, qu'il avait besoin d'un mobile intelligent, prévoyant et conservateur, pour mettre en jeu, régulariser et
perpétuer ce mécanisme. Il attribue ces fonctions à l'ame pensante (1). 3° Celle de Haller,
qui regardait la machine animale comme différant de celle que l'art construit, en ce que certaines des pièces qui la composent, outre les
propriétés générales de la matière et celles qui
dérivent nécessairement de leur texture, ont
des principes d'action ou de force particulière
qui distinguent le corps vivant des autres mix-
tes, et au moyen desquels il croyait pouvoir
expliquer toutes les fonctions et tous les actes
de la vie ; 4° enfin celle de Lacaze et de Bordeu.

Ces derniers considèrent les maladies, lorsqu'elles ne dépendent pas d'un vice anatomique,
comme un effet de l'altération vicieuse de l'action d'un organe. Les altérations morbifiques se
réduisent toutes à l'augmentation ou à l'affaiblissement excessif du mouvement et du sentiment. Mais ces aberrations de l'énergie naturelle ne sont pas des états absolument stagnans;
elles ont une marche, une progression régulière,

_____

(1) *Phys. elementa. auct.*, fr.. de Sauvages, Amstelod.
1755.

par laquelle elles tendent à cette solution dé-
terminée.

La thérapeutique consiste à hâter, par des
moyens appropriés, la terminaison ou la solution naturelle de la maladie, quand nous pouvons juger d'après les observations antécéden-
tes, que la tendance est favorable. En outre,
l'art peut quelquefois, par des moyens violens,
suspendre, étrangler une maladie dont on redoute la crise naturelle : mais ces tentatives,
disent les auteurs dont je parle, sont pleines de
dangers, et à tout prendre, les ressources de la
nature présentent autant de chances favorables
que ces traitemens extraordinaires (1).

Persuadé, avec tous les bons praticiens, que
toutes les théories scolastiques doivent être entièrement oubliées lorsqu'on approche du lit d'un
malade, et voulant concilier tous les esprits,
Barthez fut conduit à décomposer la maladie
en autant d'élémens qui la constituent, et il
puisa dans chaque système médical une idée thérapeutique dont il fit une juste application. Etant
arrivé à ce résultat avantageux, à l'aide d'une
analyse sévère, il donna à cette méthode d'induction, le nom de méthode analytique. Je me
propose de l'exposer avec tout le soin dont je
suis capable, lorsque je me serai occupé des

(1) *Loc. cit.*, pag. 57 et suiv.

avantages et des inconvéniens que les méthodes naturelle et empirique peuvent offrir.

Conséquences thérapeutiques des chapitres précédens qui feront ressortir les avantages et les inconvéniens des méthodes naturelle et empirique.

Afin de mieux saisir les avantages et les inconvéniens des méthodes naturelle et empirique, nous diviserons l'histoire des méthodes curatives en deux grandes époques : l'une comprendra le temps qui s'est écoulé entre la publication des écrits d'Hippocrate et la réforme de courte durée que produisit la connaissance des travaux de Galien; l'autre embrassera tous les siècles qui se sont succédés depuis la mort du médecin de Pergame ou l'oubli momentané de sa doctrine, jusqu'à nous.

Nous allons donc parcourir de nouveau l'histoire de la médecine pour donner à l'exposé que nous avons fait de ses systèmes, de nouveaux développemens, qui serviront, je l'espère, à les faire mieux apprécier.

Première époque. — Le père de la science ayant emprunté à Empédocle les quatre élémens qu'il considérait comme la base du corps humain, établit que le corps animé renferme quatre humeurs, que les maladies dérivent du manque de la surabondance ou du défaut de proportion de ces mêmes humeurs, et que le rétablissement

de l'équilibre qui doit régner entre elles ramène
la santé. Il fut humoriste, et toute sa thérapeutique consista dans l'art d'ajouter ou de retran-
cher.

Parmi ses successeurs, les uns ne s'écartèrent
point des opinions qu'il avait émises (Diocles de
Caryste). Les autres, renchérissant sur sa doctrine, dont au reste ils s'écartèrent fort peu,
supposent dans l'économie vivante dix espèces
d'humeurs qui furent considérées comme autant
de causes de maladie, ce qui rendit celles-ci
plus nombreuses et plus variées (Praxagoras de
Cos). Ceux-ci, empruntant aux pneumatiques
leur hypothèse favorite, enseignent que les maladies résultent de la déviation de la substance
aérienne, à laquelle ils faisaient jouer un très
grand rôle dans l'entretien de la vie et dans ses
altérations : c'est-à-dire, que quand le sang s'introduit dans les artères il trouble, selon la théorie des pneumatiques, les fonctions du pneuma
qui y circule habituellement et détermine en
lui un mouvement irrégulier d'où naissent l'inflammation et la fièvre (Erasistrate). Ceux-là,
font résulter les maladies de la combinaison des
atomes à leurs pores, c'est-à-dire, qu'ils prétendent que les humeurs sont le siége des maladies, qu'elles en sont même la cause éloignée,
mais que leur cause prochaine résulte de l'altération des atomes : ce qui est une modification du pneuma des dogmatiques (Asclépiades

de Pruse en Bythinie). Quelques uns admirent
la fameuse *dichotomie* d'après laquelle on ne voit
que resserrement ou relâchement de tissus,
force ou faiblesse (le même Asclépiades), ce
qui constitue les fondemens de la doctrine des
méthodistes dont Thémison fut le chef. On n'a
point oublié qu'il ne voulait admettre que les
indications fournies par le strictum et le laxum,
tandis que Thessale de Tralles en cherhant à
perfectionner le système de son prédécesseur,
fut conduit, le premier, à se servir des idées
d'Asclépiades relativement au rapport des corpuscules primitifs à leurs pores, pour établir
une nouvelle indication qu'on devait remplir
lorsque le strictum ou le laxum viennent à manquer. Cette indication nouvelle est la *métasyncrise,* ce qui signifie rétablissement du rapport
qui dans l'état naturel existe entre les pores et
les atomes.

Galien enfin ramena les esprits vers la doctrine Hippocratique. Il associa aux idées du médecin de Cos sur la prédominance de l'altération
des humeurs, des explications tirées de leurs
qualités élémentaires qui leur correspondent, et
se contenta de ressusciter ses opinions sur les
crises et le pouvoir de la nature. Il perfectionna
cependant la thérapeutique, en reconnaissant,
le premier, que les maladies se composent d'une
ou de plusieurs affections simples, contre lesquelles il faut diriger les moyens curatifs.

En somme, les médecins furent pendant cette période humoristes ou solidistes. Les premiers eurent le tort de tout rapporter à l'altération des humeurs sans avoir égard à l'altération des solides; et *vice versâ*, pour les seconds. Les uns et les autres ont fait faire des progrès réels à la théorie des maladies, mais il serait dangereux d'être exclusif comme eux. Car il faudrait avec les humoristes ne tenir aucun compte de l'état des solides, admettre des temps de crudité, de coction et de crise, qui doivent nécessairement s'opérer, attendre que la nature expulse les humeurs viciées ou tenter l'expulsion de ces humeurs altérées ou dégénérées par la voie qu'elle semble nous indiquer; ou bien, avec les solidistes, réduire les maladies à deux classes distinctes qui dépendent des vices du mouvement des solides, nier qu'il soit nécessaire de remonter aux causes des maladies, et prétendre qu'il est inutile de descendre à ce que chaque affection offre de particulier : ce qui n'est pas plus rationnel.

Dès-lors, si en étudiant les causes qui nous sont fournies par l'influence des airs, des lieux, etc.; si en comptant sur des évacuations critiques, Hippocrate jouait en quelque sorte un rôle entièrement passif: de même, en bornant la thérapeutique à deux indications, Thémison et ses disciples adoptaient une méthode trop resserrée pour embrasser la totalité des faits dont se compose l'histoire des maladies et leurs curations.

Quels perfectionnemens pouvait-on espérer de ces deux méthodes qui admettaient, l'une, la nécessité et l'utilité constante du concours du principe conservateur, l'autre son insuffisance et son inutilité, attendu qu'il suffit de relâcher ou de resserrer pour guérir les maladies? Celui d'attirer l'attention des praticiens sur les avantages qui résultent le plus souvent des actes morbides, et de prouver qu'on peut quelquefois avoir la plus grande confiance dans les efforts médicateurs de la nature.

A la vérité, on fut conduit à préciser des règles de traitemens timides et bornées, mais elles ne l'étaient pas plus que celles fournies par le strictum et le laxum des méthodistes. De sorte que s'il est vrai, que la nature guérit d'elle-même et sans aucun secours plusieurs des affections dont nous sommes atteints, de même il est constant que dans la plupart des cas on aurait tort de tout attendre de sa puissance, et qu'il faut employer la méthode empirique qui forme le fonds de la doctrine des solidistes.

Deuxième époque. — En parcourant l'histoire de cette époque on rencontre d'abord les Arabes qui, se nourrissant de rêves philosophiques, transportèrent les abstractions et les formules d'Aristote dans le domaine de la médecine. Entre leurs mains, elle devînt Péripatéticienne, comme elle avait été Epicurienne dans celles d'Asclépiades, et comme elle a été depuis, et tour-

à-tour, Cartésienne, Lebnitzienne, Newton-
nienne, etc. (1).

Plus tard les Alchimistes et surtout Paracelse,
prétendent soumettre l'économie animale à leur
nouvelle fantaisie. Ils brûlent les livres des anciens, et pensent anéantir avec eux toutes les
lois de la nature. Sa lente observation ne s'accorde pas avec la fougue de leur esprit; ses
opérations spontanées leur déplaisent, ils veulent augmenter ses mouvemens, les modérer,
les changer, les diriger à volonté. Ils cherchent
un remède qui remplisse toutes les indications:
ils croyent trouver dans leurs bocaux l'art de
prolonger la vie. Leur sel, leur soufre, leur
mercure, leur terre remplacent les élémens
d'Hippocrate et les humeurs de Galien. Vanhelmont partage la plupart de leurs extravagances;
mais il est conduit à faire jouer un très grand
rôle à son archée, qui n'est autre chose que la
nature du divin vieillard.

Les mécaniciens ne voyent dans le corps de
l'homme qu'un assemblage de conduit communiquant entr'eux, et font dépendre les maladies
des obstacles qui peuvent s'opposer au libre
passage des humeurs dans ces vaisseaux, et à
la stase ou arrêt des fluides. Dès lors toutes les
médications durent nécessairement avoir pour

(1) Cabanis, *Du degré de certitude en médecine*, in-8°,
Paris, an vi - 1798, pag. 19.

objet la destruction de ces obstacles et l'emploi des moyens propres à favoriser le cours des humeurs.

La théorie chimique vint, à l'aide de ses fermens et des effervescences, créer de nouvelles altérations humorales, qui portèrent les médecins à accorder la plus grande confiance aux acides et aux alcalis. Ramazzini était tellement préoccupé de ces théories qui s'appliquent, ainsi que tant d'autres, à la pathologie, qu'il s'attachait une année à traiter par des acides, la même maladie que l'année précédente il avait combattue par les alcalis.

Baillou, Bordeu, Sydenham, Morton, Stool, Rœderer, Wagler et bien d'autres qu'il serait trop long de nommer, font revivre la pathologie humorale, et fixent notre attention sur les constitutions médicales et les évacuations critiques.

Frédéric Hoffmann fait dépendre toutes les maladies de la systole et de la diastole, attendu qu'elles ne sont que la lésion des mouvemens naturels, c'est-à-dire, de la contraction et de la dilatation. La contraction trop forte prend le nom de spasme, et la dilatation excessive celui d'atonie. C'est, en quelque sorte, le strictum e le laxum de Thémison, avec cette différence, que la mécanique et l'hydraulique lui servent de base.

Cullen modifie encore le système de son prédécesseur; son système à lui n'est plus l'excès

de ton et de force de son modèle, c'est une constriction irritative dont il a pris l'idée dans Chré-
tien-Louis Hoffmann, grand nervosiste, digne
d'attention, pour avoir réfuté Boërrhaave sur
sa doctrine de l'inflammation.

Stahl nous ramène à la puissance des forces
médicatrices de la nature. Brown, Broussais,
Rasori, Thomassini, etc., font revivre le soli-
disme. Ils adoptent les mêmes principes, reconnaissent les mêmes causes de maladies, divisent
ces dernières en deux classes distinctes ; savoir :
la sthénique ou hypersthénique, et l'asthénique
ou hyposthénique ; mais, quoique entièrement
d'accord sur ce point, ils diffèrent essentiellement sur la majorité numérique qu'on observe.
Ainsi, tandis 'que Brown déclare que sur cent
maladies il y en a 93 d'asthéniques ; tous les
autres assurent que sur à peu près mille, il n'y
en a pas une qui dépende de la faiblesse.

Que conclure, d'après tant d'opinions contra-
dictoires entre les individus, et surtout entre les praticiens d'une même école, c'est-à-
dire, professant en quelque sorte les mêmes
principes ? Qu'entraînés par le désir de faire
subir à la médecine une réforme avantageuse,
ou par celui d'acquérir de la célébrité, les médecins ont modifié les systèmes existans, ou en
ont imaginé de nouveaux qui ont agrandi le domaine de la science et perfectionné la nosologie,
sans nous amener individuellement à la vraie

méthode de guérir. Les uns partisans décidés du
naturisme, proclament avec Arnaud de Ville-
neuve et les auteurs déjà cités, que le médecin
n'est que le ministre de la nature de cette cause
première, de cette chaleur naturelle, comme ils
l'ont nommée, que l'animal apporte en naissant.
Ce n'est pas, dit Arnaud, en faisant prendre
beaucoup de remèdes qu'on parvient à guérir les
maladies : malheureux serait celui qui serait
obligé de mettre en eux toute sa confiance (1)!
La guérison dépend surtout de la nature ; c'est
elle qui prépare la maladie à être détruite ; c'est
la chaleur, c'est le feu qui cuit la matière morbifique, et en décide souvent l'évacuation. La
médecine n'est que l'instrument employé par l'ar-
tiste pour seconder la nature dans son travail (2).

Les autres accordant une trop grande importance à leur hypothèse favorite, nous ramènent
à l'empirisme, non pas à ces méthodes empiriques, à l'aide desquelles on s'attache directement
à changer la forme entière de la maladie par
des remèdes qu'indique le raisonnement fondé
sur l'expérience de leur utilité dans des cas analogues ; méthodes qui sont vaguement pertur-
batrices ou imitatives des mouvemens salutaires
que la nature affecte dans d'autres cas de la même
affection, ou administratives des *spécifiques* que

(1) *Arnald. Villan. parabolæ medicationis*, *passim.*
(2) *Id. de calculo*, p. 219 et seq.

l'expérience a fait connaître dans des cas de cette nature, mais à ces méthodes qui se rattachant à une idée préconçue, ou à des opinions qui, professées séparément par les chefs de secte, sont d'autant plus dangereuses que ceux qui semblent se rapprocher le plus par les points de doctrine, sont quelquefois ceux qui diffèrent le plus quant aux moyens curatifs. Nous en avons un exemple bien remarquable dans les écrits publiés par l'école dite physiologique, et ceux avoués par les contre stimulistes italiens.

Dès lors, s'il est vrai que le naturisme ait ses avantages et ses inconvéniens, il est encore vrai que l'empirisme en général a également les siens. De sorte que si les naturistes ont tort de repousser les moyens que les empiriques emploient pour arriver à la découverte des remèdes et à leur emploi, de même les empiriques méritent notre censure pour avoir négligé la recherche des causes des maladies, pour avoir accordé trop d'importance aux résultats du hasard, et pour s'être fiés avec confiance aux expériences *d'essai* et *d'imitation*, qui sont le plus souvent trompeuses. Je ne parle pas de chaque doctrine en particulier, attendu que tout homme impartial peut l'apprécier à sa juste valeur.

Mais comment le jeune médecin démèlera-t-il, dans ce cahos, la marche qu'il doit suivre, lorsque appelé auprès d'un malade il jettera les

yeux sur des écrits si opposés ? Avec le secours
de la méthode analytique dont nous allons nous
occuper.

Avantages de la méthode analytique.

Nous avons reconnu dans le chapitre précédent, que si les méthodes naturelle et empirique
avaient leurs avantages, elles n'étaient pas aussi
sans inconvéniens ; c'est pourquoi , il nous sera
facile d'établir la supériorité de la méthode analytique qui, ainsi que je l'ai déjà fait remarquer,
puise dans les autres méthodes tout ce qui peut
tourner au profit de la science des indications.

En effet, celui qui embrasse cette doctrine ,
est comme Barthez, qui l'a établie, ami de toutes
les sectes et de tous les systèmes. Il compte sur
les forces médicatrices de la nature , et attend
dans une sage expectation qu'une évacuation critique amène la guérison : ou bien par des moyens
énergiques et perturbateurs, il enlève et détruit
la maladie et la cause qui l'avait produite. Humoriste avec Hippocrate et ses sectateurs , il
cherche à apprécier le rôle important que les
humeurs jouent dans l'économie animale, et
dirige ses moyens curatifs d'après les indications qu'elles fournissent. Solidiste avec les méthodistes, Brissot, Cullen et ses disciples, il convient que la lésion des solides est très communément la cause des maladies , et sa conviction
le conduit à trouver les moyens de remédier

aux désordres qu'il a pu découvrir. Connais-
sant l'influence du système nerveux sur le corps
vivant, il en forme un élément particulier ; mais ,
à l'exemple de l'illustre chancelier , il ne sera
point assez exclusif pour n'admettre que des affections nerveuses essentielles. Il ne se refusera
point à l'idée de l'existence des maladies sympathiques, et l'état nerveux sera pour lui tantôt
essentiel et tantôt symptomatique d'une autre
affection.

Enfin, il se servira de l'anatomie pathologique
pour fixer le siége des maladies et en tirer des
indications qui feront varier le choix du lieu
où les médicamens devront être appliqués :
comme aussi il recherchera si les causes de la
maladie, l'âge, le sexe et le tempérament de
l'individu, les constitutions atmosphériques, etc.,
n'exigeraient pas quelques modifications dans
l'administration de ces mêmes remèdes.

Pour lui les classifications ne sont rien, et le
médecin doit, lorsqu'il est auprès du malade,
décomposer la maladie dans ses affections les
plus essentielles dont elle est le produit ou dans
les maladies les plus simples qui la compliquent,
et attaquer directement ces élémens de maladie
par des moyens appropriés à leurs rapports de
force et d'influence.

Quels ne doivent donc pas être les avantages
de cette méthode qui trouve même dans l'influence des eaux, de l'air, des lieux, et dans les

prédispositions héréditaires, des sources d'indication. De cette méthode par laquelle les phénomènes sont classés avec tant d'ordre et de
clarté, que l'on peut apercevoir tel élément
enté sur l'affection principale et les modifications qu'elle doit subir. Car c'est par l'induction
que l'on trouvera dans une hémorragie qui devait paraître et qui ne paraît point, qui se supprime ou qui doit cesser, un lieu d'élection
sur lequel il faudra appliquer de préférence les
moyens nécessaires pour prévenir ou détruire
la maladie.

Qu'on cesse donc de répéter le reproche in-
juste et injurieux que l'école de Montpellier est
ennemie des nouveaux systèmes et s'oppose aux
progrès des sciences (1). Elle est trop sage pour

(1) Hélas! me disait-on, cette école autrefois si célèbre
est aujourd'hui déchue de son ancienne splendeur. Son
nom remplit encore le monde par l'antiquité de son origine. Mais au milieu des progrès rapides que les sciences
viennent de faire elle est restée stationnaire. Elle a protesté
contre des innovations indispensables, et repousse le fruit
des découvertes modernes. Le Galénisme y exerce un empire despotique. Les doctrines de Montpellier ont vieilli
comme l'architecture des fondemens de son école. (*Paris
et Montpellier*, par John Cross, traduit de l'anglais par Elie
Revel; Paris, 1820, pag. 155.)

Que ceux qui partageraient encore cette opinion suivent la
clinique médicale et chirurgicale de l'Hôtel-Dieu Saint-Eloy,
et ils se convaincront en voyant les expériences journalières
qu'on y répète, que les professeurs ne sont point ennemis

répondre et s'élever contre les attaques désespérées de certains novateurs qui ne connaissent point sa doctrine; et trop réservée pour se laisser entraîner par le tourbillon qui voudrait tout envelopper, mais qui trouvant une ferme résistance, passe et disparaît.

Il est facile de s'apercevoir d'après cette légère exquisse de la méthode analytique, combien serait utile une thérapeutique qui la prendrait pour base. Elle conduirait à l'heureuse application des anti-phlogistiques seuls, toutes les fois que l'on aurait à combattre l'élément inflammatoire simple et essentiel, variant leur emploi suivant que l'affection serait générale ou locale, suivant qu'on aurait à combattre une fièvre inflammatoire sans inflammation viscérale, ou bien une gastrite, une hépatite, etc.

Trouvant que l'élément bilieux peut compliquer l'élément inflammatoire, on saurait, à l'exemple de Stool, unir les anti-phlogistiques aux évacuans, ou employer seulement ces derniers si l'état bilieux était dépouillé de toute complication, etc. Elle prouverait enfin que si la thérapeutique n'a pas fait de grands progrès, c'est que les auteurs ayant travaillé sur un mauvais plan, leurs classifications se ressentent de l'influence de la doctrine vers laquelle ils ont été entraînés.

des innovations qui peuvent tourner au profit de leurs semblables.

Par là ils ont mérité la critique de ceux qui avaient adopté une doctrine contraire, d'où sont nées des contradictions et des disputes qui ont nui au perfectionnement de cette branche, la plus importante de l'art de guérir.

Mon but, en publiant ce traité, a été de faire servir, par un juste rapprochement, les différentes opinions médicales que l'on a tour-à-tour introduites dans le domaine de la science, et de prouver que l'on peut, avec raison, traiter de *deux* manières opposées et avec succès deux maladies portant la même dénomination, classées dans le même genre, mais qui n'auront pas été décomposées; ces maladies pouvant à telle ou telle époque avoir tel élément prédominant. Si mes efforts sont impuissans, j'aurai du moins tracé la route qu'il faut suivre, et je m'estimerai heureux de voir ceux qui la parcouront après moi, obtenir quelques succès.

On sera alors forcé de convenir qu'on peut en médecine faire à l'aide de l'induction une science dont les principes soient applicables. Les seules bonnes théories sont celles que l'on obtient de cette manière : toutes les autres sont entachées d'hypothèses et avec de la bonne foi on est obligé de les repousser surtout au lit des malades. En voulez-vous une preuve bien claire? Parcourez seulement les livres des bons praticiens; suivez jusqu'aux conséquences thérapeutiques le médecin honnête et consciencieux;

vous ne tarderez pas à vous apercevoir que
quelques habitués qu'ils soient à se servir de
l'hypothèse dans leurs raisonnemens, ils réser-
vent surtout une scrupuleuse attention aux résultats cliniques. Les mauvaises théories n'ont
aucune influence sur leur conduite pratique, ils
se trouvent toujours d'accord avec l'expérience;
car c'est d'elle qu'ils ont tiré par instinct la
bonne manière de voir, celle même que l'analyse ou l'induction découvre au médecin philo-
sophe (1).

(1) M. F. Ribes, *Discours sur l'éclectisme médical*, Montpellier, 1829, pag. 46.

NOTE HISTORIQUE.

Comme cet ouvrage est spécialement consacré à MM. les élèves en médecine, j'ai cru devoir faire connaître, par cette note, toute l'influence que les préjugés et la superstition ont eus sur l'art de guérir : nous compléterons, par là, l'abrégé analytique de l'histoire de la médecine qui a fait le sujet de notre introduction. J'aurai pu, il est vrai, reproduire les passages qu'elle contient par fragmens détachés, qui auraient paru successivement et se seraient rapportés aux différentes époques que nous devons parcourir; ou bien, il m'eut été facile de les *fondre* dans le cours de l'ouvrage : mais comme les détails historiques qu'ils contiennent n'offrent plus, séparés, le même intérêt, que d'ailleurs ils n'ont point une très grande importance sous le rapport thérapeutique, et qu'à la rigueur cette manière de traiter les malades ne constitue point un véritable système, j'ai préféré en faire un article séparé, dont le lecteur pourra apprécier l'importance.

Nous avons vu (page 4), que chez les premières nations dont l'histoire nous révèle l'existence, les calamités dont le peuple était frappé avaient créé une crainte religieuse qui fit attribuer à la colère céleste la plupart de ces maux, que l'on ne savait pas pressentir être d'une origine terrestre (1); d'où naquit l'antique usage de se

(1) *Savonarola. pract. canonica de febribus acutis pestiferis*, pag. 30.

rendre dans les temples pour appaiser le Dieu irrité, et par suite l'abus qu'on en fit.

Eh bien, ce même instinct conservateur dévolu à l'homme par le Créateur qui l'avait porté à chercher les moyens de se garantir des rigueurs des saisons et à satisfaires aux besoins que la nature réclame, le conduisit encore à découvrir des remèdes pour combattre les infirmités dont il était affligé. La science de l'homme devint donc dès le commencement, un mélange de superstition et d'empirisme, ne consistant que dans un si petit nombre d'observations que la seule mémoire suffisait pour les conserver. De même, l'art médical ne fut point une profession exercée par des hommes qui s'y livraient uniquement, c'était une communication réciproque faite aux malades ou à leurs parens, par ceux qui avaient été délivrés de l'affection dont on croyait l'individu attaqué, ou par des hommes qui avaient été témoins de la guérison d'une maladie que l'on jugeait être pareille (1).

Peu à peu, par degrés insensibles, les vieillards à qui une longue vie avait donné une plus grande expérience, les pères de famille, les grands qui exercent une juridiction plus étendue sur leurs enfans, leurs parens ou leurs esclaves, instruits par de fréquentes occasions d'observer, s'élevèrent au-dessus de tous par leurs connaissances médicales. Ainsi, l'art dans son berceau s'attira la vénération, se couvrit de la pourpre royale et s'environna de la majesté divine (2).

Plus tard, on se borna à l'aveugle observation des règles depuis long-temps adoptées; le fils recevait comme

(1) Tourtelle, *Hist. philos. de la médecine.*
(2) P. Frank, *loc. cit.*

un dépôt sacré les connaissances de ses pères, et les transmettait à la postérité sans y faire le plus léger changement. Dans plusieurs cas ce n'était que des amis ou des voisins qui s'assistaient et se conseillaient réciproquement dans les maladies, et en général, considérée comme une profession séparée, la médecine était renfermée par une espèce de monopole dans une famille, où le père ne l'enseignait qu'à ses enfans ou à ses petits enfans, de même que nous enseignons aux nôtres les différens métiers que nous exerçons (1).

Cet usage n'est pas entièrement perdu, puisque les habitans de Malabar, quoique assez civilisés, font consister toute leur médecine en la connaissance de quelques plantes, et dans l'art de former avec ces plantes quelques recettes qui se transmettent de père en fils et qu'on se contente de savoir. Ce qui a fait dire à Zimmermann que la médecine est dans son enfance partout où l'érudition n'a pas porté son flambeau (2).

Nous voyons encore dans les annales de la science, que les Babyloniens, au rapport d'Hérodote, transportaient les malades sur la place publique pour que les passans leur donnassent des conseils. C'était un crime de passer près d'un malade sans s'informer du mal qui l'affligeait. On forçait tout le monde à donner un avis quelconque sur chaque maladie, on exécutait souvent la consultation et l'individu n'en mourrait pas toujours.

Strabon (3) raconte la même chose, non seulement des Babyloniens, mais encore des Égyptiens et des Por-

(1) Black, *loc. cit.*
(2) *Traité de l'expérience.*
(3) Lib. III, pag. 234.

tugais. Chez ces peuples, dans plusieurs des temples dédiés à Esculape, comme à Pergame, dans l'île de Cos et dans d'autres parties de la Grèce, on enregistrait les maladies et les cures, en gravant sur des tables de marbre ou de pierre, exposées aux yeux du public, pour le profit de ceux qui auraient pu se trouver dans le cas d'avoir besoin des secours de la médecine, les moyens qui avaient été employés. Si l'on en croit ce même auteur, le fameux temple d'Esculape, de l'île de Cos, était entièrement rempli d'inscriptions médicales, et c'est là qu'Hippocrate puisa en grande partie ses immortels talens.

Mercurialis (1) rapporte qu'on voyait autrefois à Rome dans le temple Maffeï ou Maffée, une table chargée de pareilles inscriptions, qui avait été tirée du temple d'Esculape, dans l'île du Tibre. Ce sont ces inscriptions qui servirent par la suite à former le livre de la science : *Embre, scientia causalitatis.* Ce livre renfermait les règles auxquelles les médecins devaient se conformer ponctuellement, s'ils ne voulaient pas être poursuivis et mis à mort, qu'elle qu'eût été l'issue heureuse ou funeste de la maladie ; tandis qu'ils étaient à l'abri de toute poursuite, bien que le malade mourût, s'ils s'y étaient conformés.

La médecine était livrée à des hommes qui employaient des moyens superstitieux pour obtenir la guérison des maladies. Les Asclépiades lèvent le masque ; Hippocrate paraît. Hérodicus avait renversé l'édifice élevé par ses prédécesseurs ; le médecin de Cos détruit

(1) *De arte gymnast.*, lib. 1. cap. 1.

à son tour celui d'Hérodicus. Deux écoles se forment
(celle de Gnide et de Cos) et sont perpétuellement en
débat jusqu'à ce que les vapeurs délétères du fanatisme
et de la superstition se répandent chez toutes les nations,
et y exercent de nouveau leur funeste influence.

Ainsi, dès les premiers siècles de notre ère, Apollo-
nius de Tyane s'efforçait de ressembler à Pythagore
par ses actions miraculeuses. Plus tard (au commencement du deuxième siècle, sous le régne d'Adrien) Aci-
bah et son successeur Siméon Ben-Jochaï, fondèrent le
système cabalistique, système tissu des chimères de Zo-
roastre, de Pythagore et des juifs, qui par la suite envahit,
à la honte de l'esprit humain, le domaine entier de la
science, et fut réuni à la médecine de la manière la plus
intime. Toutes les maladies, disait-on, sont l'effet de l'influence des mauvais génies, et ne peuvent être guéries
que lorsqu'on a détruit ces derniers par des purifications
et des paroles magiques : de sorte que la prière, la vie
extatique et la renonciation à toutes les jouissances des
sens, furent considérées comme le moyen le plus efficace de dompter les démons et de délivrer les malades
de leurs maux.

Telle a été l'origine de la médecine théurgique qui
s'est tant perfectionnée dans la suite, s'est répandue sur
les bords du Gange, dans la Perse, la Syrie, l'Égypte,
et est enfin parvenue au plus haut point de splendeur
dans la ville d'Alexandrie.

Cet état de choses dura encore pendant plusieurs siècles, et malgre l'édit de Diocletien sur l'alchimie, l'or-
donnance de Constantin, et l'édit de Valens et Valenti-
nien contre la magie, la médecine fut entièrement su-

bordonnée à de fausses croyances. Ainsi, dès le sixième siècle, les moines cherchèrent à guérir les maladies par les mêmes moyens que les prêtres du temple d'Esculape avaient autrefois mis en usage, et donnèrent les mêmes excuses quand leur habileté se trouvait en défaut. Le malade était-il animé d'une vraie croyance, on voyait dans son affection un bienfait de Dieu pour mettre sa patience à l'épreuve; était-ce un homme couvert de crimes: on regardait la maladie comme une punition de ses péchés, comme un avertissement de se repentir.

Vers le onzième siècle, l'école de Salerne commença à allier les connaissances scientifiques à ces méthodes superstitieuses de traitement. Ses membres, étudièrent les médecins Grecs et Arabes dans leurs traductions, et se distinguèrent, par là, de leurs contemporains. Mais nous trouvons un exemple, qui prouve, combien les préjugés étaient enracinés, dans les prétentions que les rois de France et d'Angleterre avaient, de pouvoir guérir le goître et les écrouelles par le simple attouchement. Quelle influence, une pareille croyance ne devait-elle pas avoir sur le peuple (1)!... Aussi devons nous croire que l'er-

(1) Philippe Ier roi de France, qui monta sur le trône en 1060, usait de ce droit, ainsi qu'Edouard le Confesseur son contemporain, qui commença à régner en Angleterre en 1043. Ce qu'il y a de remarquable dans cette histoire c'est que l'invention n'en est pas nouvelle. Pyrrhus, roi d'Epire, qui vivait bien des siècles auparavant, possédait la vertu de guérir les personnes attaquées du mal de la rate en pressant de son pied droit ce viscère. Voyez *Plutarq. in vit Pyrrhi et Plin.*, lib. VII, c. 2.

Et les soins que les rois donnaient aux lépreux ne sont-

reur et l'aveuglement des grands de la terre, ont autant contribué à en perpétuer la durée, que les assertions mensongères des moines et des bénédictins.

Il est facile de se convaincre de cette vérité, par l'étude de l'histoire de cette époque. Elle nous enseigne que, les croisades augmentèrent le nombre des hommes libres et le zèle pour les arts : que depuis lors, toutes les sciences utiles firent des progrès proportionnés à ceux de la liberté ; que le nombre de médecins qui n'étaient pas moines fut plus considérable qu'auparavant, et, que cependant, la superstition s'accrut à un point inconcevable. Bien plus, une branche particulière de la fausse philosophie des orientaux, l'astrologie, trouva dans les onzième et douzième siècles plus de partisans parmi les médecins de l'occident, qu'elle n'en compta jamais même chez les Arabes.

Cette dernière branche de la science médicale, ne fut plus généralement répandue et enseignée, que dans le dix-huitième siècle, époque à laquelle Paracelse chercha à populariser la cabale et à l'unir à la médecine par les liens les plus étroits.

Le médecin suisse (du canton d'Apenzel), grand chimiste, grand astrologue, avait le cerveau si disposé aux rêveries les plus grossières, qu'il adopta tous les contes de la sorcellerie, toutes les folies de l'astrologie, de la géomancie, de la chiromancie et de la cabale.

Il prétendait que la magie est l'art des arts, qu'elle les avait tous inventés, et qu'il fallait puiser les connais-

ils pas une nouvelle preuve combien dans les siècles suivans on était encore dominé par le fanatisme le plus abject?

sances de la médecine, non pas dans les livres de Galien,
d'Avicenne et de leurs semblables, mais dans la magie.
Il se glorifiait de passer pour magicien, et il ne fait pas
difficulté de se vanter dans ses écrits (1), d'avoir reçu
des enfers des lettres du médecin de Pergame, et d'a-
voir disputé dans le vestibule de ces lieux ténébreux,
avec Avicenne, de son or potable, de la teinture des
philosophes, de la quinte essence, de la pierre philoso-
phale, du Mithridate et de la thériaque. Il était tellement
bouffi d'orgueil et de vanité, qu'il assurait, même à ses
disciples, tenir de Dieu seul, toute sa science, et qu'il
consultait le diable quand le Créateur ne voulait pas l'é-
couter.

Cependant, malgré sa puissance et quoiqu'il se vantât
de guérir les maladies les plus invétérées avec certains
mots ou caractères dont il élevait la vertu au-dessus des
forces de la nature, il fut toujours misérable, avec son
secret de faire de l'or; et son remède, universel et in-
faillible dans toutes les maladies, n'a jamais pu le guérir
de la goutte et de la roideur de ses articulations; lui,
enfin, qui possédait la pierre de l'immortalité, se laissa
cependant mourir avant sa 5oᵉ année. — A 47 ans, suivant Black, à 48, selon Sprengel et M. Broussais.

Sa théorie des maladies reposait sur des entités astrales, c'est-à-dire, qu'il ne faut pas attribuer tous leurs
phénomènes aux élémens et à l'état des humeurs, mais
à l'influence de cinq causes différentes. Savoir: 1º *Ens
astrorum*; 2º *ens veneni*; 3º *ens naturale*; 4º *ens spi-
rituale*; 5º *ens deale*. Il employait donc plusieurs moyens

_____

(1) *In præfat. libri paragranum et thesauro alchimiæ.*

de guérison, et si par exemple, les maladies dépendaient
de l'influence des astres, il ne s'agissait pour guérir celles
même qui étaient les plus *enracinées*, que de reconnaître
à l'aide de la cabale l'harmonie des constellations.

Nous ne pousserons pas plus loin nos recherches à
ce sujet, attendu que si nous considérons comment les
Roses-Croix, les Rosiens, etc., exerçaient la médecine,
nous verrons que c'était à peu près les mêmes principes,
la même pratique, les mêmes erreurs. Je ne puis cependant terminer cette note sans dire un mot du magnétisme en général, et du perkinisme en particulier.

Le magnétisme minéral, remonte à la plus haute antiquité. On en trouve des traces chez les Hébreux, les
Chaldéens, les Égyptiens et les Grecs (Desbois, de Ro-
chefort). Dans le principe, on le regardait comme possé-
dant de squalités délétères (Andry et Thouret, *Des vertus médicales de l'aimant*, mém. de l'acad., 1779), mais
on ne tarda pas à lui attribuer des vertus puissantes et
salutaires. Ainsi, tour-à-tour prôné et méprisé, ce n'est
guère que lorsque Paracelse et Vanhelmont en eurent
exalté les merveilleuses propriétés, qu'il fut accueilli
avec enthousiasme, et qu'on en fit l'éloge le plus pom-
peux. Il suffisait, disait-on, de porter l'aimant en guise
d'amulette, pour guérir toutes les maladies convulsives,
goutteuses, etc. On poussa bien plus loin le délire, au
sujet des amulettes : on crut, par leur secours, pouvoir
se faire chérir des hommes aussi bien que des femmes,
se concilier les faveurs de la fortune, découvrir les épou-
ses adultères, et se donner au besoin du courage, même
de l'esprit et de l'éloquence.

Est-il étonnant que cette substance miraculeuse ait

été avidement recherchée et que le peuple se soit laissé
éblouir ?.... Heureusement que quelques hommes, amis
de la vérité, ont conservé au milieu du tourbillon le
calme et la modération nécessaires pour bien apprécier
les objets et ranimer le goût de l'observation. Hippocrate et les médecins hippocratiques, avaient déjoué les
projets insensés des fanatiques et des cabalistes des premiers siècles, et plus tard, lorsqu'en 1658 Pierre Borel
tâcha de ramener les esprits vers les idées de Paracelse
et de Vanhelmont, on répéta les expériences. Celles que
l'on tenta ne confirmant pas les observations médicales
qu'il avait publiées (voy. ses centuries), le magnétisme
expira dans son berceau.

Dans le siècle suivant, Klarich en Angleterre, et le
père Hell, fameux astronome, de Vienne en Autriche, ré-
veillèrent et mirent à la mode le goût que l'on avait autrefois pour les amulettes magnétiques. L'abbé Le Noble,
physicien, de Paris, perfectionna les aciers aimantés,
et Mesmer ne se servait que de baguettes aimantées pour
opérer ses prétendus miracles. Bientôt, il imagina d'attribuer les sensations particulières que produit l'application de l'aimant et ses effets salutaires, à un magnétisme
primitif du corps humain, que l'on peut mettre en jeu
sans avoir besoin du secours d'un aimant artificiel. Il le
quitta donc, lorsqu'il s'aperçut que par ses doigts seuls
et ses singeries étudiées, il s'emparait également du moral de ses dupes.

L'Europe entière retentit depuis 1782 jusqu'en 1789,
des cures opérées par les prétendues découvertes de Mesmer; et les jongleries d'un autre fourbe, nommé Caglios-
tro, eurent une égale fortune dans le même espace de

temps. On raffolait alors aussi de la baguette devina-
toire (1)!....

Chacun cherchait à se faire des adeptes; ce en quoi,
Mesmer réussit merveilleusement. C'est à ce point que
la société de médecine de Paris, après avoir entendu le
rapport d'Andry et Thouret, sur plusieurs recherches
qu'ils avaient faites à l'occasion des cures magnétiques,
adopta de confiance les amulettes aimantées comme un
vrai remède, et arrêta que l'ouvrage de ses commissaires
serait publié dans un volume de ses mémoires. C'est ainsi
que la médecine magnétique fut rapidement répandue
comme une vérité constante.

Pujol, de Castres, entreprit de détruire cette opinion,
et sur l'invitation qu'on lui en avait faite, il adressa à la
même compagnie un mémoire, qui amena une retrac-
tation complète de la part de ses membres. Elle est
ainsi conçue : Le mémoire de M. Pujol, nous a con-
vaincus, qu'il était souvent bien plus utile de détruire
une erreur accréditée, que d'établir une vérité nouvelle,
et que le médecin instruit et habile qui est parvenu à
force de soins et de précautions à guérir une maladie
aussi funeste à l'esprit humain que l'erreur, a bien mérité de la société en général et en particulier de ses
confrères. En conséquence nous approuvons le mémoire
de M· Pujol, sans restriction (2).

Cette déclaration attira l'attention des praticiens et

(1) M. Fodère, *Médecine légale*, note insérée dans le
sixième volume, pag. 412 et suiv.

(2) *Annotations historiques*, etc., tome III, pag. 183, 84,
des *OEuvres (de médecine pratique de Pujol, de Castres,*
publiées en l'an X - 1802.

hâta la chute du magnétisme minéral et du magnétisme animal qui en était la conséquence. Car que
pouvait-on opposer aux réflexions judicieuses qui découlent des faits qui y sont consignés ? Rien : il fallait
donc admettre que les effets du magnétisme animal
ne sont pas plus réels que ceux du magnétisme minéral, puisqu'il n'est point de fluide subtil et délié qui
ait une action universelle sur les êtres animés et les
végétaux. Or, c'était sur cette hypothèse que reposait
la doctrine de Mesmer, et ses sectateurs. Aussi, un
médecin, tout à la fois son partisan et son adversaire
(comme il le dit lui-même) ne craint-il pas d'avancer
que le magnétisme animal puise sa source dans les mystères des temples antiques, dans les secrets de la magie
du moyen âge et dans l'enthousiasme extatique de quelque sectataires.

Et cependant de nos jours on voudrait faire du magnétisme animal une branche de thérapeutique; on
voit des médecins recommandables en exalter les propriétés, tandis que d'autres non moins instruits sont
incrédules ! L'académie royale de médecine elle-même,
après une discussion prolongée sur le rapport de M. Husson, prend en considération la proposition de la commission qu'elle avait formée; et déclare à une majorité
de 35 voix contre 25, qu'il y a lieu à ce que une nouvelle commission fasse des recherches à ce sujet (1).

Plusieurs années se sont écoulées, et nous devons
croire que les nouvelles expériences n'ont pas été favorables au magnétisme, puisque les magnétiseurs ne

_____

(1) *Revue médic.*, no d'avril 1826, pag. 170.

nous ont pas communiqué le résultat de leurs essais, et que même ses plus chauds partisans gardent le silence.

Que conclure? Qu'il faut placer le magnétisme parmi les moyens moraux ou superstitieux, jusqu'à ce que l'on ait démontré le contraire.

Quant au Perkinisme, nous croyons avec certains médecins qu'il a une très grande analogie avec le Mesmerisme; et que les effets que l'on remarque à la suite de l'application ou de la seule agitation magique de l'aiguille de Perkins, doivent être attribués au pouvoir de l'imagination exaltée.

THÉRAPEUTIQUE

BASÉE SUR LA

MÉTHODE ANALYTIQUE.

—————

Nous avons cherché à démontrer que si les divers systèmes ont exercé une funeste influence sur la thérapeutique, c'est parce qu'on a fait reposer celle-ci sur des bases incertaines, c'est-à-dire sur des classifications nosologiques auxquelles ces systèmes avaient donné naissance. On avait voulu isoler par groupes et sous des noms génériques les maladies qui frappent journellement l'espèce humaine, et l'on n'avait pas craint de les resserrer dans un cercle étroit et borné, lorsqu'il est patent qu'elles ne peuvent pas être toujours identiques et qu'elles varient par leurs nombreuses complications. Aussi la thérapeutique qui était fondée sur ces diverses classifications et qui appliquait généralement, par exemple, les antispasmodiques aux névroses, les toniques à l'ataxie, etc., devait nécessairement laisser le jeune praticien dans le vague et l'incertitude.

C'est le vice dont sont entachés tous les ouvrages de nosologie et de thérapeutique qui ont

6

paru jusqu'à ce jour. Aussi, pour éviter le reproche que M. Bayle adresse aux thérapeutes
anciens et modernes qui m'ont précédé, me suis-
je déterminé à faire reposer ma thérapeutique
sur la méthode analytique dont nous avons déjà
apprécié toute l'importance; à bannir toute classification systématique, pour ne prendre d'autre
guide que les indications fournies par les divers
élémens des maladies. Mais pour éviter toute
confusion, il convient de préciser d'abord ce
qu'on doit entendre par élément de maladie.

Dans un très grand nombre de cas que la
pratique présente la maladie s'offrant sous une
forme simple et essentielle, on n'a à employer
qu'une seule source d'indication majeure, qu'une
seule chose à voir et à faire. Cependant une
maladie étant donnée peut présenter deux ordres de causes, de symptômes, exiger deux sortes de méthodes curatives : dans ce cas, nous
disons que la maladie n'est pas simple, mais
qu'elle est composée, qu'il n'y en a pas une seule
à proprement parler, mais qu'il y en a deux.
Celles-ci sont des élémens, les parties constitu-
tives de la maladie composée (1). Pour la traiter

(1) Les praticiens nommèrent élément en médecine, une
maladie simple ou un grouppe de symptômes particuliers
congénérés, allant presque toujours ensemble; reconnaissant des causes sensibles particulières, ayant leur marche,
jeurs périodes, leurs crises, leur méthode thérapeutique:
laissant, si la mort a lieu, des traces particulières sur le

d'une manière rationnelle et avec succès, il faut
l'attaquer dans ces deux élémens, ou dans ces
deux sources d'indication, selon les rapports de

cadavre, ou pouvant se déceler par l'absence même de
celle-ci. Attaquant indifféremment tel ou tel système, tels
ou tels organes, quoique pouvant affecter d'une manière
particulière, ou quelquefois excessive certains d'entr'eux.
Ils nomment en un mot élément une affection essentielle,
une maladie; car un symptôme, deux ou trois symptômes
isolés ne constituent pas une maladie pour le véritable
médecin. Article ÉLÉMENT, du *Dictionnaire des sciences médicales*, par F. Bérard, xi vol., pag. 335.

On voit d'après cette définition du mot *élément*, qu'il
n'est employé en médecine que comme un terme de con-
vention, servant à désigner les diverses maladies ou les
divers états de maladie que le médecin découvre à l'aide
de la méthode analytique. Nous ne prétendons pas lui
donner la même valeur que les chimistes lui ont accordée,
puisque pour séparer les divers élémens, il faut réunir l'a-
nalyse à la synthèse; tandis qu'en chimie c'est par l'analyse
seule qu'on peut les découvrir, et que leur existence n'est
constatée que lorsqu'il n'est plus possible de les décomposer.
Cette considération est très importante attendu que, trans-
porté dans la médecine avec la même signification qu'il a en
chimie, le mot *élément* désignerait plutôt un symptôme qu'un
groupe de symptômes. Mais comme on ne peut nier qu'une
maladie ne se compose de plusieurs affections simples qu'on
peut groupper ou isoler les unes des autres par la différence
que leurs phénomènes comparés y démontre; que ces phénomènes ou ces affections simples sont assez distincts et
assez dominans pour produire divers ordres de symptômes
constans et déterminés. Nous ne voyons pas d'inconvénient à nous servir du mot *élément* qui sera pris comme

succession , de prédominance qu'ils ont entre
eux (1).

Mais le caractère de prédominance par lequel
Barthez distingue l'élément qu'il faut combattre,
de celui qui n'est pas source d'indication, est.
trop borné et peu propre à satisfaire aux besoins
d'une analyse qui doit craindre sans cesse de se
méprendre et de regarder comme essentielles
des affections purement symptomatiques. Aussi
lui a-t-on fait le reproche d'avoir trop multiplié
les élémens des maladies, de les avoir à tort
distingués d'une manière purement physiologique, et de n'avoir pas établi l'ensemble des règles qui doivent présider à la distinction pratique.

Tout en accordant à M. Broussais la vérité de

synonime des mots *maladie* , *état de maladie* , *affection
simple* , etc.

Cependant comme il est certaines de ces maladies, de ces
affections, de ces états qui ne forment pas une véritable
indication ; j'ai cru devoir en former des sub-élémens ou
sources d'indication que nous distinguerons des sujets d'indication ou élémens. Nous espérons par ce moyen éviter le
reproche que l'on a fait à nos devanciers, d'avoir confondu
divers états symptomatiques avec des affections primitives
et essentielles, et d'avoir considéré, comme sujet d'indication, les lésions sympathiques qui dérivent d'autres altérations profondes de l'organisme, dont une des plus communes est sans contredit l'inflammation chronique des viscères.

. (1) M. J. Lordat, *loco.cit.*, pag. 410.

son objection, nous dirons avec Bérard que cela
ne peut avoir de force réelle contre la méthode
d'analyse elle-même; et que quand il serait vrai
que, dans la plupart des cas, les élémens ne remplissent pas l'objet pour lequel ils ont été insti-
tués, la recherche des indications, cela ne prouve
pas que cette recherche ne soit le fondement
de l'art, et que la méthode qui pose ainsi la
question clinique et prétend donner le moyen
de la résoudre, ne soit la véritable méthode.

A la vérité, les élémens eux-mêmes n'ont pas
été bien fixés, puisqu'on est encore maître de
de les subdiviser; mais tout cela, je le répète,
ne fait rien à la méthode, attendu que ces subdivisions peuvent devenir la source de nouvelles
indications ; être des *sous-indications*, qui étendent les méthodes curatives. C'est du moins ce
que nous tâcherons de prouver en traitant et
en distinguant, autant que possible, chaque
élément en particulier et les subdivisions dont
il est susceptible.

***

ÉLÉMENT INFLAMMATOIRE.

Il est très essentiel de bien préciser les caractères qui indiquent la présence de l'élément
inflammatoire, puisque c'est contre lui et pour
le détruire lorsqu'il existe dans son état de
simplicité *essentielle* ou comme complication,

qu'il faut employer le traitement antiphlogistique.

C'est principalement dans les pays froids, où règne un air vif et sec, et qui, par leur exposition reçoivent les vents du nord : chez les jeunes gens doués d'une constitution forte et vigoureuse, ou les adultes chez qui le système sanguin prédomine : chez les jeunes filles lorsque la puberté vient leur procurer une vie nouvelle et des sensations jusqu'alors inconnues, ou qui après cette époque et à cause de la révolution qui s'est opérée sont éminemment pléthoriques. C'est après un hiver rigoureux, pendant lequel les hommes, guidés par un préjugé funeste se gorgent d'alimens grossiers et indigestes, salés ou épicés, usent et abusent de vins généreux, de liqueurs fortes et alcooliques, espérant par là, ranimer leurs membres engourdis, exciter les fonctions digestives qui languissent, et résister davantage à l'inclémence de la saison. C'est enfin chez les individus qui s'étaient livrés à des exercices gymnastiques et qui les ont abandonnés pour mener une vie tranquille et sédentaire, qui étaient sujets à des hémorragies habituelles ou périodiques qui se suppriment, dont l'imagination vive et facile à s'exalter, ne peut maîtriser les passions qui le dominent ; que l'élément inflammatoire se plaît à établir son empire. La plus légère indisposition, occasionnée par la cause la plus simple, en présente le développement.

Il est appréciable à nos sens, par son invasion brusque, que ne précède aucun symptôme précurseur. Son début a lieu le matin,
et se manifeste par un frisson peu intense, qui
ne se renouvelle plus si la maladie suit une marche régulière. On remarque encore un élévation
marquée de la température du corps : la plénitude, la dureté, la force et la fréquence du pouls,
qui peut être concentré, et souvent opprimé par
la surabondance du sang, le spasme ou la douleur. Il y a une activité plus grande de la circulation, qui est portée quelquefois à ce point de
véhémence que le sang vient faire irruption et
jaillit par les ouvertures naturelles. Les yeux
sont vifs et brillans, les conjonctives injectées,
le front rouge et chaud, les lèvres rouges et
sèches; en un mot, la figure est rouge et animée, elle est même vultueuse ou gonflée comme
les autres surfaces cutanées, dont la transpiration est diminuée ou totalement supprimée,
suivant le degré d'érétisme de la peau. La respiration est à peine difficile, mais fréquente,
grande, anhéleuse et forte. Les malades se plaignent de céphalalgie fixe; se plaisent à respirer
un air froid ou frais. Tourmentés par la soif,
ils désirent des boissons fraîches ou glacées,
qu'ils croient propres à éteindre le *feu intérieur*
qui les consume, et qui dissipent momentanément l'ardeur et la sécheresse de la bouche. La
langue humectée dans le principe, devient dans

le progrès rouge, blanchâtre et sèche (1) comme
les narines, la bouche et les lèvres. Quelquefois
elle est fortement sillonnée ou fendue et sanguinolente. Les urines sont tantôt blanches, tantôt d'un rouge vif et transparent, et détermi-
nent par leur âcreté un sentiment de cuisson
ou de feu ardent sur la muqueuse de l'urètre.
Des matières dures et sèches séjournent dans le
rectum et ne sont expulsées qu'après des efforts
douloureux, ce qui explique la chaleur et la
sécheresse que l'on ressent dans la région abdominale.

Si à ces symptômes généraux et ordinaires
nous joignons les symptômes particuliers et ac-
cidentels qui s'offrent parfois à l'observateur;
nous complèterons le tableau de l'élément inflammatoire, et nous préviendrons peut-être
les erreurs qu'un phénomène imprévu pourrait
faire commettre, ou les craintes qu'il pourrait
inspirer.

Ainsi des vomituritions de peu de durée ou
le vomissement peuvent survenir. Ainsi, il n'est
pas rare de voir le malade s'agiter, changer souvent de position; être tantôt levé et tantôt couché, et chercher sans cause connue à quitter

_____

(1) La sécheresse de la langue est un signe ordinaire d'un
spasme violent ou d'irritation excessive des solides, dans
les fièvres inflammatoires et dans les ardentes. (M. Broussonnet, *Elémens de sémeïotique*, pag. 125,

le lit. Ces symptômes annonçant un état d'irritation extrême, une inflammation externe ou interne, une éruption prochaine ou déjà commencée, une solution critique, etc. L'indication ne change point. Cependant comme cette agitation même quand elle se trouve jointe au délire est le signe d'une hémorragie critique (Hippoc., *coane prœnot*), il faut analyser tous les autres symptômes pour découvrir s'il ne s'en trouve pas qui annoncent aussi son apparition. C'est ce qu'indiquent savoir:

Pour l'épistaxis ou hémorragie nasale : la douleur de tête avec des élancemens qu'accompagnent l'ardeur du visage, le regard vif et perçant, les yeux hagards, larmoyans ou même versant des larmes involontaires. La chaleur et la rougeur du front, les hallucinations des sens, la tuméfaction et la rougeur de la caroncule lacrimale, qui ne sont pas le produit d'une irritation locale accidentelle. Un sentiment de pesanteur vers les tempes, suivi du battement violent et accéléré des artères temporales. Le développement insolite des artères carotides, leurs battemens précipités et plus sensibles qu'à l'ordinaire. La respiration difficile, la rougeur, la chaleur et la douleur du nez, qu'accompagnent la diminution de l'odorat ou simplement le prurit des narines, le tintement des oreilles, le pouls dur et dicrote, grand, fort, et comme intermittent; le refroidissement des extrémités, l'é-

lévation ou le gonflement léger des hypocondres, mais sans douleur.

Pour les menstrues : la paleur de la face, les
yeux cernés d'un cercle bleuâtre , livide et
plombé accidentel; des lassitudes spontanées,
le gonflement de seins, des douleurs gravatives
aux lombes, un sentiment d'ardeur et de chaleur poignante qui se propage le long de l'épine
du dos. Certaines femmes éprouvent des cépha-
lalgies, et quelques autres des coliques. Il en est
qui se plaignent de douleurs à l'utérus, ou simplement d'éprouver des élancemens dans les
parties sexuelles. Le pouls est inégal, irrégulier
et rebondissant.

Pour le flux hémorrhoïdal : douleurs gravatives et sentiment de tension dans le dos et les
lombes; borborygmes, chaleur et prurit au rectum, légers frissons avec pâleur à l'extérieur,
envies d'uriner et d'aller à la selle, diminution
de l'urine, pouls dur, serré et, suivant Bordeu,
inégal, roide et tremblottant.

Je ne parlerai point des autres hémorragies,
attendu qu'elles sont plutôt un symptôme grave,
une source d'indication qu'une véritable crise (1).

(1) Cependant on a vu le saignement des gencives servir
de crise dans quelques cas de maladies aiguës. Amatus Lu-
zitanus cite un cas de fièvre ardente où le malade perdit
cinq livres de sang par cette voie. Dodoneus rapporte une
observation de maladie éruptive que l'hémorragie des gencives guérit, etc., etc.

Indépendamment des évacuations critiques qui surviennent pendant le cours des affections inflammatoires, on remarque encore l'hydrophobie, qui quelquefois éclate spontanément (Vogel); l'éruption miliaire que Whitt a souvent remarquée dans les fièvres inflammatoires, surtout dans celles des femmes en couches; le délire simple ou frénétique avec battemens forts du cœur et des artères temporales : une difficulté de respirer accompagnée de la sensation d'un poids qui pèserait sur la poitrine, et même de douleur en respirant (Kloeckhof), etc.

Il est très important, en pratique, d'apprécier la valeur des symptômes qui concourent à former l'élément inflammatoire et des épiphénomènes qui surviennent, afin de préciser les cas où l'on doit agir et ceux où il faut tout attendre des forces de la nature. D'ailleurs, si l'on étudie l'histoire des épidémies qui, à diverses époques, ont affligé l'espèce humaine, il sera facile de se convaincre que c'est à la co-existence de l'élément inflammatoire avec d'autres élémens particuliers, que les praticiens ont dû les effets avantageux qu'ils ont retirés de la saignée, dans les affections qu'ils avaient à combattre, lorsque ces affections semblaient, par leur nature, devoir exclure entièrement cette opération.

Il faudra donc en arrivant au lit du malade, rechercher par l'analyse, si on ne trouverait pas

réunis l'ensemble des symptômes qui constituent l'élément inflammatoire; tâcher de démêler parmi eux, ceux qui peuvent annoncer
des sueurs, des urines ou tous autres écoulemens
critiques (1); pour faire dans ces circonstances
une médecine expectante ou très peu agissante;
ou bien pour, dans le cas contraire, attaquer
franchement l'état inflammatoire par les antiphlogistiques auxquels on fera subir les modifications que les états divers de la maladie pourront réclamer. Citons les exemples.

L'élément inflammatoire doit nécessairement
exister et existe d'une manière plus ou moins
tranchée, lorsqu'il y a inflammation locale et que
celle-ci est aiguë ou chronique. Alors les symptômes de cet élément seront plus ou moins ap-
préciables, et il s'y adjoindra la douleur.

I. *Douleur.*—La douleur, ainsi que plusieurs
autres états particuliers dont on s'est servi comme
sujet d'indication, me paraît ne devoir être considérée que comme source d'indication , ou
comme une *sous-indication.* Car, si un élément
de maladie, sujet d'indication, ne réclame qu'un
seul ordre de médicamens, toujours le même,

(1) Comme les sueurs et les urines sont plus souvent critiques des maladies catarrhales et des affections bilieuses
que des maladies inflammatoires; je renvoie l'énumération
des symptômes qui les annoncent à la revue de ceux qui
caractérisent les élémens catarrhal et bilieux. *Voyez ces
articles.*

on ne peut pas dire que la douleur soit un élément, puisque tantôt symptomatique de l'état inflammatoire elle réclame les antiphlogistiques, et tantôt liée à l'élément nerveux, elle doit être combattue par les narcotiques, les calmans, etc. Dès lors, il m'a paru convenable d'en faire un sub-élément qui sera rapporté tantôt à l'élément inflammatoire, tantôt à l'élément nerveux, comme devant faire varier l'emploi des antiphlogistiques ou des antispasmodiques.

Je n'ignore pas que dans quelques cas, dans la migraine, par exemple, la douleur a un caractère d'*essentialité* qui constitue le fonds de la maladie et que c'est contre elle que l'on dirige les moyens curatifs. Eh bien, même dans ces cas, la douleur peut être symptomatique de l'inflammation du névrilème et du tissu cellulaire, comme aussi indiquer une altération de la sensibilité de la substance médulaire, de sorte qu'elle rentre dans les états inflammatoire ou nerveux, comme nous le verrons par la suite (1).

Il est inutile, je pense, de parler des cas où elle est purement symptomatique de la gastricité, de la présence des vers, etc., parce qu'alors elle cède aux mêmes moyens que l'on met en usage pour détruire l'élément auquel elle est unie. Mais lorsqu'elle est un symptôme de l'in-

(1) Voyez emploi des évacuations sanguines dans les névroses.

flammation, elle est d'autant plus vive que la phlegmasie est plus forte , et que la pression qu'on exerce est plus soutenue. Alors elle indique le siége de l'inflammation (1) et devient une source d'indication qui conduit le praticien à employer les saignées locales seules ou précédées des saignées générales, suivant l'intensité de la réaction fébrile, qui se lie à la phlegmasie. Ainsi soit que l'on ait à combattre une gastrite ou une entérite, une hépatite ou une néphrite, il faudra toujours employer les évacuations sanguines générales et locales, générales ou locales, selon la violence de la maladie et l'état des forces du malade qu'il convient de prendre en très grande considération.

II. *Etat des forces.*—Nous devons faire observer à ce sujet qu'il n'est pas indifférent de s'assurer si les forces radicales sont ou ne sont point en réserve. Cette distinction est très importante attendu, qu'il ne convient pas de répéter la saignée ni de la rendre aussi abondante chez un individu qui par sa profession dépense beaucoup de forces, que chez un particulier qui ne se livre à aucun exercice fatiguant; chez les personnes mal nourries que chez celles qui vivent dans l'aisance.

On fera également attention à l'âge, au sexe, au tempérament du sujet; car, l'inflammation se

_____

(1) A moins qu'elle ne soit sympathique.

développant à toutes les époques de la vie, on devra être moins avare des saignées chez les adultes, les pubères et les pléthoriques, que chez les cacochymes, les enfans et les vieillards; et cela encore parce que dans l'enfance, la vieillesse et dans un corps affaibli, les phlegmasies et la réaction inflammatoire qui les accompagne, n'ont pas une *nature* aussi essentielle, une marche aussi franche.

III. *Spasme.* — Le spasme que l'on a divisé en tonique ou de contraction fixe et permanente (tétanos), et en clonique ou de contraction séparée par des intervalles de relâchement (convulsions), ne mérite pas plus que la douleur de former un sujet d'indication, un élément; comme elle, il est purement symptomatique des états inflammatoire et nerveux.

On ne sera donc pas surpris de voir la saignée préconisée dans les maladies tétaniques et convulsives, et cela surtout si on se rappelle que ces affections cèdent à une éruption cutanée, à la sortie d'une dent, que la saignée favorise, ou bien encore qu'elles cessent par la guérison d'une affection céréblale que les évacuations sanguines ont détruite.

De même, on ne sera point étonné de trouver des faits qui constatent l'efficacité des antispasmodiques, dans le cas ou le tétanos et les convulsions étaient réunis à l'état nerveux et dépouillés de toute irritation : et l'utilité des anthél-

minthiques, dans ceux, où ces affections étaient
symptomatiques de la présence des vers dans le
tube digestif. Dès-lors, le médecin attentif saura
discerner par l'analyse quelle est l'importance
que l'on doit attacher à cet épiphénomène, et
le spasme deviendra pour lui une source d'indication ou une sous-indication.

III. *Pléthore.* — Une surabondance de sang
dans le système sanguin ou dans une partie de
ce système, qui entraîne une sensation d'épaississement et de gêne dans les mouvemens, avec
une diminution notable de la sensibilité, constitue ce qu'on entend généralement par pléthore.

On avait cru devoir faire de l'état pléthorique
un élément de maladie, et cela, sans doute,
parce qu'on n'avait pas réfléchi que cette surabondance de sang n'est ordinairenent qu'un
état voisin de la maladie et ne l'a constitue pas;
qu'elle indique seulement chez l'individu qui en
est doué, une très grande disposition aux maladies inflammatoires ou à des mouvemens
fluxionnaires sanguins qui, poussant les liquides
vers les organes essentiels à la vie, peuvent instantanément l'éteindre.

Pour nous, que l'analyse dirige, nous aurons
à examiner la pléthore sous deux points de vue
généraux : 1° comme prédisposant à certaines
maladies; 2° comme leur étant unie.

Dans le premier cas, il sera convenable de
chercher à détruire cette prédisposition, due

le plus souvent à un *trop bon* état des forces digestives, qui, au milieu d'une santé florissante, retire d'une petite quantité d'alimens beaucoup de particules nutritives. Elle peut être favorisée par le nouveau genre de vie adopté par l'individu. Cessant de faire de l'exercice, satisfaisant son appétit et digérant bien, il en résulte que la réparation est supérieure aux pertes, d'où naît une plénitude du système vasculaire. Aussi les moyens hygiéniques propres à diminuer la masse du sang ou à en calmer l'effervescence, une vie active, un régime végétal, etc., sont-ils préférables aux évacuations sanguines qui, par leur fréquente répétition, disposent elles-mêmes à la pléthore.

C'est donc avec raison, que les praticiens modernes blâment l'usage que l'on avait adopté autrefois de se faire saigner de temps en temps, et à des époques régulières, pour prévenir cet état constitutionnel.

Dans le second cas, c'est-à-dire, lorsque l'individu malade est d'un tempérament pléthorique, la pléthore devient une source d'indication qui, lorsqu'elle est générale (et alors il n'est pas rare de voir l'élément inflammatoire se développer et s'unir aux autres élémens), nous invite à la répétition des évacuations sanguines, générales seulement, tandis que lorsqu'elle est locale, l'organe qui en est le siége devenant un centre de fluxion, il faudra unir aux saignées

7

générales , que l'on aura faites en se conformant aux règles établies dans le traitement méthodique des'fluxions , les saignées locales : c'est-
à-dire , en deux mots, que lorsqu'elle n'est qu'une
disposition à certaines maladies , on doit la prévenir ou la *diminuer*, et que lorsqu'elle est liée
à certains élémens de maladie , elle modifie si
peu les règles de traitement , qu'il nous a paru
nécessaire de n'en former qu'un sub-élément.

V. *Fluxion.* — Nous rangerons encore parmi les
sub-élémens la fluxion, qui , le plus souvent,
n'est que symptomatique de l'inflammation ou
un des symptômes qui la caractérisent. En effet,
là où il y a irritation, là est la fluxion , là où
se trouve l'inflammation il y a plus qu'irritation ;
c'est une phlegmasie avec ou sans fièvre , et la
phlegmasie est le stimulus qui provoque la fluxion.

Il est vrai que chez les personnes nerveuses,
sujettes à des palpitations du cœur , on voit quelquefois se manifester des hémorragies qu'on ne
peut attribuer à une irritabilité de l'organe qui
en est le siége ; mais alors l'hémorragie, ou si
l'on veut, le mouvement fluxionnaire qui le
précède et dont elle est la conséquence , dépend d'un état anormal du système sanguin : état
qu'on peut croire être nerveux puisque les antispasmodiques le combattent avec avantage (1).

_____

(1) J'ai souvent arrêté ou prévenu le retour d'un épistaxis
habituel chez une demoiselle d'un tempérament nerveux et

Il est encore vrai, que toutes les fois que l'on remarque un mouvement fluxionnaire sur une partie, il n'est pas assuré qu'il dépende toujours de l'inflammation, puisqu'on voit assez souvent des fluxions avoir lieu et des engorgemens consécutifs se former dans certains lieux où l'on ne peut découvrir aucune trace de phlegmasie. Comme aussi, dans certaines fièvres, on voit des flux sanguins se manifester, sans qu'on puisse soupçonner une irritation locale, mais alors, que la fluxion sanguine soit bornée ou qu'elle se termine par une hémorragie, celle-ci sera symptomatique ou critique. Dans le premier cas, si elle est active, le malade en sera soulagé, ce qui devient alors une source d'indication, qui nous amène à employer la saignée dans les cas où la nature n'est pas assez puissante pour terminer la fluxion par une évacuation sanguine, qui diminue l'intensité de la maladie : tandis que si elle est passive, comme dans les fièvres adynamiques, par exemple, elle annoncera un défaut de résistance du réseau vasculaire, d'où l'indication des toniques. (Voyez *élément faiblesse.*)

Ainsi, le mouvement fluxionnaire du sang, ou des humeurs, vers un point quelconque,

---

très irritable par l'usage des pilules composées avec la digitale, l'assafœtida et le castoreum, dans la conserve de tilleul. A peine étaient elles avalées que les palpitations du cœur étaient moins violentes, et ses mouvemens moins précipités. L'hémorragie se modérait et cessait bientôt.

doit être réprimé ou modéré par les évacuations
sanguines qui diminuent la quantité de liquide
qui circule dans nos vaisseaux, et qui, suivant
les lieux où elles sont pratiquées, le détournent
de la direction qu'il avait prise ; par des irritations cutanées, ou même par les évacuans qui, en
irritant les voies digestives, forment une contre-
fluxion ou agissent comme moyen perturbateur;
par les antispasmodiques qui régularisent les
mouvemens désordonnés du cœur et des gros
vaisseaux : par les toniques qui donnent aux muqueuses le degré de résistance nécessaire pour
retenir le sang ou la sérosité qui tendent à s'é-
chapper ; par les médicamens, enfin (et les
toniques peuvent être de ce nombre), qui en
augmentent l'activité du système absorbant, procurent la résolution des engorgemens ou la ré-
sorption des épanchemens (1). Or, comme ces
diverses indications sont subordonnées à l'élément dont la fluxion n'est qu'un symptôme ou
un épiphénomène; donc la fluxion ne doit être
considérée par le praticien que comme une sous-
indication, un sub-élément.

VI. *Inflammation.* — L'inflammation se trouvant toujours liée aux états inflammatoires, bilieux, muqueux, etc., j'ai cru devoir aussi n'en

_____

(1) Je pense qu'il est inutile de prévenir le lecteur que
l'ordre que j'ai suivi doit être interverti suivant qu'il y aura
excès de forces ou adynamie, activité ou défaut de puissance.

faire qu'un sub-élément, attendu, d'ailleurs, qu'elle n'a d'autre importance que celle de faire varier le choix des évacuations sanguines, lorsqu'elle est unie à l'élément inflammatoire. Compliquant les autres élémens, dont elle n'est le plus souvent que symptomatique, elle devient encore une source d'indication, qui indique l'emploi des saignées locales, des applications émollientes, etc. Il est donc indispensable de rechercher par l'étude des causes et des symptômes de la maladie que l'on a à combattre, si l'inflammation forme une complication ou n'est que symptomatique, car les symptômes que l'on a désignés comme propres à l'inflammation, pris isolément ou grouppés, peuvent, dans l'un et l'autre cas faire déclarer vraie une phlegmasie qui n'est que simulée. Combien n'a-t-on pas traité comme des gastriques ce qui n'était que des gastralgies! Combien n'a-t-on pas saigné et affaibli inutilement des individus que les évacuans émétiques ou purgatifs eussent guéri comme par enchantement! Que de fièvres intermittentes pernicieuses que l'on a vainement combattues par les évacuations sanguines, et qui ont cédé au quinquina !.... Il importe donc, je le répète, lorsqu'il se manifeste des signes d'inflammation, de rechercher quelle est la nature de la fièvre concomitante, comme disent les praticiens, afin d'attaquer hardiment celle-ci, sans avoir égard, en quelque sorte, à la complication.

Je dis en quelque sorte, parce que s'il est prouvé que l'on a guéri par les vomitifs des pneumonies bilieuses, il est aussi incontestable que quelquefois ces moyens ont été insuffisans, et qu'il a fallu appliquer les sangsues ou des ventouses scarifiées sur le siége de la douleur. Dès-lors l'inflammation est devenue source d'indication.

On m'objectera peut-être que bien que les évacuans aient guéri une fluxion de poitrine bilieuse, par exemple, il n'est pas sûr que l'inflammation du poumon ne fût que symptomatique de l'état bilieux, car les évacuans auraient pu agir en la déplaçant. Je réponds que s'il en était ainsi, on aurait ensuite à combattre une gastrite ou une entérité que l'on aurait occasionnée. Mais les symptômes d'une phlegmasie gastrique, ou gastro-intestinale, ne se manifestant pas, on ne peut pas dire qu'on a irrité de manière à déplacer l'irritation.

Les évacuans auraient-ils agi, en augmentant l'activité du système absorbant, ou en détournant le mouvement fluxionnaire qui avait lieu vers l'organe enflammé? On peut admettre l'une et l'autre supposition, mais alors on sera forcé de convenir que l'inflammation admettrait plusieurs méthodes de traitement, et si ces méthodes ne sont que des modifications des méthodes générales de guérir, on sera fondé, je pense, à ne considérer l'inflammation que comme une sous-indication.

En somme, lorsque la phlegmasie complique l'élément inflammatoire, la méthode curative ne change point; seulement on passe à l'emploi des saignées locales, lorsque les saignées générales ne suffisent pas pour calmer la douleur, qui est un de ses symptômes caractéristiques. Voilà la sous-indication.

Liée aux états bilieux, muqueux, etc., elle ne contr'indique pas l'administration des évacuans; mais lorsque ceux-ci n'appaisent pas les symptômes de l'inflammation, il faut faire des saignées locales, plus tard appliquer des vésicatoires, etc. Voilà encore une sous-indication.

Enfin quand elle est essentielle, dépouillée de toute complication, qu'elle n'a pas assez d'intensité pour déterminer une réaction fébrible, ce qui a lieu ordinairement à son début, ou après qu'elle est passée à l'état chronique; alors même l'inflammation n'est qu'une source d'indication. Car si on emploie les saignées locales on devra les proportionner à l'état des forces de l'individu; si on applique les exutoires, il faudra avoir égard au temps de la maladie, à la violence de la phlegmasie, et les rapprocher autant que possible de la partie enflammée. On calmera la douleur par les opiacés, lorsque les saignées répétées n'auront pu l'enlever; on emploira les toniques pour soutenir les forces, lorsque celles-ci sont abattues par la longueur de la maladie, par une suppuration abondante (une des terminai-

sons de l'inflammation) ou par d'autres excrétions excessives qui entraînent leur chute. Voilà
autant de règles pratiques à observer; voilà autant de sous-indications à remplir.

VII. *Fièvre*. — Bérard à classé la fièvre qu'il
nomme encore érétisme sanguin, parmi les sujets d'indication. Nous sommes loin de partager
l'opinion de cet auteur parce que 1° la fièvre
est-elle continue? Elle rentre dans l'élément
inflammatoire qu'elle constitue en partie; 2° est-
elle rémittente ou intermittente? Elle peut également n'être que symptomatique des états bilieux, muqueux, etc.; et nous avons vu quel rôle
jouait l'élément inflammatoire quand il était uni
à ces élémens; 3° est-elle symptomatique de la
gastricité? Elle cède à l'emploi des évacuans;
4° enfin, revient-elle d'une manière périodique
et sans que l'on puisse établir ou même soupçonner qu'elle soit provoquée par une phlegmasie, elle est dite essentielle et réclame l'u-
sage du quinquina. Ce médicament convient surtout dans les rémittentes et intermittentes pernicieuses qui s'annoncent ordinairement avec
l'aspect d'une inflammation interne (1).

D'après toutes ces considérations, dirons-nous
que la fièvre est sujet d'indication? Non sans

(1) **Voyez** mon mémoire sur l'utilité du sulfate de quinine
dans le traitement des fièvres rémittentes et intermittentes
pernicieuses. *Revue médic.*, année 1830, n° de mai.

doute, puisque dans le cas où elle est symptomatique, c'est contre la cause qui l'a produite,
que l'on dirige les moyens curatifs ; tandis que
si elle est essentielle, ce n'est point contre la
fièvre elle-même que l'on agit mais bien contre
la périodicité qui constitue un véritable élément,
dont la fièvre est la forme ou, si l'on veut, une
des formes.

Si l'on m'objectait que Bérard, par le mot
fièvre, n'a pas voulu désigner les fièvres d'accès
simples, ni les fièvres rémittentes et intermittentes pernicieuses ; ma réponse serait facile. Je
déclarerais que hors ces cas la fièvre est toujours un symptôme des divers élémens de maladie ; que légère elle n'influe en rien sur les
méthodes curatives ; que forte elle rentre dans
l'élément inflammatoire ; et que sous l'un et
l'autre rapport elle n'est tout au plus qu'une
sous-indication. Les faits ne manquent pas pour
prouver cette assertion.

ÉLÉMENT BILIEUX.

Le bilieux qui est exposé à une température
chaude, qu'aucune fraîcheur ne vient tempérer,
dont l'estomac est affaibli par des digestions pénibles, suite inévitable de sa voracité, qu'il cherche à satisfaire par les boissons dont il fait
usage, par des veilles qu'il prolonge bien avant

dans la nuit, et pendant lesquelles il se livre à
la débauche que suivent quelquefois la colère
et bien plus souvent encore des chagrins cui-
sants; le bilieux, dis-je, qui est maîtrisé par l'at-
trait de la gloire ou des projets ambitieux, de
qui l'organe secréteur de la bile est dans un
état particulier de disposition au développement de l'élément bilieux, verra celui-ci se manifester, si par une cause quelconque il trouble
le travail de la digestion, on supprime une des
secrétions que ses occupations journalières ou
la nature provoquent.

Son invasion a lieu vers le milieu du jour;
elle est signalée par un froid assez fort, qui se
compose d'un frisson irrégulier et vague, dont
le début et même le siége principal se fixent entre les épaules. Le dégoût, le malaise, les étour-
dissemens, la pesanteur de tête surviennent ensuite. Ils précèdent la céphalalgie; les nausées,
les vomituritions et même quelquefois des vomissemens répétés. Tissot les a observés presque
toujours dans le commencement de l'épidémie
de Lausanne, souvent dans le temps critique;
et Sarcone au commencement de l'épidémie de
Naples. Des matières jaunes, vertes ou noirâtres
étaient rendues pendant le cours de la maladie.

Les malades disent ressentir à l'épigastre un
sentiment de pesanteur et d'embarras avec douleur légère et constante, augmentant par la pression, tout comme celle qui dépend de l'inflam-

mation. Les paupières, les ailes du nez, et quelquefois la conjonctive présentent une nuance
d'un jaune plus ou moins foncé ou verdâtre. La
bouche est pâteuse, la langue blanche, jaunâtre
ou verdâtre, l'haleine fétide, les rapports aigres
et nidoreux. Le pouls, la respiration et la température du corps sont presque dans l'état naturel. La soif est nulle. Les urines tantôt aqueuses, pâles et très claires, tantôt manifestement
troubles et obscures, tantôt jaunes ou safran-
nées et assez vivement colorées pour présenter
une teinte bilieuse assez forte. Elles sont d'ailleurs secrétées en petite quantité.

À ces symptômes caractéristiques de l'état bilieux, en général, état qui réclame l'emploi des
évacuans, il est nécessaire de joindre ceux qui
indiquent que les matières bilieuses séjournent
dans l'estomac, et ceux qui nous font connaître
qu'elles sont placées dans les intestins. Il nous
sera facile alors de préciser les cas où il convient de préférer les vomitifs aux purgatifs et
vice versâ.

I. *Embarras gastrique.* — Presque toujours dans
les simples embarras gastriques l'appétit est mo-
dérément accru. Les malades éprouvent fréquemment un besoin de manger. Ils prennent
d'abord les alimens avec plaisir, mais peu après,
il survient un mauvais goût à la bouche avec un
sentiment d'ardeur suivi de gonflement et de
pesanteur au creux de l'estomac. À tout cela

se joint la rareté des selles, quelquefois des sueurs particulières au front et sur la poitrine, et une odeur fétide de la perspiration.

C'est à cette fétidité qu'exhalent quelquefois les malades, odeur particulière qui sort par la bouche, par la respiration ou avec la salive, qui était plus sensible le matin que dans la journée, que M. Double et tous les praticiens ont reconnu la complication gastrique, et ont employé avec succès les évacuans qu'elle réclamait.

La gastricité bilieuse se reconnaît donc aux symptômes précédemment indiqués, et de plus : 1° au tremblement continuel des mains, avec propension de les porter au front ou à l'estomac, comme pour en ôter quelque chose; 2° à une rougeur vague de la face, précédant le mouvement des mains, ou qui se déclare instantanément; 3° au tremblement de la lèvre inférieure et de la machoire, avec le sentiment d'un frisson général, qui se manifeste en même temps que les deux autres symptômes. Sarcone qui en avait fait la remarque ajoute que les vomitifs en faisaient une heureuse justice.

Alberti a remarqué des baillemens assez fréquans. Bianchi, des urines rouges comme dans les maladies inflammatoires, mais dont la couleur était plus opaque et tirant sur le jaune; à peine étaient-elles tombées dans le vase, qu'elles devenaient jaunes. Quelquefois elles étaient rares et déposaient, dans le principe, tantôt un sédiment

jaune, tantôt furfuracé (*épid.* de Naples). Tissot
a vu le délire survenir pendant le cours des affections bilieuses simples mais fortes, et céder
aux évacuans (*épid.* de Lauzanne). Finke a observé, non-seulement, un pemphigus critique des
fièvres bilieuses, mais encore des pétéchies qui
n'ajoutaient rien à la gravité de la maladie (*épi-*
démie de Tecklembourg). Enfin, il n'est pas
jusqu'à la cécité qui ne soit quelquefois le produit ou le résultat d'une simple affection gastrique, et alors la cause et l'effet cèdent à un ou
deux émétiques (Bichat, Sauvages, etc.). Les
observations de Richter de Schmuker et de
Scarpa attestent qu'il est des amauroses dépendant de congestions bilieuses.

II. *Embarras intestinal.* — Quelquefois, au lieu
d'avoir la langue sale, le malade offre une langue
vermeille; au lieu d'un sentiment de pesanteur
à l'épigastre, ils ressent des coliques avec borborygmes, flatuosités et tension de l'abdomen; au
lieu de la constipation, il éprouve un dévoiement
de matières liquides, jaunes, verdâtres, accompagné d'un sentiment de lassitude dans les membres abdominaux, et surtout dans les genoux et
les lombes.

Dans quelques cas rares, les matières peuvent
s'accumuler dans les cellules du colon, se durcir,
et former une grosseur que l'on pourrait confondre avec des tumeurs squirrheuses, et qui
s'accompagne de symptômes alarmans. Mais

leur forme bosselée, leur saillie et leur mobilité
les feront facilement distinguer (1). La réunion
de la plupart de ces symptômes indique un embarras intestinal.

L'élément bilieux peut donc être divisé en gastrique et en intestinal. Il réclame, dans l'un et
l'autre cas l'emploi des évacuans, à moins que
la nature ne remplisse elle-même l'indication
en provoquant une évacuation critique. Indi-
quons les phénomènes précurseurs de ces diverses solutions des maladies bilieuses, afin que
nous puissions les attendre ou les respecter.

Vomissemens critiques. Les vomissemens critiques sont ordinairement précédés par la céphalalgie, le vertige, le trouble de la vue, les nausées, le tintement des oreilles, le tremblement
de la mâchoire et de la lèvre inférieure (2), des
crachats continuels, une tension et de la douleur
à l'épigastre, le froid des extrémités, un pouls
dur, serré, inégal, et comme martelé.

Selles critiques. Les selles critiques, au contraire,
sont annoncées par un léger météorisme du bas-
ventre, le pouls est développé et intermittent.
Il y a ténesme, flatuosité et tension à la région
lombaire, gonflement ou distension molle, fla-

(1) MM. Lerminier et Andral, *Clinique médicale* : fièvres.
(2) Le cinquième malade du troisième livre des épidémies
d'Hippocrate, tremblait de toute la tête, mais surtout de la
mâchoire inférieure.

tueuse et sans douleur vers la région ombilicale,
des douleurs vagues dans les extrémités inférieures , des borborygmes , une émission de
vents par le fondement, des coliques modérées
et interrompues. Si à la suite de cet état le
ventre s'ouvre, si les matières sont copieuses,
bien liées, semblables à de la purée (*pultaceam
speciem referunt,* comme le dit Hippocrate) ou à
une pâte homogène, de couleur grisâtre, tirant
sur le brun: on pourra déclarer que cette évacuation est critique.

Urines critiques. Les symptômes qui les présa-
gent sont, 1º la pesanteur des hypocondres;
2º une tension gravative à l'épigastre; 3º la constipation; 4º des ardeurs dans les organes urinaires et principalement dans la vessie; 5º enfin
le pouls myurus.

Mais pour que les urines aient le caractère
critique, il faut qu'elles soient troubles, rendues
avec une sorte de douleur, ou du moins avec effort et déposent un sédiment d'une apparence
puriforme, qui sera briqueté, blanc, uni, rosacé,
verdâtre, etc., suivant la nature de la maladie;
car, si l'on compulse avec soin les meilleures descriptions des maladies épidémiques, on verra
combien dans chacune de ces épidémies les urines ont offert de notables différences, quoique
l'ensemble des circonstances morbifiques fût assez semblable. Il n'est donc pas étonnant que le
sédiment diffère de couleur selon chaque cas

particulier. Un autre caractère bien important que présentent les urines critiques, c'est comme l'ont vu Joubert et Grati, et comme Morgagni l'a vérifié (*Épist. anat. de sedib. et caus. morb. ep.* 8, § 10, et *epist.* 49, n° 21); que l'urine se trouve assez communément chargée de petits graviers qui, quelquefois aussi, flottent à la superficie sans s'attacher aux parois du vase qui renferme l'urine. Ces graviers sont communément d'une couleur brune, constamment friables; c'est par là qu'ils diffèrent des graviers qu'entraîne l'urine des néphrétiques, etc. (Voyez M. Double, *loc. cit.,* tom. III, pag. 269.)

L'état gastrique ou intestinal peut exister sans être accompagné par la fièvre, et alors, ainsi que je l'ai déjà dit, il suffira d'émétiser ou de purger. Mais lorsque celle-ci vient le compliquer, il convient alors d'unir les antiphlogistiques aux premiers moyens, vu la réunion de l'élément inflammatoire à l'élément bilieux.

Il faudrait bien se garder pourtant, de confondre une excitation passagère et physiologique (telle est la fréquence du pouls après le repas, une course, une sensation forte, etc.) avec la fièvre proprement dite; car, l'une cesse d'elle-même, dès que la cause qui l'a produite n'agit plus, tandis que l'autre est l'indice d'un état inflammatoire, qu'il faut attaquer par les saignées, avant d'employer l'émétique ou les éméto-cathartiques.

III. *Putridité.* — La putridité doit-elle être considérée comme un élément de maladie ? Nous ne le pensons point. Car existe-t-elle avec excès de forces ; elle peut être la suite des élémens inflammatoire ou bilieux négligés ou exaspérés. Complique-t-elle l'état muqueux prolongé ; leur réunion constitue une véritable affection muqueuse adynamique ou la réunion de l'élément muqueux à l'élément faiblesse. Donc la putridité ne constitue pas un élément, puisque son existence ne fait pas varier le traitement qu'on oppose à l'élément auquel elle est liée.

En voulez-vous des exemples ? Considérez un individu qui, atteint d'une maladie offrant tous les symptômes de l'élément inflammatoire, aura négligé de la combattre on se sera servi des excitans. Sa peau sera sèche et aride, la langue brune ou noire, les forces paraîtront prostrées tandis qu'elles ne seront qu'opprimées. Le malade semblera faible, son pouls sera fréquent, profond, insensible ; cependant si on comprime l'artère, on sentira des pulsations petites, assez fortes et qui ne se laisseront pas facilement déprimer. Les urines seront d'un rouge vif, les yeux clignotans, il y aura du délire et menace de suffocation (1).... L'élément inflammatoire est porté au plus haut degré.

(1) Dans les fièvres bilieuses de Lausanne, observées par Tissot, la respiration courte et difficile avec menace de

Quant à l'élément bilieux., je dois faire observer qu'il se montre quelquefois d'une manière
effrayante et annonce un danger plus ou moins
grave. On remarque une céphalalgie intense,
l'aphonie ou la raucité, la prostration des forces,
un délire considérable, quelquefois taciturne.
La face est abattue, la fièvre forte, la soif vive,
la peau, surtout la peau du visage, porte communément une teinte jaunâtre. Cette couleur
jaune ou pâle-verdâtre est surtout fort sensible
dans le blanc des yeux et des ailes du nez. La
surface du corps est pénétrée d'une chaleur
âcre, la langue et les gencives sont couvertes
d'un enduit blanchâtre et glutineux. Le malade
est assoupi, il éprouve des soubresauts des tendons et même des symptômes nerveux assez
marqués.

Si l'on compare ce tableau au précédent, on
verra qu'ils sont à peu près pareils, et si on
les compare tous les deux avec ceux que j'ai
tracés des élémens inflammatoire et bilieux, on
découvrira qu'ils ne diffèrent que par le degré
d'intensité. Ce qui prouve, que la putridité n'est

suffocation était un des signes appartenant à la troisième
période de la maladie ; c'est-à-dire, à son plus haut
degré de gravité. Mais aussi, si à cette époque la respiration se montrait lente, facile et comme naturelle, même
au milieu des signes les plus fâcheux, il ne fallait plus
désespérer du malade. On en voit des exemples dans cet
auteur.

que les états inflammatoire ou bilieux exaspérés. On n'a point oublié que ce dernier est le plus souvent uni à l'état inflammatoire, ce qui amène, disions-nous, la combinaison des antiphlogistiques et des évacuans : eh bien, lorsque l'état putride existe, rien n'est changé quant au traitement, si ce n'est que l'indication est pressante et qu'il faut se hâter.

Nous reprendrons ce sujet lorsque nous parlerons de l'emploi des antiphlogistiques dans les fièvres dites putrides.

ÉLÉMENT MUQUEUX.

Le tempérament muqueux, de même que les tempéramens sanguin et bilieux, porte avec lui une physionomie particulière qui sert à le distinguer des autres élémens. Ainsi, tandis que l'individu chez qui le système sanguin prédomine sur les autres systèmes, se fait remarquer par la fraîcheur et le coloris de son teint, par la vivacité de son regard et de ses mouvemens, par un esprit pétillant et léger; une conception prompte, une mémoire heureuse, une imagination riante et une grande disposition aux plaisirs passagers : tandis que le bilieux se montre hardi dans la conception d'un projet, l'exécute avec constance et persévérance, et que, dominé par l'ambition, plein de courage, d'audace et

d'activité, il cherche les moyens de satisfaire
sa passion sans être rebuté par les obstacles qui
s'opposent à ses desseins : le pituiteux au contraire, indolent, faible et timide n'ose rien entreprendre, parce que entraîné par un penchant
insurmontable à la paresse, tous les travaux lui
répugnent, tous les exercices du corps le rebu-
tent. Ses chairs molles, son teint pâle et déco-
loré, ses cheveux blonds ou cendrés, son front
large, découvert, uni, et dont la peau est garnie
de beaucoup de tissu cellulaire; ses sourcils
arcqués, déliés et écartés l'un de l'autre; son
pouls faible et lent, ses formes arrondies et sans
expression, diffèrent des formes douces quoique
bien exprimées; des chairs consistantes, de l'embonpoint médiocre; des cheveux blonds tirant
sur le châtain, de la régularité et de la fréquence
du pouls qui sont l'apanage du tempérament
sanguin. Ils contrastent aussi avec les chairs
fermes, les muscles prononcés, les formes dure-
ment exprimées, la force, la dureté et la fréquence du pouls, la couleur foncée de la peau
et des cheveux; le front ridé, étroit et sec; les
sourcils épais, noirs, réunis et allongés qui sont
propres au tempérament bilieux.

Cette distinction est très importante en pratique, en ce qu'elle explique pourquoi dans les épidémies, la maladie est plus fortement dessinée
chez tel ou tel individu, et donne la raison des modifications qu'il a fallu faire subir au traitement.

Supposons qu'un individu habite des lieux bas et humides, marécageux, insalubres et privés des rayons du soleil, pendant un automne froid et humide : qu'il use d'une nourriture chétive et grossière; qu'il soit privé de boissons alcooliques, et que ses forces aient été épuisées par des maladies antérieures, des veilles prolongées ou les plaisirs de l'amour : une intempérie ou changement brusque de la constitution atmosphérique, un écart de régime ou toute autre cause, amèneront le développement de l'élément muqueux, qu'on pourra reconnaître aux symptômes suivans :

Lassitudes générales, douleur gravative ou de pesanteur générale, débilité des facultés intellectuelles; respiration quelquefois naturelle, quelquefois au contraire courte, sonore, pénible et intermittente (1); toux sèche ou amenant des crachats muqueux; salive visqueuse et gluante; sueur grasse et acide; yeux couverts de larmes froides et comme d'une eau limpide,

(1) Dans les fièvres muqueuses observées par Rœderer et Wagler, la respiration naturelle pendant le cours de la maladie devenant ensuite courte, sonore, pénible et intermittente avec faiblesse et fréquence du pouls, il fallait désespérer. On voit au contraire en méditant attentivement cette épidémie dont la lecture est si riche et si remplie d'instruction clinique; on voit, dis-je, que la respiration n'était tellement altérée lorsque la maladie était bénigne ou même peu grave. M. Double, *Séméiologie.*

aux approches de la mort ils sont comme noyés dans les larmes, *et quasi media in morte natantes.* Pouls naturel ou fréquent; peu ou point de soif; défaut d'appétit; bouche fade et pâteuse, farineuse et nauséabonde, enduit blanchâtre, glutineux et lardacé, recouvrant la langue. Apthes (1), sentiment de malaise et de pesanteur à l'estomac, éructations inodores, fréquentes; tuméfaction du bas-ventre après avoir pris des alimens, lors même qu'ils ont été mangés avec goût et empressement; afflux de mucosité par l'œsophage; nausées, vomissement de matières blanchâtres plus ou moins consistantes, mêlées d'un fluide visqueux, liquide, et d'une saveur insupportable, ou semblables à du frai de grenouille, insipides acides et amères. Il s'y trouve souvent mêlé des vers de toute espèce, vivans ou morts. Urine blanche déposant un sédiment muqueux et grisâtre, souvent elle se montre laiteuse (Hoffmann, Vandenbosch, M. Double), et à peine est elle tombée dans le vase qu'elle devient trouble, écumeuse, blanchâtre ou muqueuse : elle exhale une odeur acide particulière. Douleurs aux hypocondres, diarrhée.

Indépendamment de ces symptômes géné-

(1) Rœdérer les a vues vraiment critiques dans plusieurs maladies. Alors elles étaient profondes et constituaient comme des ulcérations de la langue et de la bouche. Elles se montraient du quatrième au quatorzième jour.

raux, on remarque quelquefois, comme dans les autres élémens, des épiphénomènes qui ne changent rien par leur présence au caractère de la maladie, quant à l'indication curative, mais qui peuvent devenir source d'indication. C'est par leur exposition que nous compléterons le tableau de l'élément muqueux.

Rœderer et Wagler ont vu 1° des éruptions indéterminées, qui se montraient fort fréquemment, quelquefois au préjudice, quelquefois à l'avantage des malades; 2° des bubons, dont la signification était soumise aux conditions générales; 3° des collections purulentes dans diverses parties du corps, dans l'intérieur de l'oreille; 4° de véritables furoncles, se manifestant aux époques de coction et dans les temps critiques; 5° des ulcérations à la peau, qui sont assez fréquemment salutaires : il se forme aussi communément de légères ulcérations dans l'intérieur de la bouche; celles-ci, qu'il ne faut pas confondre avec les aphtes, sont le plus ordinairement symptomatiques, cependant elles ont constitué quelquefois une des crises partielles de la maladie; 6° enfin, la gangrène, qui est presque toujours mortelle.

L'élément muqueux est gastrique ou intestinal, et se présente à l'observateur sous la forme que nous avons indiquée par le grouppe de symptômes que j'ai nommés symptômes généraux. Mais le plus souvent le tempérament du

malade , son âge, son sexe , et d'autres circonstances particulières modifieront son affection. Ainsi tantôt une légère réaction fébrile
surviendra et nécessitera l'usage des délayans
avant celui des évacuans. Tantôt cette réaction
fébrile sera plus prononcée , c'est-à-dire que
l'élément inflammatoire formera une complication qu'il faudra détruire par les antiphlogistiques. Presque toujours les vers, que l'on peut
considérer comme la compagne ordinaire de
l'état muqueux, manifesteront leur présence par
une foule de symptômes qu'il convient d'énumérer, afin de ne pas confondre les phénomènes
nerveux qu'on découvre, avec la complication
maligne qui s'unit également à l'élément muqueux et réclame les toniques, les antispasmodiques ou les excitans, etc., que l'on doit se
hâter d'administrer. Mais avant de les employer
il faut s'assurer par l'examen analytique des
symptômes que l'ataxie est réelle.

J'en dirai autant de l'adynamie ou manque
absolu des forces. Cette complication exige
l'emploi des toniques : mais pour s'en servir avec
avantage, il faut que la faiblesse existe réellement.

Dans l'un et l'autre cas, c'est-à-dire, lorsqu'il
y a véritable ataxie ou véritable adynamie, l'affection muqueuse est compliquée par sa réunion
à l'élément malignité ou par celle à l'élément
faiblesse, dont nous nous occuperons plus tard.

I. *Symptômes qui caractérisent la complication ver-*
mineuse. — Des douleurs vagues et lancinantes
dans les membres, l'amaigrissement, et dans ce
cas l'appétit au lieu d'être diminué augmente,
ce qui est surtout vrai pour le ténia. La pâleur
bleuâtre de la face, qui quelquefois est bouffie,
l'assoupissement, l'agitation et l'écartement des
paupières pendant le sommeil, la dilation des
pupilles, le strabisme, la douleur du nez, le
prurit des narines, le tintement des oreilles, le
grincement des dents, le rire simple ou convulsif,
le délire, les hallucinations, des rêves accompagnés de frayeurs souvent répétées, de trem-
blemens convulsifs ou de véritables convulsions,
un sentiment d'érosion avec ardeur au scrobi-
cule du cœur, des palpitations, la cardialgie,
un sentiment douloureux de picotement et d'anxiété vers la région ombilicale; le hoquet, la
toux ayant un caractère particulier qu'on pourrait appeler guttural, à cause qu'elle est extrêmement sèche et rauque, des tiraillemens d'estomac, des anxiétés précordiales, des selles tantôt bilieuses, tantôt muqueuses, sanguines, vertes, bigarrées ou de couleurs mélangées, qui se
composent quelquefois de matières membrani-
formes, cendrées, grumêlées, de diverse nature
et de diverses couleurs; tous ces divers symptômes indiquent la présence des vers dans le
tube digestif.

On peut y joindre l'apparition des pétéchies

ou des aphtes (1), les nausées et le vomissement (2), la tension du bas-ventre par des vents,
la diarrhée, et chez les enfans l'odeur alliacée.
La langue est villeuse, c'est-à-dire, que ses pupilles sont légèrement saillantes au milieu de
l'enduit blanchâtre qui la recouvre. Quelquefois
elle est vergetée et parsemée de petits points
rouges sur un fonds d'un blanc grisâtre. La respiration est fréquente et a une odeur toute particulière : elle est un mélange de doux et d'aigre
qu'il suffit d'avoir reconnu une fois pour ne pas
s'y laisser tromper.

Comme la plupart de ces symptômes sont
communs à l'état muqueux et à la complication
vermineuse, je serais assez porté à croire que
Vandenbosch et tous les auteurs ont faussement
attribué aux vers des symptômes qui n'appartiennent qu'à l'élément muqueux et *vice versâ*.
Je ne chercherai point à découvrir si cette opinion est ou n'est pas fondée, attendu que la

(1) Vandenbosch et après lui M. Double se sont convain-
cus plusieurs fois que les aphtes de la langue n'étaient que
le symptôme ou l'effet de ia présence des vers soit dans les
intestins soit dans l'estomac.

(2) Dans la constitution épidémique vermineuse dont Vandenbosch nous a transmis les détails on lit : Les nausées et le
vomissement prennent une place importante parmi les autres symptômes vermineux, et souvent le vomissement des
vers a servi de crise à la maladie. La diarrhée était toujours utile.

complication vermineuse ne change en rien l'indication curative de l'élément muqueux : elle est seulement pour le médecin une source d'indication qui doit l'amener à choisir parmi les purgatifs, les huileux, à cause de la double propriété dont ils jouissent de détruire les vers en les asphixiant et les expulsant.

On sera peut-être surpris que je n'aie pas formé un élément vermineux, lorsqu'on a une classe de médicamens dits anthelmintiques à lui opposer. Si l'on considère que les vomitifs, les purgatifs, les amers et les toniques sont de véritables vermifuges, on préfèrera considérer l'*état vermineux*, comme une modification de l'état muqueux, qui n'entraîne presque aucune variation dans le choix des moyens thérapeutiques que l'on emploie pour le détruire.

A la vérité, il est une foule de maladies dans lesquelles l'*état vermineux* joue un très grand rôle, et tout le monde connaît les accidens que les vers en général et le ténia en particulier peuvent produire. Mais dans ces circonstances les vers ne sont considérés que comme cause de maladie, et si l'on cherche à les expulser, c'est en vertu de cet adage : *Sublatâ causâ tollitur effectus,* et non comme élément de maladie. Ce ne sont point les symptômes que l'on combat, mais bien la cause qui les produit.

ÉLÉMENT CATARRHAL.

On ne contestera point l'existence de l'élément catarrhal, puisqu'il a des traits particuliers qui lui sont propres et un mode de traitement qui lui est affecté.

Sans doute qu'il se montre le plus souvent
comme complication des autres élémens; mais
il suffit qu'il existe quelquefois dans un état de
simplicité et qu'il réclame une série de moyens
appropriés, pour mériter une place parmi les
nombreux élémens des maladies.

Son développement étant provoqué par la
suppression de la transpiration qu'occasionnent
les variations subites de l'atmosphère, qui pas-
serait du chaud au froid ou du sec à l'humide;
par l'immersion du corps dans l'eau froide, son
exposition à un courant d'air, ou l'usage des
boissons fraîches et glacées, pendant qu'on est
en sueur; il doit se manifester chez tous les
individus, quelle que soit leur idiosyncrasie,
leur âge et leur sexe; dans toutes les régions,
tous les climats et toutes les saisons de l'année.

Des lassitudes spontanées, des horripilations
vagues, qui prennent de l'intensité à mesure que
la maladie fait des progrès; des frissons qui se
font sentir le long de l'épine du dos : une chaleur erratique, des altérnatives de froid et de
chaud qui ne présentent rien de régulier et ont

de particulier qu'elles arrivent ordinairement
le soir (1); des baillemens, l'enchifrènement,
que suivent l'altération ou la perte complète de
l'odorat avec sternutation, voix rauque et quelquefois nasale; l'épiphora, le ptyalisme, une céphalalgie frontale qui se rapproche du nez et
ne doit pas être confondue avec celle qui appartient aux fièvres gastriques, qui a son siège au-
dessus des orbites. Le bourdonnement et les
douleurs d'oreille, la surdité, la tendance à l'assoupissement, le dégoût, une saveur salée et
piquante dans la bouche, l'augmentation du volume de la langue, qui d'ailleurs est recouverte
de mucosités blanchâtres, et qui de plus est
épaisse et conserve sur ses bords comme fran-
gés les diverses impressions et jusqu'à la forme
des dents, souvent avec des ulcérations. Les
gencives pâles et comme engorgées de mucosités, une toux sèche ou amenant des crachats
d'abord muqueux, parfois mêlés d'un peu de
sérosité, et qui par la suite deviennent épais,
muqueux, uniformes et passent du blanc au
jaune, vers la fin de la maladie; d'autres fois
âcres, salés, et prenant un goût fade et dou-
çâtre au moment de la coction. Une difficulté
plus ou moins forte de la déglutition, des douleurs vagues et comme des vents, qui errent

(1) Elles ont cela de commun avec le début et les redou-
blemens des affections muqueuses qui ont lieu ordinairement dans la soirée.

en divers sens et en diverses parties. Des pneu-
matoses du tronc et des extrémités, où l'on découvre que les tégumens dans une étendue plus
ou moins grande deviennent tuméfiés, tendus,
sans altération de la couleur naturelle, et laissent
entendre une sorte de crépitation sous le doigt
qui les explore. Voilà à peu près tout ce qu'on
découvre.

Le docteur Vidal, dans son excellent *Traité
du gaz animal*, a, l'un des premiers, donné à la
remarque que l'on avait faite de l'hématose,
toute la lucidité qui lui appartient, d'après des
observations répétées durant le catarrhe épidémique des années 1775 et 1776.

Ces différens symptômes réunis en un nombre
plus ou moins considérable, annoncent la présence de l'élément catarrhal. La tuméfaction
des testicules, l'engorgement et l'inflammation
du scrotum, un écoulement muqueux par les
parties sexuelles, chez la femme (1), des dépôts

_____

(1) Le docteur Bourges a recueilli trois faits de fièvre catarrhale heureusement et complètement jugée par la tuméfaction des testicules et par l'engorgement et l'inflammation du scrotum, accidens qui ont eux-mêmes facilement
cédé aux moyens appropriés (*Observ. sur une affection du
testic.*, *suite des fièvres catarr.*, Journal de médecine,
tom. 31, pag. 54).

Les fièvres catarrhales endémiques de la capitale se jugent assez souvent chez les femmes à l'aide d'un écoulement muqueux qui se fait par les parties sexuelles et qui

derrière les oreilles, des sueurs abondantes lui
servent de crise. Voilà pourquoi les excitans
sudorifiques, qui rétablissent la transpiration
dont la suppression cause le catarrhe, sont les
véritables remèdes pour le combattre. Voilà
aussi pourquoi les vésicatoires sont avantageux
même dès le commencement de la maladie.

Mais si comme nous l'avons fait pressentir,
des sueurs abondantes jugent la maladie, à quoi
reconnaîtrons-nous qu'elles sont critiques? Elles
sont précédées par la mollesse et la souplesse
des artères, dans lesquelles il semble que le
sang roule par de longues ondulations déta-
chées, suivies d'un mouvement fébrile. La secrétion de l'urine est moindre, la face rouge et
gonflée, l'hypocondre soulevé, sans douleur,
les excrétions alvines diminuées, la peau souple,
humectée et prurigineuse.

Il arrive même souvent que dans les fièvres
ceux qui songent qu'on les plonge dans l'eau
chaude, sont sur le point d'éprouver des sueurs
critiques. Mais pour avoir réellement ce caractère, il faut qu'elles soient abondantes, chaudes,
universelles et exhalent une odeur qui les ca-
ractérise. Celles que Hildenbrand a observé avoir
été critiques du typhus, étaient de cette espèce.
Toute la surface de l'organe cutané, dit-il, était

ensuite devient très fréquemment habituel. C'est là l'origine d'un grand nombre de fleurs blanches. (M. Double,
loc. cit.)

couverte d'une transpiration salutaire et même d'une sueur universelle, uniforme, gazeuse et sans viscosité.

L'élément catarrhal, avons nous dit, se montre le plus souvent comme complication des autres élémens : que faire dans ces circonstances? Y a-t-il de nouvelles indications, des indications particulières à remplir? Nous ne le pensons pas. Car, si l'élément catarrhal complique l'élément inflammatoire, il n'y a pas d'inconvénient à employer les antiphlogistiques, attendu qu'il n'est pas rare de voir une sueur copieuse et salutaire s'établir après une saignée proportionnée à la violence des symptômes (1).

S'il est uni aux élémens bilieux ou muqueux, il ne contr'indique point l'usage des évacuans, il les réclame comme eux; mais il faudra choisir les vomitifs antimoniaux qui sont éminemment sudorifiques. Dans ce cas l'état catarrhal pourrait à la rigueur être considéré comme source d'indication et pas davantage.

Il en sera de même s'il se trouve lié à une inflammation viscérale, à une pneumonie, par exemple. Alors, on doit moins insister sur les

(1) Le docteur Percival (*Essais*, etc., tom. 1, pag. 274) a fait la remarque, et plusieurs praticiens l'ont faite après lui, que dans les affections gastriques, l'abus des antiphlogistiques développait souvent une éruption miliaire plus ou moins forte. Il faut bien se garder de confondre l'*abus* avec l'*usage*.

évacuations sanguines, et se servir des vésicatoires, dont l'usage est non seulement permis,
mais même nécessaire. On doit les employer
beaucoup plus tôt, et on le peut sans crainte à
cause de la présence de l'élément catarrhal,
tandis qu'il serait dangereux et téméraire d'en
faire usage lorsque l'inflammation est franche
et dépouillée de toute complication. Dans cette
dernière circonstance, soit dit en passant, il est
bon d'attendre que la maladie touche à sa fin,
c'est-à-dire , que la réaction fébrile ait cédé
entièrement ou soit peu marquée.

L'élément catarrhal sera donc aux yeux du
médecin tantôt *sujet* et tantôt *source* d'indication.

ÉLÉMENT NERVEUX.

Cette disposition du corps, qui fait que nous
sommes plus ou moins sensibles aux impressions
que reçoivent nos organes, faible chez le pituiteux, presque nulle pour les athlètes, modérée
dans ceux qui sont doués d'un tempérament
sanguin, assez vive chez les bilieux, lorsqu'elle
est excessive, constitue le tempérament nerveux.
Il est rarement naturel ou primitif, mais le plus
souvent acquis et dépendant du séjour dans les
pays chauds, d'une vie sédentaire et trop inac-
tive, de l'habitude des plaisirs, de la commodité
des habitations , de l'abus des liqueurs fermentées

ou des alimens stimulans, de l'exaltation des idées
entretenue par la lecture des ouvrages d'imagination, la fréquentation des spectacles, etc.

On reconnaît ce tempérament à la maigreur,
au peu de volume des muscles qui sont mous et
comme atrophiés. Assez souvent cependant, surtout chez la femme, la prédominance extrême
du système nerveux, s'alliant à un développement modéré du système lymphatique, les individus ont un embonpoint médiocre, rarement
excessif. A cela on peut joindre la vivacité des
sensations, la promptitude et la variabilité des
déterminations et des jugemens. Les deux hommes les plus célèbres du dix-huitième siècle,
Voltaire et le grand Frédéric, peuvent être
donnés comme des exemples du tempérament
nerveux, et l'histoire de leur vie si brillante
et si agitée, montre assez combien les circonstances au milieu desquelles ils vécurent, contribuèrent à développer leurs dispositions na-
tives. (M. Richerand, *Physiologie.*)

Tel est l'homme nerveux. Son corps peut
éprouver, par l'influence des nerfs, certaines
aberrations qui existent sans offrir en même
temps les symptômes constitutifs des autres élémens, et sans cette réaction fébrile, ou mieux,
ce désordre général, qui, lié à l'état nerveux,
constitue ce qu'on entend ordinairement par
fièvre nerveuse ataxique, que nous avons désignée sous le nom de malignité.

Il semblerait au premier abord, que l'on devrait confondre l'élément ataxique avec l'élément nerveux. Cependant si l'on considère que dans le premier cas les désordres sont généraux, et que la maladie, en véritable caméléon, prend toutes sortes de formes pour se soustraire à nos moyens d'investigation; si l'on considère encore, que dans l'ataxie *il n'y a nulle correspondance entre les symptômes simultanés; une accumulation désordonnée des symptômes les plus discordans, les plus insolites et les plus graves; une réaction nulle, désordonnée et proportionnée à la maladie; une altération singulière des traits de la face qui est dite hippocratique; que la mort arrive sans cause proportionnée, promptement et lorsqu'on ne s'y attend pas* (voyez *élément ataxique*) : on sera porté à la séparer de l'élément nerveux, proprement dit, qui se présente avec des phénomènes toujours les mêmes (à peu de chose près), et assez constans pour avoir déterminé les nosographes à former une classe de maladies nerveuses, qu'ils caractérisent et séparent par des signes particuliers qui appartiennent à chacune d'elles. Ainsi la boule hystérique signale l'hystéricie; la rétraction du pouce, l'écume à la bouche, etc., indiquent une attaque d'épilepsie; la faculté qu'ont les membres et même le tronc de conserver toutes les attitudes qu'on leur fait prendre, dénotent une catalepsie, etc.

Dans l'état de santé, avons nous dit, le corps

humain peut éprouver, par l'influence des nerfs, certaines aberrations qui amèneront un état de maladie dont l'élément nerveux sera l'élément constitutif. Ces aberrations se borneront quelquefois à des désordres peu graves, c'est-à-dire, à la perversion ou au trouble de certaines fonctions des sens. Quelquefois ce trouble, ces désordres ne sont que les symptômes précurseurs de phénomènes plus graves encore, qui éclatent et s'offrent tantôt avec une fausse apparence d'un sommeil profond, un état de stupeur et d'insensibilité; tantôt cet état de stupeur et d'insensibilité n'existe pas, et la maladie se borne à des douleurs intolérables qui ne permettent point au malade de goûter un instant de repos; tantôt ce sont des spasmes ou des convulsions; d'autres fois des alternatives de délire et de convulsions, les pulsations des artères et du cœur n'étant point lésées.

Dans quelques circonstances, et cela à cause d'une éducation molle et énervante, les organes de la digestion vicieusement affectés (dans les nerfs qui s'y distribuent cela s'entend), ne remplissent quoiqu'imparfaitement ou ne remplissent point les fonctions qui leur sont assignées, d'où naissent des vomissemens spasmodiques, des coliques nerveuses, et toute la série des maladies désignées sous le nom générique de névroses de la nutrition. (Pinel, *Nosographie philosophique.*)

Les organes de la respiration et ceux de la génération ne sont pas à l'abri d'un pareil trouble; l'asthme convulsif et l'hystérie nous en fournissent la preuve.

Quels moyens emploirons-nous pour combattre l'élément nerveux? Les médicamens appropriés aux divers genres d'altération auxquelles le système nerveux est sujet. Ces diverses altérations peuvent être rapportées aux lésions des deux facultés principales de ce système, la sensibilité et la contractilité, qui, comme nous l'avons vu, peuvent être vicieusement exaltées, vicieusement affaiblies, et vicieusement déviées de leur marche ordinaire; et les remèdes propres à diminuer la susceptibilité du système nerveux, ceux qui peuvent la rendre plus énergique, !ceux enfin qui peuvent la replacer dans son véritable type, seront les médicamens appropriés à l'élément nerveux. On les a désignés sous le titre de nervins, de narcotiques, d'antispasmodiques, etc.

Quelques écrivains ont confondu dans cette classe une foule de médicamens, c'est-à-dire, que l'on a prétendu que les toniques, les excitans, etc., agissent quelquefois comme antispasmodiques. Je leur demanderai si, dans ces circonstances, c'est en détruisant les symptômes nerveux ou seulement en enlevant la cause de la maladie que ces remèdes ont guéri? Car, si des poisons ingérés dans l'estomac, si un vice de

conformation de la poitrine ou du crâne, si une
irritation fixée sur un organe, si la présence
des vers dans le tube digestif occasionnent le
développement des phénomènes nerveux; ce
sera en favorisant l'expulsion du corps étranger,
en remédiant, s'il est possible, au défaut d'orga-
nisation, en calmant l'irritation par des moyens
appropriés ou en chassant les vers, que l'on
fera cesser les accidens. Eh bien, dirons-nous,
que l'émétique, les vermifuges, etc., ont agi
comme antispasmodiques?.... Ils ont enlevé la
cause de la maladie et voilà tout. Une femme
est atteinte d'hystérie; celle-ci dépend de mauvaises digestions; j'emploi les amers, les toniques, etc.... L'estomac digère bien et les attaques ne se renouvellent plus. Dirai-je encore
que c'est parce que les amers ou le quinquina
sont antispasmodiques? Enfin une irritation fixée
sur l'encéphale, une congestion sanguine qui
comprime le cerveau, sont suivies de phénomènes nerveux : on tire du sang, on fait des
applications froides sur la tête, on y joint les
purgatifs, les rubéfians à la peau, les exutoires
dans des lieux éloignés du siége de la maladie;
et ces derniers moyens devenant un centre de
fluxion la révulsion s'opère, l'irritation s'appaise,
les convulsions et l'assoupissement cessent. Dirai-
je toujours que tous ces médicamens ont agi
comme antispasmodiques? Eh non, sans doute,
et toujours non : l'irritation et la fluxion étaient

la cause du coma et des mouvemens convulsifs,
et la méthode antiphlogistique, à laquelle on a
associé les révulsifs et les dérivatifs, a procuré
la guérison.

La recherche des causes est donc d'une très
grande importance. Il est vrai que dans bien
des cas il est impossible de les découvrir et de
bien établir le diagnostic. Alors il n'y a pas d'inconvénient à commencer le traitement par les
antiphlogistiques que l'on emploira avec modération. S'ils ne soulagent point ou s'ils se bornent à procurer quelque soulagement, on leur
substitue ou l'on complète la cure par les nervins, les antispasmodiques, etc. C'est la conduite que j'ai tenue dans quelques cas, et je n'ai
eu qu'à me louer de l'avoir adoptée (1).

Il est pourtant bien des cas où il ne faut pas
employer les évacuations sanguines. C'est surtout lorsque le sujet est faible, que ses forces
ont été épuisées par des évacuations excessives.
Alors il convient d'employer de suite tantôt les
médicamens narcotiques, tantôt les nervins, et
quelquefois les antispasmodiques.

Je dis tantôt les uns et tantôt les autres, parce
que le caractère de la maladie, la forme qu'elle
revêt, sa terminaison la plus naturelle devront
fixer notre choix. Ainsi dans le tétanos, par

(1) Voyez mon mémoire sur les *Hallucinations des sens*;
Revue médicale, nᵒ de novembre 1828.

exemple, qui se termine le plus souvent par des
sueurs critiques, le musc qui est un puissant
antispasmodique et un stimulant diffusible, devra
obtenir la préférence sur les feuilles d'oranger
qui étant antispasmodiques et toniques, devront
l'emporter lorsqu'on voudra augmenter ou régulariser la susceptibilité du système nerveux.
Comme aussi l'opium, à cause de la propriété
dont il jouit de diminuer la secrétion des membranes muqueuses et d'augmenter la transpiration cutanée, tout en agissant encore comme
calmant et narcotique, est un des plus puissans
remèdes pour arrêter les vomissemens et les
diarrhées nerveuses (symptômes du choléra-
morbus), pour calmer les douleurs abdominales,
et faire cesser les crampes des extrémités qui
en sont ordinairement la compagne.

Il ne faut donc pas perdre de vue, je le répète, que les seules indications à remplir devront être fournies par les trois modes de lésion
de la sensibilité et de la contractilité, dont nous
avons déjà parlé; qu'il convient d'employer les
médicamens qui sont propres à combattre ces
divers états; pour adopter enfin une méthode
empirique *raisonnée*, dans les cas où les remèdes
auraient été inefficaces. On procède alors par de
sages tâtonnemens; on se sert des médicamens
qui ont été préconisés contre telle ou telle maladie, on essaie, en un mot, les moyens *inno-
cens* avant de passer aux énergiques.

Terminons par un exemple. Un individu est atteint d'épilepsie (1), dont je suppose la cause et la nature nous être inconnues. Si le sujet est jeune, vigoureux ou pléthorique, il faudra d'abord essayer les évacuations sanguines, les bains, les délayans, etc.; se servir ensuite de la valériane, qui est antispasmodique et vermifuge; des feuilles d'oranger, de l'assafœtida, du guy de chêne, de l'opium, etc., etc., de la musique même, que Quarin a vu prévenir les attaques chez un demoiselle qui était très sensible aux charmes de l'harmonie. L'exercice, les distractions, les voyages ne devront pas être négligés. Plus tard (je suppose toujours que les médicamens n'opèrent aucun bien) on met en usage le nitrate d'argent, le cuivre ammoniacal, etc., le cautère, le moxa, le feu même, car la crainte et la terreur ont été employées avec avantage par Boerrhaave et Tronchin.

ÉLÉMENT ADYNAMIQUE (FAIBLESSE).

Compagne des maladies hypersthéniques, contre lesquelles on a abusé de la saignée, des émolliens, des délayans; ou quelquefois même des affections asthéniques, que l'on a combat-

(1) Ce que je dis de l'épilepsie peut fort bien s'appliquer à chaque maladie nerveuse en particulier.

tues par les toniques ou les stimulans : l'élément adynamique établit son empire chez les individus remarquables par la faiblesse de leur constitution et la laxité de leurs fibres.

Cet état est dû ordinairement au séjour prolongé dans des lieux bas et humides, où la température est froide et humide, ou bien élevée par des chaleurs fortes et soutenues. Alors surtout que l'on n'a pour réparer les pertes continuelles que le corps éprouve, que des alimens farineux et peu nourrissans, des boissons aqueuses et tièdes. L'oisiveté, les plaisirs de l'amour, goûtés sans modération; le vice honteux de l'onanisme, satisfait sans mesure; des veilles prolongées, l'ennui, la tristesse, des chagrins profonds, des hémorragies répétées, une expectoration abondante depuis long-temps établie, des évacuations excessives d'urine, de pus, etc., sont autant de causes qui débilitent, et elles agiront avec d'autant plus d'intensité, que ce sera une femme, un enfant ou un vieillard qui en ressentiront la funeste influence.

Dans ces circonstances toutes les fonctions s'exécutent avec inertie et lenteur, les facultés intellectuelles et même les sens ne peuvent se fixer long-temps sur une idée ou sur un sujet; la circulation a si peu d'activité, que le sang frappe faiblement le doigt explorateur et que la moindre pression sur l'artère en fait cesser les battemens. Le pouls est donc petit et lent, et

quelquefois intermittent. Les muscles respiratoires agissent avec si peu d'énergie que la voix
est éteinte, la respiration lente, et que les crachats ne peuvent être expulsés. Quant à ceux
du mouvement, ils ont beau être commandés
par une volonté prononcée, ils ne peuvent se
mouvoir, ou s'ils le font, ce n'est que d'une manière faible et momentanée. Le malade solli-
cité par le médecin ne peut lui serrer fortement la main, l'estomac est sans force, les
constricteurs du rectum sans puissance, et des
selles involontaires annoncent qu'ils ne remplissent plus les fonctions auxquelles ils sont
destinés. Enfin la température du corps est
diminuée à l'intérieur comme à l'extérieur, et
le sang que fournissent parfois des hémorragies
spontanées ou les évacuations sanguines artifi-
cielles, présente une extrême fluidité : il est
moins consistant qu'à l'ordinaire.

Ces différens symptômes méritent d'autant
plus de fixer notre attention, que plusieurs états
de maladie peuvent, en produisant l'oppression
des forces, en imposer au médecin et lui faire
juger vraie une faiblesse qui ne l'est point. C'est
pourquoi il convient de considérer, si celle-ci
est primitive ou consécutive ; si elle succède à
l'exaltation des forces et s'établit graduellement
pour ne plus changer, ou si elle paraît tout-à-
coup, sans cause connue, au moment où on ne
l'attendait point et éclate au milieu des symptô-

mes d'irration. Dans le premier cas elle est réelle, tandis que dans le second elle est fausse. On voit que pour bien établir le diagnostic, il faut connaître la marche générale de la faiblesse dans une maladie, et noter exactement comment elle s'est établie.

On conjecture d'ailleurs que la faiblesse est vraie par l'absence des états suivans qui produisent l'oppression des forces, savoir : l'état saburral, l'état vermineux, la pléthore, une fièvre inflammatoire grave, la gastrite, l'entérite, le spasme, la douleur, les passions tristes. (F. Bérard, *Nostalgie.*)

On soupçonne encore que les forces vitales sont dans un état peu favorable ou qu'il existe une grande prostration des forces, lorsque le malade reste couché sur le dos, à moins qu'il n'en ait contracté l'habitude, les jambes écartées l'une de l'autre. S'il porte constamment son corps vers l'un ou l'autre bord du lit, ou s'il a une tendance à se glisser vers les pieds. Si la rougeur de la peau cesse subitement et sans cause apparente, ou bien si de pâle qu'elle était elle passe à la lividité; s'il y a amaigrissement général ou seulement amaigrissement subit de la face en particulier, sans cause manifeste, lors du moins qu'il n'est pas l'effet des veilles ou d'évacuations excessives. Si l'individu offre l'ensemble des traits qui constituent la face hippocratique, ou simplement s'il y a pâleur extrême des pommettes

avec refroidissement de ces parties, relâchement et tremblement des lèvres, couleur noire
ou livide des oreilles, langue tremblante (1) et
se couvrant de toutes parts de mucosités vis-
queuses et brunes. Elle ne peut alors sortir au-
delà des dents et des lèvres que le même enduit
tapisse : elle devient enfin rude, presque noire,
aride, et présente la forme d'un cône ligneux.
La voix est languissante et traînante dans le
principe, et devient ensuite rauque ou subitement nasale : il y a bégaiement. Le malade se
plaint d'une odeur de putréfaction dont lui seul
a connaissance, ou bien il s'échappe de son corps
une odeur particulière que l'on a comparée avec
raison à celle qu'exhalent les souris : odeur qui
devient terreuse et même cadavéreuse à mesure
que les dangers de la maladie augmentent. Enfin
si la sueur ou la sérosité du sang sorti accidentellement ou par la saignée, offre une odeur fétide plus ou moins forte.

Indépendamment du plus ou moins de certitude que l'on peut acquérir par l'examen analytique des symptômes, il est encore une autre
voie d'exploration que la pratique fournit : c'est
la méthode à *juvantibus et lædentibus*. On essaie

(1) Les mouvemens convulsifs de la langue qui rendent
plus ou moins difficile l'articulation des mots, indiquent une
affection grave des forces motrices. (Prosper Alpin, lib. 1,
c. IX. M. Broussonnet, *loc. cit.*, pag. 125.)

l'emploi des toniques et des excitans ou celui des relâchans et des débilitans. Si les forces se relèvent sous l'influence de ces derniers moyens, c'est une preuve qu'elles ne sont qu'opprimées, et *vice versâ*. De même si en pratiquant une saignée exploratrice, selon la méthode d'Huxham (on tâte le pouls du côté opposé à celui par où le sang s'échappe), le pouls devient plus faible, l'adynamie existe et les toniques sont indiqués.

ÉLÉMENT ATAXIQUE (MALIGNITÉ).

Je ne puis donner une idée plus claire et plus précise des symptômes qui caractérisent l'élément ataxique, qu'en copiant le tableau que F. Bérard nous en a laissé. J'y ajouterai cependant quelques traits qui me paraissent devoir le rendre plus complet.

1º Invasion brusque et inattendue. Début le plus souvent par une affection légère et bénigne en apparence, presque toujours indéterminée et irrégulière (Selle).

2º Nul rapport entre la gravité de la maladie et l'intensité des causes qui l'ont mise en jeu.

3º Nulle correspondance A. entre les symptômes simultanés; *a* dans les lésions correspondantes d'une même fonction, d'un même système d'organes. Chaleur brûlante à l'intérieur, froid glacial des membres. Quelquefois cette chaleur est fixée à la poitrine, tandis que les extrémités et le reste du tronc sont froids, *et vice versâ.* Discordance du pouls des deux côtés et des différentes régions : il peut aussi être naturel (Galien). Une pommette rouge, tandis que l'autre est pâle. Douleur très-vive, soit dans une tempe, soit dans toutes les deux (Huxham). Paralysie de certains muscles, d'autres étant en convulsion, etc. *b.* Langue aride, point de soif, *et vice versâ.* Il n'est pas rare de voir cet organe se resserrer, se contracter et par suite diminuer de volume, conserver sa couleur naturelle et son état ordinaire, même à des époques très avancées de la maladie. Peau sans chaleur.

B. Entre les symptômes successifs tour-à-tour, et dans un très court espace de temps. Langue sèche et humide, constipation et diarrhée, pouls grand et petit, fort et faible, fréquent et lent. Rougeur et pâleur momentanée de la face, qui est triste et réfléchie. Chaleur fugace, refroidissement subit, soupirs et rire alternatifs, organes des sens successivement oblitères jusqu'à l'insensibilité absolue, ou exaltés jusqu'à la sensibilité la plus vive.

4° Nulle correspondance entre l'état du physique et celui du moral. Craintes excessives de la mort au milieu des symptômes les plus rassurans et *vice versâ* (1). Sentiment intérieur de maladie sans aucune apparence extérieure.

5º Mélange incohérent du plus triste et du plus heureux présage. Urines sédimenteuses, mort.

6º Forme insidieuse des symptômes. Tout porte à croire qu'il y a une inflammation, une apoplexie, un choléra, etc. C'est un accès pernicieux. On croit qu'il y a fièvre continue : c'est une fièvre intermittente (fièvre sous-continue sub-intrante) avec pouls plus faible et plus concentré dans l'exacerbation.

7º Accumulation désordonnée des symptômes les plus multipliés, les plus insolites et les plus graves. Tétanos, hydrophobie, épilepsie, apoplexie, douleurs atroces sans inflammation (Dehaen, Bordeu).

8º Lésion profonde du système nerveux et particulièrement du cerveau. Soubresauts des tendons, mouvemens convulsifs, diminution, abolition, augmentation et perversion des sens; stupeur, délire (typhomanie).

---

(1) Il arrive fréquemment que dans les fièvres malignes le malade n'a pas la connaissance de son état. Dans le danger le plus imminent son âme est tranquille. Il s'occupe de projets pour l'avenir, et pendant ce temps son corps se détruit et ses traits portent l'empreinte de l'abattement, du trouble et de la crainte d'une mort prochaine. (M. Lordat, *Leçons orales de physiologie.*)

9° Altération singulière et effrayante de la physionomie, regard fixe et sinistre (Lind.).

10° Résolution des forces radicales, lors-même que les forces agissantes paraissent en assez bon état (Barthez); cette faiblesse est directe, sans cause appréciable et proportionnée.

11° Réaction nulle, désordonnée, proportionnée à la maladie.

12° Crises trompeuses. Vomissement des matières bilieuses qui augmentent les anxiétés. Selles et sueurs sans soulagement (Baldinger, Pringle).

13° Nulle correspondance entre les symptômes indicateurs et les remèdes. Leurs résultats sont nuls, excessifs ou opposés aux effets ordinaires (Gaubius, M. Alibert).

14° Mort prompte et inattendue, sans cause proportionnée.

Cette fâcheuse complication, ou bien cet élément dangereux des maladies, se montre, en général, chez les sujets qui se sont livrés à des fatigues excessives ou à des travaux forcés de l'esprit et du corps : qui, pendant les fortes chaleurs de l'été, ont abusé du coït ou de la masturbation, et se sont adonnés à des causes débilitantes immédiatement après le repas : qui usent des plaisirs vénériens pendant le cours d'une suppuration abondante, des bains pendant que la digestion s'opère, lors du moins que cette pratique n'est pas le résultat de la nécessité (1). Les veilles opiniâtres, les chagrins profonds et soutenus, les passions fortes surtout lorsqu'elles sont concentrées, les commotions vives, les douleurs intenses, une constitution atmosphérique variable peuvent également lui donner naissance; et comme je l'ai déjà fait observer, on ne remarque aucun rapport entre la gravité de la maladie et l'intensité de la cause qui l'a mise en jeu.

Tâchons au milieu des symptômes bizarres et disparates qui se manifestent, de démêler ceux qui peuvent faire présager une terminaison favorable, et ceux qui annoncent une issue funeste, afin de prédire avec confiance ou avec moins d'incertitude, ce que l'on doit craindre ou ce qu'il faut espérer.

M. Double a vu plusieurs fois dans les fièvres malignes et putrides dont les symptômes étaient portés au plus haut degré, le malade éviter la mort, qui avait été fortement redoutée et même hautement proclamée, d'après la face hippocratique, le délire, la carpologie et l'extinction du pouls, *la respiration restant presque absolument naturelle :* tandis que dans les fièvres malignes avec pétéchies, décrites par Hoffmann, la respiration petite et fréquente était d'un très fâcheux présage.

L'éternuement est un bon signe, attendu qu'il

(1) Voyez l'art. intitulé : *Usage extérieur de l'eau chaude.*

ne se manifeste guères que lorsque les symptômes ataxiques ont perdu leur intensité.

Le hoquet et la face hippocratique sont ordinairement les symptômes précurseurs de la mort
du sujet : on les a vus la précéder de quelques
heures (M. Double). Cependant on trouve sur
deux cas cités par Laforest, qu'un des malades
guérit (1). Hoffmann a vu le hoquet *presque toujours mortel,* dans l'épidémie de fièvres malignes
avec pétéchies qu'il observa en 1699. Il a vu aussi
la syncope débuter dès le principe de la maladie
et toujours avec des dangers graves.

L'aphonie, se manifestant au début, a été
regardée comme un signe mortel. Cependant,
les médecins de Breslaw ont remarqué plusieurs
fois cet épiphénomène joint aux fièvres malignes, et la maladie se terminer heureusement,
quoique l'extinction de voix eut duré huit jours.

Wier cite un exemple de guérison, le pouls
étant intermittent et les autres signes restant
favorables. Lent et rare il est un mauvais signe,
et si lorsqu'on l'explore, le malade retire le bras
par un mouvement involontaire et comme convulsif, il est plus mauvais encore. Baglivi l'a presque toujours vu suivi de la mort (2).

M. Double a observé quelques fièvres malignes
où les malades à la suite d'une déglutition très

(1) Lib. 7, obs. 31.
(2) *De pulsa,* lib. 1, pag. 73.

difficile avalaient subitement et sans cause connue avec aisance ; mais au moindre mouvement,
les boissons remontaient comme spontanément
et étaient rendues sans effort. Ce symptôme a été
constamment mortel. Frédéric Hoffmann avait
noté cette régurgitation *(Simile symptoma lethi-
ferum cum singultu, etc.)* comme un signe annonçant une fin certaine (1). Enfin, M. Broussonnet
nous a fait remarquer plusieurs fois dans sa clinique, que lorsque dans la déglutition des liquides, on entendait un bruit semblable à celui que
produirait un filet d'eau tombant dans un puits,
le malade n'en relevait pas.

Une chaleur brûlante sur la région abdominale est le signe d'une inflammation souvent
essentielle et plus souvent encore symptomatique des fièvres putrides et des fièvres malignes.
Pronostic toujours grave : et si avec cette augmentation considérable de la chaleur, il se déclare des convulsions de quelque durée, il faut
désespérer du succès. Cela arrive souvent, et le
délire s'y joint presque toujours.

La sensibilité irrégulièrement ou vicieusement
distribuée sur diverses parties du corps, au point
qu'elle se rencontre presque exclusivement sur
une seule partie, est un des caractères fâcheux
des fièvres malignes, et dans certains cas, la nyc-
talopie en annonce la gravité.

(1) *Opp. supp.*, tom. 2, pag. 57, § VIII. *Historia febris
malignæ epidemicæ petechizantis.*

Les impressions transmisès par les sens externes et par le sens interne étant imparfaitement
reçues et mal élaborées par l'organe pensant,
il arrive souvent, dans les fièvres ataxiques, que
les malades qui s'exercent vaguement sur ces
impressions, rêvent sans dormir, gesticulent sans
cesse et il règne une extrême incohérence dans
tous leurs mouvemens. S'ils ont des frayeurs
pendant la veille cela annonce un très haut degré de malignité.

Il faut se méfier de l'anxiété qui commence
avec la maladie et persiste durant toutes ses périodes, avec une intensité toujours croissante.

Le cours de ventre séreux et copieux, symptomatique, est très commun et annonce le danger. Il est plus grand lorsque les selles sont vertes
et porracées; si elles sont accompagnées de tuméfaction violente ou rendues involontairement
et à l'insu du malade. Alors il n'est pas rare de
remarquer la chute du rectum, des excoriations
au sacrum, etc.

Meïbonius déclare (1) qu'il a souvent reconnu
dans ces maladies une odeur particulière, qui lui
faisait prédire la mort dès le troisième ou quatrième jour.

La tumeur hypogastrique formée par les
urines, est un signe de faiblesse et même de
paralysie de la vessie. On ne l'observe guères

_____

(1) *Traité des fièvres malignes*, paragr. vi.

que dans les maladies ataxiques les plus dangereuses.

Le refroidissement, avec couleur livide ou
plombée des mains et des pieds, se présente
aussi dans la dernière période.

La paralysie de la langue, purement symptomatique, annonce le plus grand danger.

L'hématamèse est un symptôme pernicieux.
L'épistaxis n'apporte qu'un soulagement passa-
ger; jamais il n'est critique.

La surdité, qui a lieu dans la première période
des maladies nerveuses malignes, est de mauvais
augure; tandis qu'elle est presque toujours favorable, quand elle se présente aux approches
de la période de coction. Quelquefois elle succède à la diarrhée et *vice versâ*, dans le même
jour.

A la fin de la maladie et même avant la crise,
il n'est pas rare de voir les malades, les enfans
surtout, porter continuellement les mains au
nez et aux lèvres, qu'ils arrachent ou qu'ils écor-
chent, au point de les faire saigner.

L'apparition des parotides fait cesser comme
par enchantement l'ensemble des symptômes
désespérans, dans les cas même les plus graves.
Mais il faut qu'elles se montrent au déclin et
arrivent à suppuration. Car, ainsi que Rivière
l'a observé dans l'épidémie de fièvres malignes
et pestillentielles qui régna à Montpellier, en
1623, à la suite d'un siége que la ville eût à sou-

tenir; si elles naissent dans l'augment, c'est-à-dire du neuvième au onzième jour, la mort est inévitable (1).

Huxham, dans le cours des fièvres ataxiques qu'il traita en 1740, a remarqué plusieurs fois les heureux effets des abcès que la nature développait dans le conduit auriculaire, derrière les oreilles et au cou (2).

Frank, parle d'un jeune homme, vivant de bonne chère, s'abstenant sévèrement des plaisirs de l'amour, qui fut atteint de fièvre maligne et était dans un grand danger. Dans la nuit, au moment où le médecin croyait qu'il allait succomber, il se fit une évacuation abondante de sperme, deux jour après il fut guéri (3).

Enfin, Andry, Vandenbosch et autres praticiens, citent des faits répétés de fièvres malignes, putrides, dans lesquelles des déjections vermineuses ont servi de crise. Dans ces cas, ce sont surtout des lombries que les malades ont rendus. Laforest, dont on néglige beaucoup trop les observations, en a recueilli plusieurs faits durant l'épidémie qui régnait à Alkmaër, en 1553 (4). Mais dans ces faits, les symptômes qui signalaient l'ataxie, n'étaient-ils pas le simple produit de la présence des vers? Je serais assez porté à ré-

(1) *Opera*, in-fol., lib. 17, tom. I, pag. 538-9.
(2) *De aere et morb. epidem*, tom. I, pag. 264.
(3) *Epitome de cur. hom. morb.*, tom. V, art. 1, pag. 254.
(4) *Opp.*, tom. I, pag. 197, lib. vi, obs. 4, Schol.

soudre la question affirmativement, et cela,
parce que j'ai été témoin de deux faits qui me
paraissent concluans. Je citerai le premier
comme le plus frappant.

En 1822 je fus appelé en consultation pour
un enfant de 13 à 14 ans, qui trois mois auparavant avait eu une forte diarrhée. Sa nouvelle
maladie présentait plusieurs des symptômes qui
caractérisent l'ataxie, joints à ceux qui signalent
un état gastrique compliqué de vers. Les médecins consultans prétendaient qu'il fallait combattre la malignité : seul, je fus d'avis que l'ataxie
n'était pas réelle, et je proposai d'employer l'i-
pécacuanha à titre d'évacuant et comme préser-
vatif de la diarrhée que je craignais voir reparaître. Après une discussion assez longue, mon
opinion fut goûtée ; l'enfant est évacué, des vers
sont rendus, et sur le champ les symptômes de
malignité s'effacent.

Que conclure ? Qu'il faut être toujours en
garde contre les faits qui ont été publiés et les
conclusions qu'on en a tirées ; qu'il faut les analyser soi-même : que bien souvent la malignité
n'est que factice, qu'elle ne doit pas en imposer
au praticien, qui n'a, en quelque sorte, à combattre que l'élément prédominant ; quelque
fâcheuse ou compliquée que soit la maladie
qu'il est appelé à traiter.

Entre plusieurs faits que je pourrais citer en
faveur de ce principe, je choisirai l'observation

suivante, dont se rappellent peut-être MM. les
étudians en médecine qui suivaient comme moi
la clinique du professeur Lafabrie en 1821.

Un malade se présente à la visite de ce grand
praticien. Celui-ci annonce l'invasion d'une fièvre ataxique avec complication saburrale, et se
propose de faire une médecine expectante. Cependant et comme par inspiration, il s'écrie en
quittant le lit du malade : Il me semble que l'é-
métique ferait un bon effet, il le prescrit on
l'administre : des évacuations abondantes ont lieu
par le haut et par le bas, les symptômes d'ataxie
disparaissent comme par enchantement : le malade peut se lever le soir du même jour.

Quant au traitement de la malignité, il est
fort difficile à conduire. C'est dans l'emploi sagement combiné des excitans, des antispasmodiques, des toniques, des révulsifs, etc., qu'on
trouvera les moyens de la détruire (1).

_____

(1) La malignité, mot abstrait, par lequel on exprime
un état dangereux (le dernier degré de la lésion du principe de la vie dans une maladie quelconque) durant lequel
tous les élémens maladifs semblent se confondre, et au-
delà duquel on ne voit que la destruction du sujet. La malignité, dis-je, ne fournit pas dans tous les cas les mêmes
indications et n'exige pas toujours les mêmes moyens curatifs. Dans les fièvres intermittentes elle demande l'emploi du
quinquina. Dans les affections nerveuses, avec spasme et
irritation, celui de l'opium. Dans les fièvres bilieuses elle
veut être combattue par les acides végétaux et minéraux

ÉLÉMENT PÉRIODICITÉ.

Existe-t-il des fièvres essentielles? Depuis long-temps on en avait reconnu l'existence et cette doctrine n'était pas sujette à contestation, lorsque l'école dite physiologique moderne voulant renverser les idées reçues, prétendit que la fièvre dépendait toujours d'une irritation locale; ce qui amena des discussions assez vives.

Pour nous, qui n'appartenons à aucune secte, nous avons cru pouvoir établir, d'après les travaux qui ont été publiés à ce sujet, que s'il est des fièvres intermittentes qui dépendent réellement d'une inflammation, il en est aussi qui ne sont pas sous son influence et contre lesquelles le quinquina est un véritable spécifique : ce qui constitue l'essentialité de la fièvre. Or, comme dans ce cas, ce n'est point contre les symptômes que l'on dirige, en quelque sorte, les moyens curatifs, mais bien contre leur retour périodique; ce dernier, dont la nature nous est inconnue et pour l'explication duquel on a imaginé une foule d'hypothèses, **constitue l'élément périodicité.**

comme tempérans, antibilieux et antiseptiques; enfin dans les affections pituiteuses elle exige les toniques, les excitans internes, les discutifs, les fondans les plus énergiques, etc. (Berthe, *Mal. de l'Andalousie*, note 149, pag. 391, in-8°, 1800.)

Cet élément peut se rencontrer uni aux autres élémens; et lorsqu'il est simple, c'est-à-dire, borné aux symptômes qui composent par leur retour périodique ou seulement par leur exacerbation périodique, une fièvre intermittente ou rémittente simple, il faut détruire l'élément prédominant dont la périodicité n'est que la complication, et en venir aux antipériodiques, si la périodicité ne cède pas à l'emploi des premiers moyens.

Mais comme il n'est pas de forme insidieuse sous laquelle l'élément périodicité ne puisse se masquer et qu'il simule tantôt une affection cérébrale, tantôt une gastrite, etc. (1), il faut être en garde contre les embuches qu'il nous tend, et si nous reconnaissons qu'il y ait une simple rémittence ou une véritable intermittence, nous devons employer de suite le spécifique et détruire le caractère pernicieux de la maladie, avant de l'attaquer dans ses autres élémens (2).

Quant aux autres maladies périodiques à courts intervalles, Casimir Médicus a démontré

(1) Voyez Torti, Werlhoff, Morton, M. Alibert, et mon mémoire déjà cité.

(2) Je n'ai pas besoin de citer des faits en faveur de cette manière de procéder, me proposant d'en rapporter un très grand nombre lorsque je traiterai des spécifiques de la périodicité. Je leur consacrerai un chapitre dans la matière médicale thérapeutique que je me propose de publier incessamment.

qu'elles sont de même nature que les fièvres intermittentes, et que si, comme ces dernières,
elles sont capables de céder à la même méthode
curative, c'est-à-dire, à l'administration du quinquina, c'est que l'élément périodicité en constitue le fonds.

Terminons cet article par un exemple pris au
hasard parmi un très grand nombre.

Van-Swiéten (1) rapporte l'observation d'un
jeune homme qui chaque jour éprouvait constamment à la même heure un sentiment de malaise à l'œil gauche, qui bientôt après se gonflait
et donnait une grande quantité de larmes. Il
semblait au malade que le globe de l'œil s'élan-
çait hors de l'orbite, ce qui se faisait avec des
efforts très douloureux. Van-Swiéten s'assura que
pendant tous les paroxismes, l'artère du grand
angle de l'œil battait vivement, et que le mouvement des autres artères n'était point changé.
Après quelques heures tous ces accidens disparaissaient et laissaient l'œil dans un état absolument naturel. Il obtient la guérison par le
quinquina.

Croirons-nous que si Van-Swiéten eût attaqué
l'affection locale il eût guéri ce jeune homme?
Cela n'est pas sûr, mais ce qu'il y a de certain,
c'est que la maladie était périodique; qu'on l'a

_____

(1) *Comment. du* 757ᵐᵉ *aphor.*

combattit par le spécifique de la périodicité, et qu'elle cessa.

———

ÉLÉMENT CACHECTIQUE.

Il est un état particulier de l'économie, que les méthodistes attribuent au relâchement ou à l'atonie des solides; les galénistes aux intempéries froides et pituiteuses; les chimistes au principe aqueux ou phlegmatique qui prédomine; les mécaniciens à un défaut d'équilibre causé par l'atonie des solides, et à des obstructions lymphatiques; Stahl à la lenteur du sang qui parcourt la veine-porte; Georges Wédeking à la faiblesse, accompagnée d'une tendance à la putréfaction; Sydenham à des humeurs corrompues, accumulées dans le sang et déposées ensuite dans les différens organes, etc., etc., qui constitue ce qu'on entend généralement par cachexie.

Cet état sur lequel on n'a pu établir des données positives à cause des affections diverses qu'il embrasse, et vu les différentes opinions que l'on a émises, me paraît être, comme il l'était pour Bérard, l'élément primitif ou secondaire d'une foule de maladies, dans lesquelles les autres élémens ne sont qu'une complication accidentelle. Ainsi, avant de combattre une affection contre laquelle les médicamens indiqués pour détruire les élémens qui la composent, pourraient être inefficaces, il faudra rechercher si cette affection ne serait point sous la dépendance d'un vice de la constitution acquis ou héréditaire, afin de l'attaquer par des moyens appropriés ou spécifiques. C'est ainsi que l'on guérit journellement par la muriate d'or, les bains froids, un régime animal, etc., les ophtalmies scrophuleuses chroniques, contre lesquelles les secours de l'art avaient été jusqu'alors infructueux, et cela depuis plusieurs années.

On me reprochera peut-être d'avoir formé de cet état constitutionnel, un élément de maladie, vu qu'il réunit des vices différens qui réclament des médicamens opposés. Je reconnais la force de l'objection, et cependant je laisse exister l'élément cachectique. Car, comment poserions-nous les indications des maladies scrophuleuses, vénériennes, cancéreuses, etc., lorsqu'après avoir détruit les accidens généraux et locaux par lesquels elles se manifestent, nous verrions les symptômes se reproduire et reparaître dans un autre lieu (1)? Ne faudrait-il pas parler du vice de la constitution, de la cachexie? Cela simplifie tellement à mes yeux les méthodes de traitement, que j'adopte l'élément cachectique à cause de son utilité pratique.

---

(1) Dans ce cas on aurait guéri la maladie et non l'affection. Voilà pourquoi la maladie reparaît.

Dans la suite, lorsque je traiterai des spécifiques, j'indiquerai ceux qui sont appropriés à chaque état en particulier, et nous compléterons, par là, les indications des affections dont la cachexie forme le fond.

CONCLUSION.

De tout ce qui précède, on peut conclure, qu'une maladie étant décomposée, peut offrir au médecin un seul ou plusieurs élémens qu'il devra combattre simultanément ou tour-à-tour. Qu'il faut non seulement tâcher de découvrir par l'analyse, quels sont les élémens dont la maladie se compose, mais encore qu'elle est l'idiosyncrasie de l'individu, son âge, etc., et surtout quelles sont les causes prochaines ou éloignées qui ont amené le développement de l'affection qu'il éprouve. Car, ce sont autant de circonstances qui éclaireront le praticien, lui indiqueront la voie qu'il doit suivre et les modifications que le traitement doit subir (1).

(1) D'ailleurs, lorsque la cause occasionnelle est connue elle devient une source d'indication, ou même quelquefois une véritable indication, qui nous porte à employer des médicamens qui semblent devoir être opposés aux symptômes qu'elle détermine. Je m'explique: la suppression des règles amenant le développement des symptômes inflammatoires, l'aménorrhée sera une source d'indication, qui indiquera le

C'est ainsi que la méthode analytique, appliquée à l'étude de la thérapeutique, nous fournira un moyen assuré d'éviter l'erreur, et d'obtenir des succès; que les systématiques n'obtiendront que rarement et par hasard.

lieu d'élection où les sangsues doivent être appliquées. De même la connaissance que nous aurons acquise, que les phénomènes allarmans que le malade éprouve, dépendent d'une substance vénéneuse imprudemment avalée, deviendra une sous-indication pour l'administration d'un émétique, qu'il faudra employer, à moins qu'il n'y ait déjà des symptômes d'inflammation interne assez intense, pour former une contr'indication.

AVERTISSEMENT.

Pour mieux faire sentir aux Médecins, et surtout à MM. les Élèves en médecine , combien la méthode que nous proposons est avantageuse à la pratique, nous allons rechercher par l'analyse quelles sont les indications thérapeutiques du choléra-morbus : maladie qui par sa nature et sa forme semblerait devoir échapper à nos moyens d'investigation. Nous prendrons ensuite une classe de médicamens, ceux dits antiphlogistiques, par exemple, et nous tâcherons de préciser les circonstances dans lesquelles ils doivent être employés, et celles où il faut s'en abstenir, suivant les cas divers qui se présentent à l'observateur, ou mieux dans les différentes classes de maladies décrites par les nosologistes; nous unirons par là l'exemple pratique à l'exemple thérapeutique.

DU
CHOLÉRA-MORBUS
ET DE SES
MÉTHODES CURATIVES.

Legi, vidi, scripsi.....

Pour peu qu'un médecin ait fréquenté les hôpitaux de Paris, assisté aux séances de l'académie royale de médecine et parcouru quelques-uns des nombreux ouvrages qui ont été
publiés sur le choléra-morbus, il aura été étonné
de la diversité des opinions que l'on a émises
sur la nature et le traitement de cette maladie.
Nous ne dirons pas avec M. Prost (1) que cela
tient à ce qu'on n'a aucune connaissance de la
nature des lésions anatomiques, puisque, grâce
au zèle des observateurs et à leurs laborieuses
recherches, tous les organes ont été l'objet d'une
attention particulière ; nous croyons au contraire
que c'est, d'une part, parce qu'on a voulu faire
jouer un trop grand rôle aux lésions organiques
trouvées dans le cadavre : lésions si nombreuses
et si variées si on les compare d'observateur à

(1) *Traité du choléra-morbus*, par M. P.-A. Prost; Paris,
1832.

observateur, dont les résultats sont si ressem-
blans et si uniformes, si on compare entr'eux
les faits recueillis par un seul médecin (1); de
l'autre, parce qu'on n'a pas voulu prendre en
considération ces mêmes lésions; c'est-à-dire,
que l'on a cru avec Bell, que les taches que l'on
découvre dans les parties ne sont pas inflammatoires, mais le résultat d'un sang extravasé.
En un mot, nous pensons que c'est purement à
l'esprit de système qui, ce me semble, a envahi
presque toutes les capacités médicales que la
capitale renfermait à l'époque où cet effroyable
fléau est venu fondre sur elle, que nous devons les
contradictions et les disputes journalières dont
nous avons été le témoin. Ces discussions et polé-
miques nous ayant fait sentir de plus en plus les
avantages de la méthode analytique, nous nous
sommes déterminé à rechercher, à l'aide de cette
méthode, la plus sage, sans doute, puisqu'ainsi
que nous l'avons observé et répété tant de fois,
elle exclut toute idée systématique préconçue,
à rechercher, dis-je, ce qu'il peut y avoir de
bon et vraiment d'utile dans les travaux qui ont
été publiés et les faits qui ont été publiquement
communiqués. Nous arriverons par là, je l'es-

(1) On trouve dans le rapport de M. Double à l'académie
royale de médecine : M. Annesley, par exemple, se contente de relater que *les circonstances anatomiques sont les
mêmes que dans le cas* **précédent.**

père, à poser les véritables indications d'une affection qui, dans le principe, a étonné et rendu incertains les hommes les plus éclairés.

La maladie que l'on a très improprement désignée sous le nom de choléra-morbus, peut se présenter sous plusieurs formes dont il est nécessaire d'offrir le tableau. Elle laisse après la mort des traces plus ou moins prononcées de son existence, ou bien, on ne rencontre rien qui puisse expliquer et rendre raison d'une mort si prompte et si rapide. C'est dans l'analyse des symptômes d'une part, et dans l'étude des recherches nécroscopiques de l'autre, que nous puiserons les connaissances qui nous sont nécessaires pour la combattre avec succès. Essayons de les exposer avec détail.

SYMPTOMATOLOGIE.

Premier Tableau. Gêne, malaise, sensibilité exagérée, douleur plus ou moins vive autour de l'ombilic; souvent diarrhée simple sans douleur, quelquefois blanchâtre avec ou sans nausées. Il n'est pas rare d'observer une sorte de tremblement, un sentiment de faiblesse, de simples tintemens d'oreille, la dureté d'ouïe ou la surdité, des éblouissemens, des vertiges, de la céphalalgie.

Le pouls est accéléré et faible, la peau humide et plus froide que de coutume, on éprouve alternativement du froid et du chaud. Que ces symptômes soient les prodrômes du choléra ou qu'ils le constituent réellement, peu importe; et il devrait suffire de noter que cet état anormal mérite de fixer l'attention du praticien. Cependant pour simplifier les méthodes curatives, ce sera pour nous un choléra au premier degré.

Deuxième Tableau. Existence des symptômes précédens, anorexie. Alors il n'est pas rare que le vomissement survienne; quelquefois celui-ci précède les évacuations alvines et parfois elles arrivent en même temps. Quoi qu'il en soit, les matières rejetées par le haut ou par le bas, par en haut et par en bas sont plus ou moins abondantes et quelquefois si prodigieuses qu'elles semblent dépasser par leur quantité, celle de toute la masse des liquides. Elles se continuent pendant presque tout le cours de la maladie et diffèrent par leur couleur et leur consistance. Ainsi, dans le principe, ce sont les alimens que le tube digestif contient qui sont expulsés, et avec eux est entraînée la bile qui se trouve répandue sur la surface gastro-intestinale. Bientôt les évacuations changent de nature : elles sont blanchâtres et aqueuses, homogènes, troubles comme de l'eau de riz sale, semblables à une décoction de gruau, à de l'empois délayé dans l'eau, à du blanc d'œuf coagulé. Dans quelques cas, les matières entraînées par les déjections sont demeurées, comme un épais sédiment terreux, sur le drap dans lequel le corps était enveloppé : elles exhalaient une odeur acidule *sui generis*, que M. Habenthal a pu apprécier dans le choléra oriental. Le plus souvent elles sont inodores et insipides ; quelquefois légèrement amères ; rarement sont-elles jaunâtres et sanguines ; plus rarement encore est-il. vomi de la bile. Dans un seul fait cité par Mimaut, l'individu aurait eu des déjections olivâtres ; de même dans un seul cas observé à l'Hôtel-Dieu de Paris, le malade aurait vomi un liquide que l'on a comparé à de l'eau d'anchois (c'était le nommé Cassar, couché au n° 63, de la salle Sainte-Martine). Les matières rejetées ne contiennent d'acide libre que l'acide acétique, du mucus, de la salive, et une substance analogue à de l'osmasone. M. le professeur Hermann, leur a trouvé une si grande analogie avec le suc gastrique qu'il n'a pas hésité à les considérer comme du véritable suc.

Aux évacuations se joignent des anxiétés, des spasmes légers. Les yeux sont encore dans l'état naturel, ou légèrement enfoncés dans l'orbite. Les pupilles convenablement et également dilatées, ou bien la gauche plus dilatée que la droite (n° 63, déjà cité) et *vice versâ*. (Nollet placé au n° 50 de la même salle, le n° 76 de la salle des femmes). Les conjonctives dans l'état anormal, ou très peu injectées : il en est de même des paupières qui sont si légèrement injectées que le cercle bleuâtre qu'elles forment ordinairement n'est presque point prononcé. La face est pâle, les traits du visage plus ou moins altérés et amaigris, le regard sûr ou incertain. Adam a vu les yeux clairs et le visage gonflé ; le front est chaud ou tiède, le nez presque à la température ordinaire ou bien peu au-dessous, les lèvres et les pommettes sont colorées, roses et tièdes ; la soif est vive et inquiétante et s'accompagne du désir de boissons froides ; la langue est belle, molle, large, chaude ou tiède, ou comme l'appelait M. Bally, *sub-frigidâ*, humide ou sèche, épaisse et recouverte d'un enduit muqueux blanchâtre, grisâtre ou jaunâtre, uni ou fendillé. Les extrémités sont encore chaudes ou tièdes, d'une couleur naturelle ou légèrement violacée, sans que les ongles soient livides et les doigts plissés. Le bas-ventre est souple, affaissé, indolore même à la plus forte pression, ou bien, il est le siége d'une douleur légère et tolérable, que la pression augmente. Des crampes plus ou moins fortes se manifestent dans les membres et principalement aux doigts et aux mollets. Le pouls est souple, mou, petit, concentré et même filiforme. Les battemens du cœur sont facilement appréciés. Le sang qu'on tire de la veine est épais, noir, et coule avec difficulté, quoiqu'ayant encore sa température naturelle. Les bourses sont rétractées; l'urine est épaisse et secrétée en petite quantité, elle sort goutte à goutte et contient des hydro-chlorates, des phosphates, et des sels ammoniacaux, ainsi que de l'urée (1). La peau est chaude, tiède et sèche; cependant le malade a parfois une tendance à transpirer, alors la surface cutanée est légèrement humide. La respiration est bonne; la voix plus ou moins altérée; les facultés intellectuelles bien conservées, de sorte que l'on obtient des réponses claires et précises. Le sommeil est bon et parfois accompagné de revasseries agréables. (Il était tel chez le nº 62.) Quelquefois au contraire il est inquiet et interrompu par la douleur, par une sensation d'étouffement, partant de l'épigastre (nº 7 de la salle des femmes, service de M. Bally), ou par celle d'une barre *qu'on aurait à travers* de l'abdomen (c'était les expressions qu'employait Saunier, placé au nº 51 de la salle Sainte-Martine).

Les symptômes que nous avons groupés dans ce tableau, n'annonçant encore rien d'alarmant, nous considérerons la maladie comme un choléra au deuxième degré.

Troisième tableau. Dans ce cas, l'altération des traits est extrêmement prononcée : c'est à ce point qu'un des malades de l'Hôtel-Dieu, que

(1) Le Nº 64, Bessière, avait rendu dans la nuit du 7 au 8 avril des urines semblables aux matières du vomissement, un peu foncées en couleur, mais avec l'odeur de l'urine. Le dépôt était semblable à de la farine de riz détrempée,

je jugeais être âgé de 5o à 6o ans, m'assura n'en
avoir que 23. (C'était le nommé Lavau, maçon,
placé au n° 58 de la salle Sainte-Martine.) Les
anxiétés et les spasmes sont très violents. Le
front devient froid, les yeux s'enfoncent très
profondément dans l'orbite, les pupilles se dila-
tent considérablement, les conjonctives présentent un grand nombre d'arborisations sanguines.
Un cercle bleuâtre ou noirâtre est formé par
les paupières qui sont retractées et enfoncées
dans la cavité orbitaire. Les pommettes, les lèvres, toute la face, en un mot, est livide et froide.
Le nez effilé, les narines pulvérulentes, les extrémités froides et livides, et les doigts ridés.
Une soif vive et inextinguible tourmente le malade. La langue est froide et recouverte du même
enduit que nous avons noté dans le tableau précédent, avec cette différence pourtant qu'il semble être plus adhérant, et s'accompagne quelquefois d'un peu de rougeur vers la pointe de
cet organe. Les douleurs à l'épine du dos et à
la poitrine sont plus vives; l'abdomen est ordinairement retracté et collé contre la colonne
vertébrale, surtout dans la dernière période de
la maladie. Néanmoins on l'a vu fort souvent dur,
distendu par des gaz et rendant un son mat.
Tantôt il est indolore à des pressions longues
et continues; tantôt, au contraire, les manipulations les plus légères augmentent la douleur.
On découvre aussi par l'exploration une sorte

d'empâtement et un grand nombre de gaz que
l'on fait courir. Les selles acquièrent une odeur
fétide et quelquefois cadavéreuse (Vignon, placé
au n° 76, de la salle des femmes, service de
M. Bally). L'estomac et les intestins sont le siége
d'une douleur vive ou d'une chaleur forte, que
le malade compare à une brûlure : il y porte
continuellement la main et pousse des cris dé-
chirans. Des crampes très douloureuses se font
sentir dans l'estomac et les membres. Des mouvemens convulsifs se manifestent et sont quelquefois si violens que plusieurs hommes suffisent
à peine pour contenir les malheureuses victi-
mes (1); un seul malade à l'Hôtel-Dieu a offert
un véritable trismus : c'était le n° 73, de la salle
des femmes, service de M. Bally. Ce symptôme fut
suivi d'opisthotonos chez un enfant de 3 ans qui
mourut à Berlin (2). Le pouls ne se distingue
qu'avec une difficulté extrême, ou bien il est
perceptible et imperceptible par momens, c'est-
à-dire, intermittent, ainsi que nous l'avons observé chez le n° 58, de la salle Sainte-Martine; il
devient nul. Les pulsations du cœur sont assez
régulières, mais extrêmement faibles. Le sang
tiré de la veine est presque froid, d'une con-

(1) *Rapport sur le choléra-morbus fait à la société de médecine de Lyon, au nom d'une commission,* par M. L.-P.-
Aug. Gauthier.

(2) Voyez *Relation historique et médicale de l'épidémie de
Berlin,* 7ᵉ observ., par M. Scouttetten.

sistance extraordinaire, d'une couleur foncée, il ne s'échappe que goutte à goutte, ou ne sort pas du tout. Les sécrétions de la bile, de la salive et de l'urine sont entièrement supprimées ainsi que la transpiration, ou bien il se déclare une sueur plus ou moins abondante, froide et visqueuse, liquide, épaisse et gluante. La voix est rauque, chevrotante ou presque éteinte. La respiration est gênée, fréquente, très élevée, laborieuse; celle-ci, unie à l'anéantissement des facultés intellectuelles, est un signe mortel. (M. Broussais, *Clinique du Val-de-Grâce,* le 10 avril 1832.) Le cholérique conserve encore ces dernières, mais alors ses réponses sont lentes et difficiles; il est agité, inquiet; ses yeux sont fixes, ou bien il a des revasseries, un air de stupeur et d'inquiétude; le plus souvent il est apathique, insensible et plongé dans un état comateux. J'ai vu dans cet état un soldat porter la main à son front qu'il frappait (c'était le n° 57, de la salle n° 9, au Val-de-Grâce). Le hoquet continue ou survient (1). Les yeux entr'ouverts ne laissent voir que la sclérotique, la cornée transparente étant tournée vers le haut de l'or-

(1) Le hoquet n'est pas rare. Il peut se montrer dans toutes les périodes et ne doit pas être considéré comme un signe de danger. M. F. Leuret, *Mémoire sur l'épidémie actuelle, désignée sous le nom de choléra-morbus de l'Inde.* Paris, 1831, pag. 6.

bite. Enfin couché sur le dos et offrant tous les symptômes d'une grande prostration, il s'éteint. On voit, par l'ensemble des symptômes renfermés dans ce tableau, que la maladie a acquis un caractère de gravité très prononcé. Aussi en formerons-nous un choléra du troisième degré.

Quatrième tableau. Si par les soins du médecin ou par la vigueur de la constitution la période de réaction arrive, on verra la circulation se ranimer, le pouls reparaître, la peau se réchauffer, les yeux se projeter en avant, la figure devenir moins hideuse, la voix plus sonore, la coloration violacée diminuer. Il s'établit alors une sueur abondante. Les urines coulent de nouveau ; elles deviennent jaunes, citriques, claires, un nuage épais tombe au fond du vase. Les crampes sont moins répétées et moins douloureuses, les déjections cessent, le *cadavérisé* semble sortir du tombeau. Cependant l'état adynamique peut persister et de nouvelles complications se manifester ; c'est-à-dire, qu'on voit se déclarer les symptômes d'une congestion cérébrale, la fièvre typhoïde, le développement des parotides, l'anasarque, l'infiltration des jambes, la gangrène des extrémités, l'hydrophobie, les fièvres bilieuses, rémittentes, intermittentes, malignes, etc. L'état primitif constitue un choléra au quatrième degré.

Telle est la marche la plus naturelle des affections cholériques : d'abord faibles, les symptômes

deviennent plus prononcés et cela d'une manière plus ou moins rapide. Mais il n'en est pas
toujours ainsi, puisque l'on a vu, même dès le
début, une si grande perturbation dans les fonctions les plus essentielles à la vie et les symptômes se montrer tout-à-coup avec une telle
intensité, que l'individu présente instantanément
les symptômes du choléra au troisième degré
porté à son plus haut caractère de gravité, et
expire en quelques heures ou même après quelques minutes (1).

NÉCROPSIE.

Dans un assez grand nombre de cas tout était
sain et l'on n'a rien trouvé qui peut rendre raison
de la mort du sujet (2); mais le plus souvent on
a découvert diverses altérations que les uns ont
prétendu être la cause de la maladie et les autres
l'effet de celle-ci. Je vais offrir le résumé de
celles que l'on a décrites dans les ouvrages que
j'ai parcourus, ou qui ont été offertes par les
cadavres que l'on a examinés en ma présence.

(1) Cinq malades expirèrent en quatre heures, d'autres
en deux heures, quelques-uns en demi-heure; soixante en
quelques minutes. M. Brière de Boismont, *Relation historique et médicale duc holéra-morbus de Pologne*, in-8°,
Paris, 1832, pag. 81.

(2) M. Double, *loc. cit.*

TABLEAU NÉCROSCOPIQUE.

EXTÉRIEUR DU CORPS (1).

Rigide; peu ou point d'émaciation appréciable ou bien maigreur extrême; rigidité des membres; couleur terne, grise, mélangée de blanc ou du noir; grandes taches livides en plusieurs endroits; ongles livides; doigts plissés; yeux injectés; pupilles dilatées; atrophie de la cornée; parois abdominales élevées, ou rétractées contre la colonne vertébrale; scrotum parfois ridé, alors les testicules sont appliqués aux anneaux, pointe des pieds au dedans. M. Guyon a remarqué à Varsovie, des mouvemens un peu lents, mais à la fois très étendus et très énergiques des extrémités inférieures et supérieures, surtout des doigts et des orteils. (*Lettre à M. le baron Larrey.*)

CAVITÉ CRANIENNE ET RACHIDIENNE.

I. *Enveloppes du cerveau, du cervelet et de la moelle épinière.* — Sinus longitudinal gorgé de sang, contenant une plus ou moins grande quantité de sé-

(1) Il est inutile, je pense, de faire observer au lecteur que les parties dont je parle étaient tantôt saines en tout ou en partie, et offraient ensemble ou séparément telle ou telle espèce d'altération.

rosité; fluide cérébro-spinal augmenté; membranes offrant en général quelques traces d'inflammation ou de forte congestion; arachnoïde de couleur opaline et légèrement injectée, plus opaque, épaisse et adhérente aux autres membranes; épaississement gélatineux ou séreux épanché dans les membranes; celles de la moelle épinière sont souvent rouges et un fluide séreux existe fréquemment en quantité notable; gaine du prolongement rachidien remplie de sang dans l'endroit qui porte le nom de queue de cheval; exudation gélatineuse dont le poids peut être évalué à demi once; amas considérable de sang noir et caillé dans le crâne et les artères méningées; plexus choroïdes pâles et macérés.

II. *Encéphale.* — Pulpeux; plus mou que dans l'état naturel; ventricule supérieur contenant une petite quantité de sérosité; ventricules renfermant une immense quantité d'eau, deux verres environ (M. H. Cloquet); tissu plus ou moins injecté ou gorgé de sang; veines distendues par ce fluide; artères de la base du cerveau gorgées de sang veineux, à tel point qu'elles flottaient librement dans la sérosité et étranglaient de leurs circonvolutions le nerf pneumo-gastrique.

III. *Moelle vertébrale.* — Dure, ramollie, injectée; veines distendues et remplies de sang.

CAVITÉ THORACIQUE.

I. *Membranes.* —Diaphragme rouge, couvert de fausses membranes, remontant vers la cavité de la poitrine; plèvres enflammées, adhérentes aux parties contiguës; fausses membranes très épaisses et rougeâtres, adhérentes aux parois de la poitrine et ressemblant à des muscles par leur épaisseur; péricarde, quoique dans l'état sain contenant un peu de sérosité.

II. *Poumons.* — Paraissant sains et renfermant une grande quantité de liquide de couleur bleue; engoués, offrant quelques traces plus ou moins prononcées d'inflammation, splénifiés et adhérent à la plèvre; petits, resserrés et évidemment diminués de volume; généralement affaissés et remplis de sang noir; plus denses que de coutume; hépatisés, comme carnifiés, meurtris.

III. *Cœur.* —Considérablement augmenté de volume; plus ou moins enflammé; plus mou que dans l'état naturel et se laissant facilement déchirer; un peu plus grand qu'à l'ordinaire. Ventricule droit dilaté, ne contenant que quelques onces de liquide, ou rempli de sang: quelquefois il en contient moins que le ventricule gauche et *vice versâ.* Oreillettes très flasques; tous les vaisseaux veineux gorgés de sang; celui-ci est noir, épais, et demi fluide, quelquefois coa-

gulé et ressemblant à de la gelée noire. M. H.
Cloquet a trouvé cet organe totalement vide et
comme macéré. M. Scouttetten a vu les artères des membres vides, et dans quelques-unes
il a rencontré des petits caillots qui occupaient
à peine le quart de leurs capacité ; les parois
des vaisseaux n'ont jamais offert d'altération,
loc. cit. pag. 109.

CAVITÉ ABDOMINALE.

M. Jamieson a remarqué qu'une odeur, d'autant plus prononcée que l'individu est mort plus
rapidement, s'échappe du bas-ventre, lorsque
les muscles abdominaux ont été divisés.

I. *Péritoine.* — Couleur notablement bleue,
noirâtre, point de sérosité ; sa face externe présente rarement autre chose qu'une grande congestion, tandis que l'interne est quelquefois recouverte d'un mucus visqueux, noir, au-dessous duquel les vaisseaux capillaires sont gorgés
de sang. La congestion paraît également exister
dans le tissu sous-muqueux, qui est souvent
comme échymosé ; épiploons tuméfiés et presque parsemés de taches gangréneuses.

II. *Système circulatoire.* — Le sang qui coule
des vaisseaux est noir, fluide, quoique visqueux
et poisseux ; d'une odeur infecte : par le repos, il se couvre de nombreuses petites gout-
telettes d'une matière huileuse ; au bout d'un

temps plus ou moins court, il se prend en caillots. M. Chamberet a vu les vaisseaux du mésentère gorgés de sang, et M. Dalmas une injection considérable du système veineux des membranes internes et du parenchyme des organes.

III. *Tube digestif.*—Tout le canal intestinal est pâle, mollasse, enflé d'air; en dehors il paraît pâteux, épaissi. Sa couleur varie du rouge pâle au noir. A l'intérieur on voit la muqueuse pâle, ridée, pâteuse, offrant des injections partielles, des plaques sanguines dont quelques-unes offrent une teinte livide comme si elles étaient frappées de gangrène; phlogose plus ou moins bornée dans des portions d'intestins (de 10 à 15 et même 20 pieds de longueur, d'après M. Renaudin), ou augmentant depuis le pylore jusqu'au rectum; follicules développés d'une manière remarquable depuis l'estomac jusqu'au fond des intestins; glandes de Brunner engorgées; glandes de Peyer altérées; muqueuse semblant en général plus épaisse et faisant éprouver, au doigt que l'on promène sur elle, la sensation d'une matière visqueuse ou d'une sorte d'empâtement; cryptes muqueux tuméfiés dans une assez grande étendue; membrane interne amincie et se déchirant facilement; ramollie, dure; points sablonneux en plusieurs endroits; intestins contractés au point de ne pouvoir y introduire le doigt; étranglemens partiels; invaginations; enduit muqueux plus ou

moins épais et de diverses nuances; ce mucus
se retrouve également dans les narines et l'œsophage, ainsi que dans tous les viscères abdominaux; sa couleur est tantôt blanchâtre, tantôt
d'un jaune clair, d'aspect crémeux, ressemblant
à de la purée, à de la lie de vin. Chez le cuisi-
nier du maréchal Lobau la mucosité était semblable à du chocolat. L'estomac contracté ou
distendu, vide ou rempli; le cardia est le siége
des principales lésions; intestins flasques et ex-
tensibles, le tissu sous muqueux est le siége de
congestions sanguines.

IV. *Système hépatite.* — A. *Foie.* De couleur naturelle, plus foncée que de coutume, plus sombre
qu'à l'ordinaire; mollasse, pulpeux, facile à déchirer; présentant des inflammations, des congestions; augmenté de volume; contenant un
sang coagulé; criant sous le scalpel (M. H. Cloquet); renfermant dans sa propre substance des
foyers purulens (M. le baron Larrey); des cal-
culs (M. Brière de Boismont); il avait de la
mollesse et on séparait facilement la membrane
séreuse (M. Chamberet).

B. *Vésicule.* Il est rare qu'elle soit dans un état
de vacuité, à cause du resserrement spasmodique de l'ouverture du canal; cependant on l'a
trouvée vide; médiocrement distendue; pleine
de la matière rejetée pendant la vie; contenant
de la bile pure, verte, noire, liquide ou épaisse
et collante, chez les individus surtout qui sont

morts sans qu'il y eut quelque apparence de
bile dans les excrétions ; conduits hépatiques
doublés de volume, perméables.

V. *Rate.* — Petite et molle ; plus grosse que
dans l'état naturel ; flasque et exangue ; gonflée
et remplie d'un sang coagulé, noir. M. Habenthal a toujours trouvé les *rasa brevia* surchargés
de sang.

VI. *Système urinaire.* — A. *Reins.* Mous ; sensiblement diminués de volume ; contenant de l'urine
foncée en plus ou moins grande quantité ; de la
matière rendue par les déjections ; ne présentent absolument rien qui puisse expliquer l'absence de l'urine.

B. *Vessie.* Beaucoup moins volumineuse que
dans l'état ordinaire ; pas plus grosse qu'une noix ;
légèrement rougeâtre ; renfermant un matière
blanchâtre, offrant les mêmes caractères que
celle des voies digestives ; une petite quantité
d'urine ; entièrement vide et cachée sous le
pubis.

VII. *Ganglions nerveux* — Pâles ; sans inflammation ; névrilème infiltré ; pénétré d'une matière
dense ; fortement crispé, ridé transversalement ;
partie centrale du nerf ganglionnaire enflammé ;
vaisseaux gorgés d'un sang rutilant et stagnant,
comme si le névrilème avait été fortement
phlogosé : ce phénomène était général (H. Cloquet, Saint-Pétesbourg, 16 août 1831). M. Halma
Grant, qui a été étudier le choléra à Londres,

a vu (*Lettre lue à l'Académie royale de médecine*) le nerf grand sympathique bien intact dans les régions cervicale et thoracique, offrir des indices de congestion et d'inflammation dans l'abdomen; ainsi les ganglions semi-lunaires étaient doublés de volume, tous les plexus abdominaux offraient de la rougeur et de la tuméfaction.

NATURE DU CHOLÉRA-MORBUS.

Si le choléra était toujours un dans sa nature, et offrait constamment les mêmes altérations dans le même système d'organes, il serait facile d'établir des règles fixes et certaines de traitement. Mais l'anatomie pathologique, la seule source à laquelle nous puissions puiser des connaissances positives, ne nous procurant, ainsi que je l'ai observé dans le principe, que des résultats variés et différens; il n'est guères possible de fonder sur les connaissances qu'elle fournit, un système thérapeutique applicable à la totalité des cas. Guidé par cet esprit d'éclectisme qui a toujours présidé à nos travaux, nous exposerons successivement les différentes opinions que l'on a émises, et nous examinerons de bonne foi, et sans partialité, si elles s'accordent avec les résultats nécroscopiques et pratiques.

On a dit, d'une part, que le choléra-morbus consiste en une violente irritation de la mem-

brane muqueuse du tube digestif avec excès
dans la plupart des cas et non toujours, des sécrétions diverses opérées ou déposées dans cette
membrane (M. Broussais), et l'on a expliqué les
désordres et le trouble des fonctions par la
sympathie des organes. De l'autre, on a admis,
avec M. Dupuytren, que la maladie a pour siége
le canal alimentaire en général, mais plus particulièrement dans ces organes les follicules destinés à secréter les mucosités qui lubréfient l'intérieur du canal, c'est-à-dire, en un mot qu'elle
dépend d'une irritation secrétoire de glandes
de Brunner et de Péyer, accompagnée d'un
appareil de symptômes particuliers, les autres
symptômes n'étant que sympathiques (1); tandis
que MM. Serres et Nonnat la considèrent comme
principalement caractérisée par une éruption
granuleuse des intestins qui occupe exclusivement le tissu même de la membrane muqueuse
du canal intestinal, et se remarque indistinctement sur toute la périphérie des intestins. (Gazette médic., avril 1832). Ainsi MM. Dupuytren,
Broussais, et autres considèrent, eux et leurs
partisans, le choléra-morbus comme dépendant d'une inflammation gastro-intestinale. Mais
quelle est la cause de cette inflammation? C'est
ce qu'ils n'expliquent pas. Quoiqu'il en soit, si
l'irritation des muqueuses digestives était un

(1) *Lettre à M. le baron Rotchschild, sur le choléra*, 1832.

phénomène constant et unique; nul doute qu'il
faudrait admettre cette opinion. Mais comme
d'après M. Prost, et tant d'autres, la présence
d'une inflammation viscérale ne s'est pas bornée
au tube digestif; que le foie était également enflammé, les autres organes nécessaires à la vie
semblant n'avoir éprouvé aucune altération, notamment le cerveau qui paraissait du moins n'a-
voir été affecté que sympathiquement (1); force
sera de prendre en considération cette altération
du foie, ce qui amènera à considérer les affections cholériques comme des gastro-hépatites;
ou si l'on veut faire jouer un plus grand rôle à
l'irritation du foie, à en faire des hépatitis.
Dans le premier cas on pourrait supposer avec
M. le baron Larrey une aberration de la bile et
de la partie séro-albumineuse du sang qui, accumulées dans les intestins, les stimulent et les
irritent, d'où résultent le développement des
symptômes du choléra. Dans le second cas, au
contraire, on aurait indépendamment des explications déjà données, celles dont s'est servi le
docteur Ochel (2). Il fut conduit à penser, j'emprunte ses expressions, que le miasme épidémique affectant principalement le système biliaire, cause un épanchement considérable de
bile, et que cette abondance de bile, retenue

(1) *Loc. cit.*, pag. 310.
(2) *Note sur le choléra*, rédigée à Saint-Péteshourg, le 9
novembre 1831.

par un spasme des conduits cystiques et cholé-
doque dans le foie et la vésicule du fiel, comprime la veine-porte ou même la veine-cave.
De cette compression résultent les phénomènes
caractéristiques de la maladie.

Ainsi en considérant le choléra-morbus sur le
rapport anatomico-pathologique, nous le ferions
consister d'abord dans l'existence d'une gastro-
entérite, d'une hépatite, ou d'une gastro-hépatite.
Mais comme on ne s'est pas borné à étudier les
désorganisations du tube digestif et du système
hépatique, et qu'il conste des ouvertures qui ont
été faites que ces organes étaient sains, tandis
que d'autres organes étaient lésés; nous sommes
dans l'obligation de poursuivre nos recherches
avec les observateurs qui nous ont précédés.
Que nous apprennent-ils? L'un (M. H. Cloquet),
que les artères de la base du cerveau étaient
gorgées de sang veineux, à tel point qu'elles flottaient librement dans la sérosité et étranglaient
de leurs circonvolutions les nerfs pneumo-gas-
triques. L'autre (M. Foy), qu'il existe une altération du système nerveux spinal. Celui-ci (M. Bu-
niva), une lésion des viscères encéphalo-rachi-
dien. Celui-là (M. Cloquet), que le névrilème
des nerfs lui a paru fortement crispé et ridé
transversalement, mais surtout, que ses vaisseaux
étaient gorgés d'un sang rutilant et stagnant,
comme si cette membrane était fortement phlo-
gosée : ce phénomène était général (*Lettre déjà citée*

de Saint-Pétesbourg, le 16 août 1831), quelques-
uns (MM. Scipion Pinel, Delpech, Coste, etc.)
qu'ils ont constamment observé une névrite des
nerfs de la vie organique.

J'avoue que si je n'avais pas entendu MM. Rochoux, Bouillaud, etc., affirmer n'avoir *jamais*
rencontré l'inflammation ganglionnaire que
beaucoup d'auteurs, entr'autres MM. Londe,
Scouttetten, Halma-Grant, et les membres de
la commission de Pologne, MM. H. Cloquet,
Double et Scipion Pinel lui-même, n'ont pas non
plus rencontrée; j'avoue, dis-je, que je me serais
prononcé en faveur de l'opinion de MM. Delpech et Coste, attendu qu'on peut facilement
expliquer par l'inflammation des ganglions, la
cessation ou le trouble des principales fonctions.
Mais quelques ingénieuses et séduisantes que
soient les suppositions des professeur et docteur de Montpellier, nous devons à la vérité et
à la science d'affirmer que c'est une conclusion
trop générale et trop exclusive, que de prétendre
expliquer par une inflammation qui n'existe pas
toujours, l'essence ou la nature de la maladie
qui nous occupe.

Il résulte de tout ce qui précède, que les médecins appartenant à l'école physiologique considèrent le choléra comme de nature inflammatoire, ou du moins le font dépendre d'une phlegmasie interne, et qu'ils ont la prétention d'avoir
trouvé en elle *l'unique* cause du développement

des symptômes cholériques les plus graves. Nous avons fait ressortir la discordance qu'il y a entre les partisans de la doctrine de l'irritation ; nous avons établi par l'anatomie pathologique le vice d'un système exclusif, il nous reste maintenant à prouver par l'*induction* pratique, combien les idées systématiques trop générales sont en contradiction manifeste avec les faits. Et d'abord, s'il y avait toujours inflammation, comment nous rendre raison des heureux effets obtenus par les émétiques et les purgatifs ? Comment expliquer l'efficacité des opiacés et autres antispasmodiques qui stimulent et irritent ? Si l'école physiologique ne faisait pas le mot catarrhe synonime d'irritation ; si elle admettait la distinction que nous avons signalée, on dirait : l'irritation catarrhale ne contr'indique pas l'emploi des évacuans émétiques qui, en excitant la transpiration, peuvent favoriser par là la solution heureuse de la maladie ; de même la sensibilité des parties enflammées, étant modifiée par l'état catarrhal, les opiacés pourront avoir un effet curatif, vu que, dans ces circonstances, il est moins nécessaire de tirer du sang. Mais ces observations ne seraient applicables qu'à la théorie des docteurs Ochel, Delpech, etc., etc., qui trouveraient de plus dans l'action de ces médicamens un effet révulsif de l'irritation, un moyen perturbateur qui, par ses secousses, romprait le spasme des conduits hépatiques, ou bien un effet calmant qui procurerait les mêmes avantages, soit de désobstruer le foie, soit de calmer la sensibilité des parties enflammées. Or, ce n'est pas ainsi que raisonnent M. Broussais et ses disciples. Il suffit qu'ils aient rencontré constamment les traces d'un inflammation gastro-intestinale, pour nier qu'il soit vrai qu'on ait trouvé le tube digestif sain, pour proscrire entièrement l'emploi des évacuans, sans jamais rechercher si les injections capillaires et veineuses ne sont pas le résultat du refoulement du sang à l'intérieur, ou bien l'effet de la maladie et non la cause. Nul doute que si ces messieurs faisaient la concession d'avouer que l'inflammation est placée ailleurs que dans les voies digestives, ils voudraient aussi que l'on convînt qu'elle y existe quelquefois et ils auraient raison, car les nécropsies fournissent autant et plus des faits en faveur de leur opinion que de l'autre. Mais alors si l'on admet qu'une inflammation quelconque, n'importe en quel lieu qu'elle ait son siége, peut occasionner le choléra-morbus; on doit aussi nécessairement admettre que ce n'est pas comme révulsifs que les évacuans agissent, attendu que pour déplacer l'irritation située hors du tube digestif, il faudrait déterminer, sur ce dernier, une irritation plus forte que celle que l'on chercherait à détruire, de sorte que l'on ne ferait que changer le siége de l'inflammation ou substituer une névrite, par exemple, à une gastro-entérite. De deux choses l'une, ou les évacuans irritent ou n'irritent pas ; si on niait qu'ils irritent, ce ne serait pas alors comme révulsifs qu'ils sont utiles dans le choléra-morbus ; s'ils irritent, on n'obtiendrait jamais de leur emploi la plus légère amélioration. Or, comme il est indubitable qu'ils sont réellement avantageux, nous chercherons ailleurs, que dans une inflammation, la cause prochaine ou la nature de la maladie (1).

Dira-t-on, que les affections cholériques dépendent d'une altération du système nerveux ? Je demanderai, alors, ce que signifie le mot *altération* ? Entend-on, par là, une inflammation du nerf ou du névrilème ? Nous savons déjà à quoi nous en tenir sur la généralité de cette proposition qui tombe devant les faits. Ils constatent d'une manière irrécusable que non-seulement

---

(1) Je demanderai aux partisans exclusifs de la doctrine de l'irritation : comment se fait-il que depuis que l'on recueille des histoires de phlegmasie on ait toujours noté la chaleur, la fièvre, etc., comme symptômes prédominans, et que dans le choléra il n'y ait ni l'une ni l'autre ? C'est donc une inflammation d'une nature particulière ? Je leur demanderai encore : comment se fait-il que depuis cette époque on n'ait jamais signalé les symptômes sympathiques caractéristiques du choléra ? Il faut croire sans doute qu'une cause inconnue modifie notre être et le dispose de telle sorte, qu'une inflammation ordinaire affecte différemment l'économie animale. Mais alors quelle est cette cause inconnue ?

les nerfs de la vie animale et les nerfs de la vie
organique étaient sains, mais encore les principaux rameaux qui se distribuent dans les membres (M. Scouttetten, *loc. cit.*, pag. 108). Or pour
que le choléra-morbus put être attribué à l'inflammation des nerfs, il faudrait trouver constamment cette lésion dans l'un des deux appa-
reils distingués par Bichat. Je ne pense pas que
ce soit la compression des nerfs que l'on a voulu
désigner, puisqu'il n'y a qu'un seul fait qui l'ait
signalée. Il est vrai qu'on pourrait avancer que si
dans le cas déjà cité par M. H. Cloquet, la
compression des nerfs cérébraux était le résultat
d'un épanchement purulent, il pourrait dépendre, dans d'autres circonstances, de l'engorgement sanguin de l'encéphale et de la moëlle
épinière, de l'un ou de l'autre. Mais si, comme
Brodie l'a expérimenté, la section de la moëlle
rachidienne, et celle des nerfs de la huitième
paire font baisser considérablement la température du corps, bien que la respiration et *la
circulation* fussent parfaitement soutenues (1),
pourrait-on attribuer à la compression, le développement d'une maladie dont le trouble de la
circulation est un des principaux phénomènes?

Ainsi, lorsque M. Kennedy attribue le choléra-
morbus à *une altération dans les fonctions vitales des
nerfs;* lorsque M. Fallot le fait consister dans

(1) *Annales de physiq. et de chimie*, tome **XI**, **pag. 27.**

une répartition inégale, morbide, et la dépravation subséquente de l'action nerveuse dans le système des ganglions, résultant de l'irritabilité de la muqueuse gastro-intestinale considérablement augmentée (1); lorsqu'enfin M. Foy veut qu'on le considère comme *une névrose qui a son siége dans le grand sympathique et le rachis* (2): ces MM. avancent une opinion dont le plus grand vice est de reposer sur des mots vagues et indéterminés, et qui, prise d'une manière générale, est éminemment fausse.

Reste à examiner si le choléra est une maladie humorale.

En supposant qu'on put attribuer les phénomènes caractéristiques des affections cholériques à un épanchement considérable de bile, retenue par le spasme des conduits biliaires, comme l'a avancé M. Ochel, on aurait à se demander si le miasme épidémique, en affectant le système biliaire, irrite ou enflamme ce système. Car, dans cette supposition, la surabondance de bile serait plutôt l'effet que la cause de la maladie, et nous reviendrons alors à l'idée que le choléra-morbus est de nature inflammatoire. Mais ce n'est pas encore tout, puisque dans certains cas on a trouvé la *vésicule du fiel*

(1) *Coup-d'œil sur le choléra-morbus*, in-8°, Paris, 1832, page 9.

(2) *Histoire médicale du choléra-morbus de Paris*, in-8°, Paris, 1832, pag. 21.

vide, et dans d'autres *médiocrement distendue,*
peut-on raisonnablement accuser la compression
des veines-porte et cave de la production des
phénomènes morbifiques? D'ailleurs il n'est pas
vrai qu'il y ait toujours excès de secrétion biliaire ; au contraire, dans certaines circontances
le foie ne contenait autre chose qu'un liquide
semblable à la matière des vomissemens, et l'on
sait que dans le véritable choléra il est rarement
vomi de la bile. Bien plus, on a reconnu que
lorsque les déjections en contiennent, c'est un
signe qui indique le peu de gravité de la maladie. Dès lors comment attribuer à la bile la production des symptômes, même les plus graves,
lorsque la présence de celle-ci est d'un si favorable augure?

Serait-ce par hasard le sang? Sans doute
que ses qualités physiques sont en rapport avec
les phénomènes ; sans doute que par suite de sa
désoxigénation et par le défaut de décarboni-
sation, ce liquide détermine un grand trouble
dans l'économie. Mais alors le choléra serait une
variété de l'asphixie, et nous devrions rechercher si le miasme admis par MM. Scarle, Blaud,
Desruelles, Patrix, etc., agit sur le sang ou sur
les vaisseaux qui le contiennent : c'est-à-dire,
que, si on admettait l'existence d'un miasme, on
aurait encore à prononcer si l'épaississement
du sang et les stases qui en sont la suite proviennent de ce que le miasme reçu dans l'appa-

reil de la circulation contamine le sang par une influence vénéneuse, à la manière des sédatifs, agit sur les vaisseaux capillaires, déprime ou arrête leurs fonctions, et par suite celles de toutes les parties du corps (M. Searle); ou bien, si cet état anormal du système sanguin est le résultat de la paralysie du cœur (M. Albert), ou de l'inflammation de la membrane interne des veines, qui serait suivie d'une congestion sanguine véhémente qui accable les centres veineux ainsi que le cœur, et produit un spasme violent qui attaque à différens degrés presque tous les organes de la vie nutritive (M. Martelli, *Instruction sur la maladie appelée choléra-morbus épidémique*). Si nous admettions une des deux dernières opinions, l'altération humorale serait la suite de la maladie et non la cause : si nous nous décidions, au contraire, pour la première, il faudrait au moins démontrer, comme l'observe très judicieusement M. Boisseau, que les douleurs et la chaleur ressenties à l'épigastre et autour de l'ombilic, que les contractions violentes qui chassent par en haut et par en bas les liquides du canal digestif, que les spasmes convulsifs et la roideur tétanique, ainsi que les douleurs ressenties dans les muscles, sont incontestablement des preuves de faiblesse des nerfs et des parois de l'estomac, des intestins et des muscles. En somme, toutes ces théories reposent sur la présence d'un miasme. Or, comme le miasme est une supposition que son introduction dans le sang et ses voyages ne sont aussi que des suppositions ; je ne saurais voir dans son influence sur l'économie, la nature de la maladie qui nous occupe.

On ne dira point, enfin, que les urines et autres secrétions occasionnent les symptômes cholériques, puisqu'elles sont suspendues comme dans toutes les maladies graves, si l'on en excepte pourtant la secrétion des muqueuses qui est considérablement augmentée. Mais comme on ne sait à quoi attribuer cette surabondance de mucosité, nous serons forcés de convenir, en nous résumant, qu'il est de toute impossibilité qu'en adoptant une opinion exclusive sur la nature du choléra, nous puissions raisonner de manière, non pas à satisfaire tous les esprits, c'est chose impossible, mais même de façon à en tirer des conséquences thérapeutiques simples et rationnelles. Soyons donc assez sincères pour avouer qu'il ne nous est pas permis de pénétrer dans les secrets de la nature, et contentons-nous d'étudier la maladie sous toutes ses formes et dans ses complications. Réunissons tous les moyens que l'induction nous fournit, analysons, décomposons, attaquons toujours l'élément prédominant, et nous arriverons à l'unique but de nos efforts, la guérison du malade. Laissons aux théoriciens la manie de créer des systèmes et de les défendre ; profitons de leurs travaux et de leurs découvertes, mais qu'ils n'influent point sur notre jugement, ou du moins, qu'ils ne le faussent pas. Soyons assez fermes, en un mot, pour ne pas nous laisser entraîner par l'autorité d'un grand nom, et la confiance qu'il inspire.

TRAITEMENT.

Si j'ai fait un aperçu critique des différentes opinions que l'on a émises sur la nature du choléra; c'est moins pour faire ressortir les inconvéniens d'un système exclusif, que pour faire apprécier les avantages de la méthode analytique. Adoptés d'une manière absolue, ces systèmes bornent et resserrent les méthodes curatives, tandis que, considérés sous le rapport pathologique, ils fournissent, chacun en particulier, une idée thérapeutique, qui deviendra sujet ou source d'indication. Ainsi pour le médecin que l'analyse conduit, les théories fondées sur l'existence d'une phlegmasie interne, d'une lésion du système nerveux ou d'une altération humorale, etc., auront pour résultat de faire soupçonner la présence d'un état anormal ayant son siége dans un ou plusieurs systèmes d'organes. Or, comme ces lésions sont la cause ou l'effet de la maladie, il importe d'indiquer sommairement qu'elles sont l'espèce ou les espèces d'altérations que l'on peut avoir à combattre, ce qui servira à poser les véritables indications des affections cholériques.

Les symptômes du premier tableau nous présentent un mouvement diarrhoïque s'entourant d'un cortége catarrhal et s'accompagnant quelquefois d'une sensibilité abdominale contre nature. On avait pensé que ces symptômes n'étaient que les prodrômes de la maladie; mais les médecins anglais ayant consigné dans leurs écrits, que l'existence d'une simple diarrhée avait suffi pour annoncer la présence d'un véritable état cholérique, on fut conduit à considérer ces symptômes comme la période d'invasion du choléra.

Quelle que soit l'opinion que l'on adopte, il est certain que l'on a sous les yeux un état anormal qui réclame d'autant plus impérieusement les soins du praticien, qu'abandonné à lui-même il peut dégénérer et acquérir un caractère de gravité plus ou moins alarmant. Dans ce cas, l'indication est facile: si l'individu est pléthorique, jeune et vigoureux, la saignée sera indiquée, et cela, d'autant plus, que la sensibilité du bas-ventre sera vive et augmentera par la pression : ce qui est un indice de la nature inflammatoire du choléra. Mais s'il n'y a ni pléthore ni sub-inflammation, la douleur pouvant être rapportée à l'état nerveux, on la combattra par les opiacés. L'état catarrhal réclamera l'usage d'abondantes boissons chaudes et même d'un

vomitif, qui agit commé sudorifique et en détruisant la tendance aux mouvemens péristaltiques, contractée par le tube intestinal. On
devra toujours se garantir de l'impression du
froid et de l'humidité, et observer un régime
sévère, afin de ne pas provoquer le vomissement.
En un mot, on saigne ou on ne saigne pas, selon
les forces du sujet; on applique des sangsues au
nombril ou à l'anus, suivant les circonstances, ou
bien, on s'en abstient, si l'on ne reconnaît rien
d'inflammatoire. On recouvre le bas-ventre de
cataplasmes émolliens plus ou moins laudanisés.
On y joint parfois les évacuans émétiques, et
toujours le repos, la diète, la chaleur du lit et
d'abondantes boissons chaudes.

Dans le deuxième degré, les indications sont
encore les mêmes, quoique l'élément nerveux
ne se borne pas au sub-élément douleur, et
qu'il se manifeste des crampes plus ou moins
douloureuses. Cependant comme les symptômes
nerveux peuvent être sympathiques ou symptomatiques d'une irritation, il faudra insister sur
les évacuations sanguines générales, soit pour
faciliter la circulation qui devient languissante
par l'épaississement du sang qui se trouve privé
d'une partie de sa sérosité, soit pour prévenir
les congestions sanguines qui se forment lorsque
la maladie passe au troisième degré. Si le vomissement est survenu, il faudra examiner avec le
plus grand soin, s'il s'accompagne d'un état sa-

burral, ce que la nature des évacuations et
même l'état de la langue pourront indiquer; ou
bien, s'il est l'effet d'une gastrique, vu que, dans
le dernier cas, l'émétique augmenterait l'inflammation au lieu de l'éteindre.

En somme, saignées générales ou locales plus
ou moins réitérées selon l'intensité de la maladie, la violence des douleurs abdominales et la
vigueur du sujet. Vomitif, lorsqu'on est assuré
que l'estomac n'est pas le siége d'une inflammation ; antispasmodiques, pour faire cesser les
crampes, calmer la contractilité des parties et
dissiper les autres symptômes qui peuvent dépendre d'une *altération essenti₁lle* (1) du système
nerveux : sudorifiques, pour détruire l'élément
catarrhal; moyens diététiques précédemment
indiqués.

Lorsque le choléra se montre tout-à-coup, ou
arrive au troisième degré, on remarque une
telle concentration de forces à l'intérieur, une
telle accumulation du sang dans les viscères, et
un si grand défaut d'énergie dans les organes
circulatoires, que des stases sanguines se forment, et que la chaleur vitale s'éteint. Dans ces
circonstances, les évacuations sanguines géné-

(1) On est convenu d'appeler essentielle toute maladie ou
affection nerveuse dont la cause nous est inconnue, et qui
est efficacement combattue par les médicamens dits antispasmodiques.

rales pourraient encore être indiquées ; mais
l'ouverture de la veine est sans utilité, le sang
ne sortant que goutte à goutte ou pas du tout,
et les saignées locales sans avantage appréciable.
Le médecin doit donc s'occuper à procurer,
par les excitans externes, une réaction salutaire,
à détruire cette concentration intérieure, à rétablir la circulation artérielle, qui a une si grande
influence sur la température du corps ; à rappeler, s'il est possible, la chaleur et la vie dans
les parties qui en sont privées ; et surtout à
calmer les crampes que le malade endure. C'est
alors qu'il doit agir avec prudence et circonspection pour découvrir si les congestions sanguines ne sont pas la suite d'un irritation viscérale : car s'il en était ainsi, combien n'y aurait-
il pas de danger à employer les excitans internes
et les opiacés !.... Ces médicamens ne sauraient
convenir que dans quelques circonstances fort
rares que nous signalerons, lorsque nous ferons
connaître les moyens d'arrêter les évacuations.

Enfin, à mesure que la réaction s'opère, la
maladie reprend sa forme du deuxième degré,
et n'exige pas d'autre médication. Néanmoins,
comme il y a eu une grande perturbation, qu'il
pourrait s'être formé ou se former encore des
congestions et des inflammations secondaires,
il faudra être très circonspect dans l'emploi de
tels ou tels médicamens. On devra aussi surveiller
quelles sont les nouvelles maladies ou compli-

cations qui viennent s'unir à l'affection principale pour l'aggraver, parce que chaque nouvelle forme qu'elle prend, ou mieux, chaque
nouvelle modification que les accidens consécutifs lui feront subir, seront autant de sources
où nous puiserons de nouvelles indications.

En résumant les matières contenues dans cet
article, nous trouvons que les indications du
choléra se bornent, à trouver les moyens de
combattre les élémens nerveux, gastrique, et catarrhal; les sub-élémens pléthore, inflammation,
douleur et spasme; à modifier ou supprimer les
évacuations; à dissiper les états cyanique et
asphixique dont la véritable cause nous est inconnue, c'est-à-dire, dans l'emploi sagement
combiné, des antiphlogistiques, des évacuans,
des antispasmodiques, des sudorifiques et des
excitans (1). Nous allons reprendre chaque classe
de médicamens, en particulier, pour préciser davantage leurs indications et contre-indications
dans les différens degrés de la maladie. Nous
consacrerons ensuite un chapitre à l'examen des
propriétés curatives, attribuées à tel ou tel remède qui n'aurait pu être placé dans les classes
que nous aurons parcourues.

(1) On voit par l'ordre que j'ai suivi pour l'énumération
des médicamens à mettre en usage, que je ne donne pas
plus d'importance à l'état nerveux qu'aux autres élémens et
sub-élémens.

I. Evacuations sanguines.

L'utilité des évacuations sanguines a été dans tous les temps le sujet de vives controverses. Plusieurs médecins qui croient lui devoir les succès qu'ils ont obtenus, déclarent qu'elles sont le seul remède efficace, ou du moins auquel on doive attribuer la guérison. Mais d'autres praticiens ayant cru remarquer, à leur tour, qu'on n'en retirait aucun avantage (1), que la mortalité n'était pas plus considérable lorsqu'on n'en usait presque pas (2), et même qu'elles avaient eu, dans quelques cas, des résultats fâcheux (3), on en tira la conséquence qu'elles étaient tout au moins inutiles (4). D'où vient cette dissidence d'opinions? De ce qu'on n'a pas eu égard aux circonstances dans lesquelles le malade se trouvait placé. En veut-on des preuves? Je vais les administrer.

(1) M. Walker à Moscou.

(2) M. Berstein dans l'Inde.

(3) M. Rochoux.

(4) La commission française en Pologne. Il résulte des communications faites à l'académie royale de médecine par M. Rochoux (séance du 30 avril 1832), que tous les malades qui ont été saignés, même dans la période de réaction, sont morts. M. Sandras nous apprend au contraire, qu'il a devers lui des faits d'individus guéris, et auxquels on n'a fait que tirer du sang, soit artériel, soit veineux, même en quantité fort considérable. Il ajoute qu'il en possède aussi un bien grand nombre qui tendraient à démon-

On a observé, dans l'Inde, que la saignée pouvait être pratiquée sur les européens et les asiatiques *les plus robustes,* et que même chez les naturels, que l'on avait classés à part comme plus débilités, elle devait être la base du traitement. Mais les uns en restreignaient l'emploi à la période d'invasion, assurant que quand on y recourrait dans d'*heureuses circonstances,* elle réussit mieux que les autres remèdes à arrêter le mal, supprimer les spasmes, éloigner l'irritabilité de l'estomac et des entrailles, ainsi qu'à les faire cesser dans les autres systèmes d'organes (1). Or qu'entendait-on par *heureuses circonstances?* C'était sans doute la pléthore sanguine, le point de côté, la gêne de la respiration, la présence des symptômes cérébraux et la somnolence : cas particuliers désignés par le docteur Searle. Ce n'est pas tout, d'autres affirment qu'elle est indispensable non-seulement dans le principe, mais même dans la stase la plus avancée de la maladie; que ni la faiblesse du pouls, ni les *apparences générales* de débilité ne doivent nous intimider (2). Cependant comme l'action adyna-

trer que la saignée est inutile si elle n'est pas funeste. Voyez *Du choléra-morbus observé en Pologne et en France,* par M. C.-M. StanislasS andras, in-8°, Paris, 1832, pag. 37.

(1) M. A. Moreau de Jonnès, *Rapport au conseil de santé sur le choléra-morbus pestilentiel,* in-8°, Paris, 1831, p. 53.

(2) M. le docteur Maclean, chirurgien du 58e régiment cité par M. Leuret, p. 92, et par MM. William Scot et Blic

mique est si puissante et si rapide chez le plus
grand nombre des Indiens, qu'elle détruit presque entièrement l'action artérielle ; ce n'est pas
sans raison que l'on a avancé que, pour que la
saignée pût être pratiquée avec succès, il fallait
que le malade conserve ou ait repris un peu
de chaleur, et que le mouvement du cœur et
des artères se fasse sentir (1) ; sans cela, dit-on,
cette opération est impraticable même dès l'invasion. Mais il ne s'agit pas de savoir si elle est
praticable ou non ; nous demanderons seulement, si on la croit nécessaire, et si par action
adynamique on entend la fausse ou la vraie adynamie ? Poursuivons.

En Russie, en Pologne, en France, les médecins ont été mus par les mêmes principes. Ainsi
les uns ont recommandé la saignée chez les individus *forts* et *pléthoriques* (MM. Braïlow, Janikowski, etc.); les autres aux personnes *jeunes*
et *sanguines* (M. Leo, etc.); celui-ci aux cholériques *forts* et *musculeux,* et qui ne paraissent
pas avoir souffert (M. Brière); celui-là s'il y
avait des symptômes de *congestion inflammatoire*
de l'estomac, ou ceux d'une *réaction très énergique* (M. Braïlow); quelques-uns si les malades
se plaignent d'une *douleur vive au creux de l'estomac* (MM. Leo, Jasinski), ou si cet organe est

(1) M. P.-F. Keraudren, *Mémoire sur le choléra-morbus
de l'Inde*, in-8°, Paris, 1832, pag. 25.

le siége d'une *véritable* inflammation (M. Kacz-kowski). Enfin, M. Delpech se prononce pour la saignée, parce qu'il veut détruire l'*inflamma-tion* des ganglions, et M. Bally ne l'a employée, comme tant d'autres, que pour prévenir les *congestions* et les *inflammations* qui surviennent, surtout pendant la période de réaction, ou pour favoriser cette dernière. Elle a été si forte chez un individu d'une *assez forte consti-tution*, qu'il est survenu une éruption miliaire (M. Cornac).

Nul doute, que toutes les fois que le malade se trouvera dans une ou plusieurs des condi-tions que nous venons d'énumérer, les évacua-tions sanguines générales seront d'une grande utilité. Mais comme tous les cholériques ne jouissent pas d'un tempérament *fort, pléthori-que, musculeux*, etc., on devra préférer les éva-cuations sanguines locales que MM. Ranque, Leo, Jasinski, Larrey, Dupuytren, Broussais, Bouillaud, etc., ont préconisées. On les appli-quera à l'épigastre, s'il est le siége d'une *vive douleur* ou d'une véritable gastrite; sur le bas-ventre si l'on découvre une gastro-entérite ou une gastro-hépatite, au cou ou derrière les oreilles, lorsqu'il y a une *douleur de tête vive* ou un simple état comateux.

Tels sont les conseils qui nous sont donnés par les médecins de toutes les nations où le choléra a étendu ses ravages. Comme ils sont le fruit de l'expérience et qu'il est constant qu'on peut, en s'y conformant, remplir à la fois plusieurs indications, nous dirons que les évacuations sanguines sont indispensables, non pas toujours, mais dans les circonstances particulières que nous avons signalées.

On devra cependant en user (surtout des saignées générales) avec modération, c'est-à-dire, ne pas les faire trop copieuses. Si elles sont utiles, nous disait M. Broussais, c'est lorsque la circulation n'est pas ralentie, car si le cours du sang se ralentissait, elles ne seraient pas sûres. Il est cependant des cas, ajoute ce professeur, où l'on peut saigner hardiment, c'est lorsqu'une phlegmasie pulmonaire, que j'ai jugé être la sauve-garde du cœur qui n'est pas affecté, s'associe au choléra. Alors ces saignées seront très avantageuses, ainsi qu'on a pu le remarquer chez les malades qui sont entrés avec un point de côté. Hors ces circonstances particulières, je le répète, il faudra tirer peu de sang à la fois et proportionner l'évacuation au tempérament du sujet, aux forces radicales que l'on présume exister encore, à l'intensité de l'inflammation, de la douleur, etc., et ne pas s'en laisser imposer par une fausse prostration ou par l'oppression des forces, que la pléthore et les autres sub-élémens peuvent déterminer.

S'il arrivait que le sang ne coulât pas ou ne sortît qu'en bavant, on pourrait imiter M. Marc, qui imagina de donner des douches à vapeur sur la région du cœur et les artères axillaires, pendant trois ou quatre minutes, ce qui lui réussit complètement. On pourrait encore frictionner le bras et couvrir tout le corps de draps chauds, ou, si les circonstances le permettaient, plonger le malade dans un bain à 30° Réaumur.

Si l'élément adynamique existait réellement, ce que l'on pourra découvrir en interrogeant le malade sur son genre de vie, la nature de ses occupations, les privations qu'il a supportées, les maux antérieurs qu'il a essuyés; les évacuations sanguines seraient pernicieuses et hâteraient la mort. C'est pourquoi, dans les cas douteux, il convient de tenter la saignée d'après la méthode *exploratrice* d'Huxham, dont nous avons déjà parlé.

Il résulte de tout ce qui précède, que les évacuations sanguines peuvent être utiles, inutiles ou dangereuses, et que par la méthode analytique on arrive à la connaissance des cas dans lesquels on doit les employer ou s'en abstenir.

II. Evacuans émétiques et purgatifs.

Comme la saignée, l'emploi des évacuans a été l'objet d'assez vives contestations. J'ai ouï des médecins de la capitale déclarer qu'ils étaient dangereux dans le plus grand nombre des cas; d'autres s'inscrire en faux contre cette assertion, et assurer avoir observé le contraire;

quelques-uns, enfin, annoncer qu'ils avaient été dans leurs mains, avantageux, nuisibles, ou sans effet.

Désireux de fixer mes opinions sur l'efficacité de médicamens que j'ai vu employer avec quelques succès comme sans aucun avantage; j'ai rapproché les faits, analysé les observations, et je me suis convaincu que, si les évacuans sont quelquefois inefficaces, ils sont aussi d'une efficacité telle, qu'on peut leur attribuer la plus grande part de la guérison. Considérons en effet quels sont d'une part les résultats que l'on veut obtenir, et de l'autre, quelle est l'action des émétiques et des purgatifs.

On désire: 1° détruire la gastricité qui se mêle parfois aux symptômes du choléra; 2° arrêter les déjections alvines, ou prévenir le vomissement; 3° pousser fortement à la peau pour provoquer la sueur ou opérer, du moins, une réaction salutaire; 4° enfin, imprimer une forte secousse à la machine pour changer la nature des secrétions ou les régulariser. Eh bien, on obtient tout cela par les évacuans émétiques et surtout par les antimoniaux. Comme moyen perturbateur, ils détruisent la tendance de la nature aux mouvemens péristaltiques, tout en évacuant les matières saburrales qui existent dans le canal intestinal. Comme excitans internes, ils deviennent sudorifiques, c'est-à-dire, que par suite de l'excitation qu'ils ont produite et du reláchement qui s'opère, on voit la chaleur se relever, la circulation devenir plus active, une légère diaphorèse ou une sueur plus ou moins copieuse se manifester. Cette excitation, cette secousse, ce relâchement peuvent s'étendre au foie, augmenter la secrétion de la bile, détruire le spasme des conduits biliaires, et changer, par là, la nature des évacuations. Or, s'il est vrai que la présence de la bile dans les déjections annonce le peu de gravité de la maladie ; s'il est vrai encore, que celles-ci deviennent bilieuses à la fin et lorsque le malade est en voie de guérison ; pourrions-nous hésiter à nous servir de médicamens qui peuvent favoriser la secrétion biliaire ?

J'ai dit, que ma conviction s'était formée de l'ensemble des faits et observations que j'avais lus ou recueillis, je dois justifier cette assertion.

Aussitôt que la présence du choléra-morbus à Paris eut été constatée, je saisis avec empressement l'occasion qui m'était offerte, pour étudier une maladie si grave et si meurtrière.

Je savais, en premier lieu, que les évacuans avaient eu dans l'Inde des succès incontestables (1), que deux grains d'émétique dissous dans une once d'eau donnée en deux fois, rendaient les vomissemens plus libres, plus abondans et moins douloureux, en même temps qu'ils provoquaient l'évacuation de la bile. Le lendemain, dit

(1) M. W. Scot, traduct. de M. Blin, *loc. cit.*, pag. 229.

M. Neilson, on purgeait avec le jalap et le calomel ou le sulfate de magnésie et le séné. Sur 14
malades 2 périrent, 9 furent guéris, chez les 3
autres la maladie avorta. Mais aussi je n'ignorais
pas que tout en regardant les guérisons dont on
parle comme possible, on blâmait cependant
dans ces régions l'emploi des émétiques, parce
que ces guérisons sont, dit-on, trop peu nombreuses, pour rien faire préjuger en leur faveur (MM. Searle, Leuret, etc.).

En second lieu, je connaissais les expériences
auxquelles s'est livré M. O'Chel et desquelles il
est résulté : qu'une cuillerée de sel commun en
dissolution dans une livre d'eau tiède à prendre
par cuillerée, d'heure en heure, à laquelle on
aurait associé un fort sinapisme placé sur l'estomac et un sachet chaud sur le ventre, que par
cette méthode, dis-je, 15 cholériques graves auraient vomi, en moins d'une heure, une grande
quantité de bile et 13 auraient été sauvés. Ceux
chez qui la bile s'évacuait par en bas, immédiatement ou le lendemain, étaient pour la plupart
guéris en trois ou quatre jours, tandis que lorsque la liqueur biliaire n'était pas entraînée, les
symptômes persistaient jusqu'à ce qu'on l'eût
chassée par quelques cuillerées de teinture de
rhubarbe (1). M. O'Chel ajoute que plusieurs de

(1) MM. Jsenbeck et Braïlow à Saint-Pétesbourg, donnaient à la fois dans six onces d'eau chaude, deux cuillerées

ses confrères à qui il avait communiqué ses expériences, ont observé et constaté l'efficacité du
sel. L'un d'eux substitua au sel marin un scrupule de poudre d'ipécacuana avec un grain de
tartre stibié, et obtint le même effet. Dès que
les malades rendaient une suffisante quantité de
bile ils étaient sauvés. Néanmoins, il lui paraissait, que la solution tiède du sel agit plutôt en
détruisant le spasme des canaux biliaires que
comme émétique, attendu que les vomissemens
ont lieu par la maladie elle-même (1).

En troisième lieu. J'avais lu que les médecins
de l'Ile-de-France avaient adopté au lieu de l'o-
pium le sel de Glaubert, qu'ils administraient
d'abord à la dose d'un dragme, augmentant
cette dose d'heure en heure jusqu'à ce que les
déjections devinssent jaunes. On cite une négresse qui prit quatre-vingt-quatre dragmes de

de sel de table ordinaire et une cuillerée du même mélange
froid chacune des deux heures suivantes ; ils commençaient
par la saignée : prétendent avoir traité 30 malades et n'en
avoir perdu aucun.

Ne pourrait-on pas substituer au sel ordinaire dissous,
l'eau de mer ou les eaux minérales salines, qui seraient encore plus excitantes que le muriate de soude ?

(1) Je crois que M. O'Chel à tort d'attribuer une propriété antispasmodique au sel ordinaire. Ce remède, comme
les autres évacuans émétiques, produisant secondairement
un état de relâchement, pendant lequel les orifices des vaisseaux excréteurs s'ouvrent.

ce sel, auquel le salut de plusieurs centaines de nègres est attribué.

D'après ces passages, que je pourrais multiplier, il était évident pour moi que les évacuans émétiques et purgatifs pouvaient être avantageux; c'est pourquoi je fus extrêmement surpris de ne les point voir figurer parmi les médicamens proposés par les médecins de l'Hôtel-Dieu, pour combattre le choléra. Jaloux d'apprécier les différentes méthodes qui étaient proposées, j'assistai régulièrement aux visites de cet hôpital, mais je m'attachai plus particulièrement au service de M. Bally, qui faisait, à cette époque, une médecine purement expérimentale.

Ce praticien avait obtenu deux succès isolés, l'un par l'ipécacuana et l'autre par l'huile de Croton tiglium (1) qui avaient amené le vomissement de matières coloriées ou bilieuses, fait cesser le dévoiement et amélioré sensiblement l'état des malades; lorsqu'il adopta le galvanisme pour base du traitement des cholériques. Il l'appliqua exclusivement à tous les cas, du moins pendant quelques jours, quoique plusieurs malades eussent offert quelques symptômes qui

(1) Le nᵒ 2, de la salle des femmes prit 30 grains d'ipécacuana en plusieurs doses : et le nᵒ 7, 2 gouttes d'huile de Croton tiglium, l'une à 6 heures et l'autre à 9 heures du soir, dans une cuillerée d'eau : elles vomirent abondamment et furent soulagées. C'était les 29 et 30 mars. Les malades l'étaient au deuxième degré.

pouvaient faire soupçonner la présence de l'état
gastrique, signalé par MM. Caczkowski, Lessel,
Baudelocque, etc. (1).

Je désesperais de pouvoir multiplier mes observations, lorsque par suite des communications qui avaient été faites à l'académie par
MM. Girardin et Cornac (séance du 3 avril),
j'eus la satisfaction de voir plusieurs médecins
de l'Hôtel-Dieu employer des médicamens que
je jugeais devoir être utiles.

Mes prévisions ne tardèrent pas à se réaliser.
L'émétique que M. Girardin avait désigné comme
ayant opéré à Saint-Pétesbourg des changemens
heureux, lorsqu'il était administré à large dose;
l'ipécacuana, en poudre, qu'il avait été surpris
voir opérer à Vienne des succès étonnans, furent entre les mains de MM. Bally, Honoré,
Husson, etc., d'une efficacité incontestable. Ils
furent administrés seuls (n°s 52, malade au premier degré, 44, 10, 12, etc., malades au deuxième
degré), accompagnés ou précédés de la saignée;
c'est-à-dire que comme au malade n° 62,
M. Bally faisait pratiquer une saignée avant d'ad-

(1) Le 31 mars et jours suivans, le n° 62 de la salle
Sainte-Martine, avait la bouche pâteuse et vomissait des
matières grisâtres, puis glaireuses; enfin, c'était le 30 avril,
de la bile. Le n° 60 éprouvait le 1er avril une céphalalgie
sus-orbitaire, de la courbature, des vestiges, le tintement
d'oreilles, une anorexie complète. Le bas-ventre et l'épigastre étaient indolores à la pression.

ministrer l'ipécacuana, tandis que de son côté
M. Honoré faisait appliquer 20 sangsues au n° 43
qui se plaignait d'une douleur vive à la tête, survenue pendant la réaction, que ce médicament
avait produite (la jugulaire n'avait point donné
de sang). Dans tous les cas nous observâmes
des vomissemens plus ou moins abondans, mais
toujours utiles (1).

Si l'on rapproche les passages que j'ai tran-
scrits et les faits que j'ai rapportés des assertions
de plusieurs membres de l'académie royale de
médecine, on sera convaincu, comme je le suis
moi-même, que l'on peut en toute sûreté prescrire les évacuans émétiques dans les trois premiers degrés du choléra, et même, mais plus
rarement, dans le quatrième degré, à moins que
la rougeur et la sécheresse de la langue et surtout la sensibilité de l'épigastre ne viennent
former une contre-indication. Ils seront encore

(1) On peut voir dans la lettre déjà citée de M. Patrix,
que ce praticien traitait ses malades par la saignée et les
évacuans : les autres moyens étaient administrés à titre d'ad-
jurant. M. Baudelocque a employé avec succès l'ipécacuana
chez 3 femmes qui étaient dans la période algide. *Gazette
médic.*, avril 1832, pag. 48 et suiv. M. Alibert prit ce médicament pour base du traitement des chorériques de l'hôpital Saint-Louis, et l'associait à l'émétique. Voyez le mémoire de M. Voisin, *Journal universe hebdomad.*, etc.,
tom. VIII, n° 94, pag. 33 et suiv., etc., etc.

contre-indiqués par l'état adynamique dans lequel ils n'ont aucun effet salutaire (1).

Ce que j'ai dit de l'ipécacuana et de l'émétique s'applique également au sulfate de soude, dont se sont servis à Paris, MM. Baudelocque, Gendrin, Récamier, etc. Ce dernier a remarqué que même dans la période bleue ou troisième degré du choléra, ce remède a amené une amélioration évidente dans les symptômes, de telle sorte, que les malades n'ont pas tardé à entrer en convalescence. Il faisait dissoudre deux ou trois onces et plus, de sel marin, dans une livre d'eau qu'on faisait boire, dans l'espace d'une heure, par petites tasses prises de quart d'heure en quart d'heure (2).

Quant au calomel (3), à l'huile de ricin, l'eau

(1) M. Guenaud de Mussy, qui distingue deux états du choléra, savoir : le sthénique et l'asthénique, a communiqué à l'académie, que dans le premier il a eu des succès constans ou du moins qu'il a déterminé à peu près constamment et très promptement une réaction salutaire par les vomitifs, tandis que dans la deuxième l'ipécacuana a été sans effet. (Séance du 17 avril 1832).

(2) *Recherches pratiques sur le traitement du choléra*, Revue médic., n° de mars 1832, pag 492 et suiv.

(3) Quand on veut employer le calomel seul, on le prescrit comme dans l'Inde, à la dose de 2, 4 grains en pilules toutes les deux heures, ou bien comme en Pologne à la dose de 6 ou 8 grains, pris également par pilules de 2 grains, aussi de 2 en 2 heures. On le rend encore plus purgatif en y joignant la rhubarbe, d'après le mode suivant : quand

de Seltz, l'aloès, le jalap et autres purgatifs que l'on a préconisés, ils peuvent être administrés dans le même but ; donnés même en lavement, ils remplissent le double objet, savoir : 1° de changer la nature des selles ; 2° de déterminer, sur le tube intestinal une irritation qui prévient quelquefois le vomissement d'une manière très efficace.

III. Antispasmodiques

Les deux facultés principales du système nerveux, la sensibilité et la contractilité étant vicieusement exaltées, on voit survenir des crampes, des spasmes, la douleur, les vomissemens et la diarrhée, symptômes caractéristiques du choléra.

Il semblerait au premier abord que, puisque les symptômes constitutifs de la maladie annoncent une altération du système nerveux, celle-ci devrait constituer la nature intime des affections cholériques. Mais, ainsi que nous l'avons déjà fait observer, comme les phénomènes nerveux sont quelquefois essentiels, et que d'ailleurs on ne peut fonder un système sur des idées qui ne reposent que sur quelque chose d'aussi vague et d'aussi indéterminé que le mot *altération*, nous

les vomissemens avaient cessé et que la langue était jaune, M. le docteur Enoch prescrivait un mélange de calomelet de rhubarbe, combinés de manière à donner chaque heure 10 grains de cette dernière et 2 grains de calome

ne considérerons l'état nerveux que comme un
des élémens qui composent le choléra, et nous
rechercherons quels sont les meilleurs moyens
de le combattre.

Nous n'avons point à nous occuper des cas
où il est symptomatique d'une inflammation interne, puisque dans ces cas, en détruisant par
les antiphlogistiques la cause des accidens, on
fait cesser cette dernière. Nous nous arrêterons
seulement aux circonstances où l'élément nerveux étant essentiel, c'est-à-dire, sans cause appréciable, il faut nécessairement recourir aux
médicamens dits antispasmodiques.

Adoptant la marche que nous avons suivie
pour les évacuans émétiques et purgatifs, nous
examinerons d'une part, quels sont les résultats
que l'on veut obtenir, de l'autre, quelle est l'action des médicamens proposés, ce qui nous con-
duira à découvrir ceux qui remplissent le plus
de conditions thérapeutiques.

Calmer les douleurs, faire cesser les crampes, arrêter les évacuations tout en excitant,
s'il est possible, une réaction salutaire et des
sueurs critiques; tel doit être le but du praticien. Sous ce rapport, l'opium qui a le pouvoir
de diminuer les secrétions des membranes muqueuses et d'augmenter la transpiration cutanée
en même temps qu'il calme la sensibilité des
parties affectées, devra occuper la première
place parmi les antispasmodiques. Après lui

viendront se ranger plusieurs autres médicamens que nous désignerons plus tard.

I. *Opium.* — L'opium a de tous les temps, joui
de la plus grande considération. Seul ou uni à
d'autres remèdes, il a fait la base du traitement
des cholériques, soit dans l'Inde, soit en Allemagne, en Angleterre, etc.; tantôt utile, quelquefois pernicieux, il a été par conséquent loué
ou blâmé, admis ou rejeté, généralement et aveu-
glément, par des médecins qui jugent en dernier
ressort, sans chercher à connaître si les succès
ou les revers dépendent de l'administration op-
portune ou inopportune du médicament.

Si l'on veut considérer, en effet, 1° que dans le
plus grand nombre de cas, lorsqu'on a donné
l'opium de bonne heure, c'est-à-dire, avant qu'il y
eut collapsus complet, ce remède à larges doses
a été, sans nul doute, accompagné des succès les
plus décidés chez les naturels de l'Inde, et pro-
bablement aussi chez les européens (1): que la
quantité la plus ordinairement administrée, a
été de 80 à 100 gouttes de teinture, et de 2 à
4 grains d'opium solide : qu'un anglais prit en
trois ou quatre heures, 400 gouttes environ de
laudanum, par doses de 20 gouttes versées sur
un morceau de sucre, et guérit : qu'un indien

(1) *Traité complet du choléra-morbus de l'Inde*, par
M. Willam Scot, traduit par M. T.-P. Blin, in-8°, Nantes,
septembre 1831, pag. 199.

en avala 600 gouttes en une nuit, et survécut : que quelques gouttes en lavement suffisent pour enrayer la marche de la maladie.

2° Que certains médecins ont associé avec avantage l'opium aux évacuations sanguines, quelques autres au calomel, avec ou sans anti-phlogistiques (1) ; ceux-ci à l'ammoniaque, ceux-là aux antispasmodiques, quelques-uns aux ex-citans externes : on ne pourra se refuser d'ad-mettre que, dans les premiers cas, c'est à lui seul qu'on doit la guérison, et que dans les autres, il a eu une part de succès.

Que lorsqu'il y a irritation et congestion cé-rébrale, l'opium, administré à haute dose, soit dangereux, cela se conçoit. Que lorsque cette irritation et cette congestion sont fixées sur le tube digestif, ce médicament, toujours à haute dose, augmente l'intensité du choléra : cela se conçoit encore. Mais, est-il raisonnable de le rejeter lorsqu'il n'y a rien qui annonce une phlegmasie interne ? Si on alléguait, ce qui est vrai, que l'on a vu l'opium, *magnâ dosi* procurer

---

(1) Les différentes combinaisons du calomel et de l'opium consistent dans l'association de 2, 3, 4 grains de calomel avec 1/4, 1/2 et même 1 grain opium, seuls ou unis avec quelques grains de sucre. A Bombay on saignait, et puis on prescrivait 20 grains de calomel et 100 à 120 gouttes d'eau-de-vie. Quand le remède n'était pas rejeté, on donnait d'heure en heure 2 onces d'eau-de-vie pure et 4 onces de Madère : on ajoutait un bain brûlant.

la méningite et l'engorgement du cerveau, augmenter le coma et favoriser les congestions cérébrales ; je répondrais : que les mots *magnâ dosi*
peuvent servir d'excuse, si on ne veut pas accuser le médecin de l'avoir prescrit dans un moment qui n'était pas favorable à son emploi,
lorsqu'une inflammation sourde ou latente le
repoussait. Serait-il étonnant, dès lors, qu'il
eut aggravé la maladie ? D'ailleurs, si de ce que
ce remède a pu avoir quelques insuccès, il était
généralement exclu du traitement des cholériques, quel est le médicament sur lequel nous
pourrions compter ? Quel est celui sous l'influence duquel on n'a obtenu que des avantages
réels ? Il faudrait un spécifique. Or, comme on
n'en a pas et qu'on ne peut en avoir, attendu
que plusieurs états de maladie se mêlent et se
confondent pour former le choléra ; de même,
il faut unir et combiner diverses classes de médicamens, si l'on veut l'arrêter dans sa marche
et sauver les malheureux qui en sont frappés.

Ainsi, lorsque le choléra-morbus ne sera pas
accompagné de symptômes inflammatoires, on
donnera l'opium seul, par en haut ou par en
bas, suivant l'espèce d'évacuation que l'on voudra supprimer, mais toujours à petites doses,
plus ou moins rapprochées. Il sera encore utile,
alors, pour calmer la sensibilité et la contractilité des parties. Sous ce rapport, l'opium de
Rousseau, dont l'action est plus douce parce qu'il

est dépouillé de sa partie résineuse, mériterait la préférence (1); mais comme il contient une plus grande quantité d'opium que le laudanum de Sydenham, il faudrait le prescrire à une dose moins élevée (7 gouttes de laudanum de Rousseau contiennent 1 grain d'opium, il en faut 16 à 18 gouttes de laudanum de Sydenham).

Veut-on rendre plus active sa propriété diaphorétique? On l'associera aux excitans internes, à l'ammoniaque, par exemple, dont on s'est servi dans plusieurs hôpitaux de Paris : à l'alcoolat de menthe dont on a usé à Batavia, à divers autres antispasmodiques et principalement au musc, qui, à cause de ses vertus calmante et diffusible, est d'une si grande efficacité dans les affections tétaniques.

Désire-t-on enfin changer la nature des secrétions, on le fera précéder des évacuans, ou on l'unira au calomel, à la magnésie, etc., sans jamais perdre de vue, que, comme l'emploi de ce médicament n'est pas sans danger, il faut, dans les cas graves, en surveiller les effets. Si l'on avait à craindre une excitation trop forte, on pourrait le remplacer par une forte décoction de têtes de pavot, édulcorée avec le sirop de gomme (M. Dupuytren croit cette prépara-

_____

(1) M. Kéraudren, *loc. cit.*, pag. 27; M. le professeur Fodéré propose la thridace, *Recherches historiques et critiques sur le choléra-morbus*, Strasbourg, 1831, pag. 236.

tion plus efficace que l'opium en nature), ou bien, par l'acétate de morphine, que l'on ferait pénétrer à l'aide de la méthode endermique (1).

II. *Bismuth.* — Le sous-nitrate de bismuth a joui pendant quelque temps d'une très grande vogue. Donné toutes les deux ou trois heures à la dose de 3 grains combinés avec 10 grains de sucre; uni à 3 grains de rhubarbe, si la langue était jaune, ce médicament a paru avantageux et a été fort prôné par le docteur Leo qui, le premier, en avait introduit l'usage. Les médecins polonais et le comité central à Varsovie s'empressèrent d'user d'un moyen si précieux, mais frustrés dans leur attente; ils proclamèrent son inefficacité et les dangers attachés

---

(1) Cette méthode consiste, d'après M. Brière de Boismont, dans l'application 1° de la pommade ammoniacale; 2° de 1 ou 2 grains acétate de morphine. M. Martin Solon, à l'hôpital Beaujon, faisait recouvrir dans toute sa longueur, la colonne vertébrale de deux bandelettes de diachylum, laissant entre elles l'espace d'un demi pouce à peu près. On produisait, dans cet intervalle, des vésicatoires avec l'ammoniaque liquide, on enlevait l'épiderme et on saupoudrait avec 1 grain 1/2 hydro-chlorate de morphine. Cette opération a été répétée sur le trajet des nerfs principaux. M. Chap n'emploie que 1/2 grain à 1 grain d'acétate de morphine. Il en renouvelle l'application de trois en trois heures si les symptômes sont violents, et de six en six heures s'ils sont moindres.

M. Lugol combat les nausées et les anxiétés par des pilules de 1/4 de grain acétate de morphine. (M. Foy, *loc. cit.*, p. 84).

à son administration : dès lors il fut entièrement abandonné. Mérite-t-il cet abandon ?

Il est certain que si l'on n'avait égard qu'aux faits négatifs, qui ont été publiés quant à son efficacité, ou seulement aux expériences de MM. Orfila et Mayer, il est certain, dis-je, qu'il faudrait lui refuser toute confiance comme moyen thérapeutique du choléra (1) · mais comme a compté quelques succès en Pologne, et qu'à Paris il a paru utile soit contre les crampes (MM. Emery et Biett, *Clinique de l'hôpital Saint-Louis*), soit comme auxiliaire des autres médicamens (2); je n'ose le proscrire entièrement de la pratique, et je laisse aux médecins le soin de nous fixer sur sa valeur réelle.

III. *Antispasmodiques divers.* — Je comprends sous cette dénomination le camphre, l'éther, la menthe poivrée, la mélisse, les huiles de caieput et de camomilles qui agissent comme stimulans, antispasmodiques et diaphorétiques. Ce sont

(1) C'est l'opinion de M. Mayer, professeur à Bonn. Voyez son mémoire intitulé : *De l'action du bismuth sur l'économie animale et en particulier de sa vertu médicatrice dans le choléra-morbus.* Revue médic., avril 1832, pag. 94-6.

(2) Lorsque les vomissemens font rejeter tous les médicamens, dit M. Récamier, on doit les suspendre. Alors, on leur substitue d'heure en heure 2 ou 3 grains de magistère de bismuth, lequel est administré, dans ce cas, non pas contre le choléra lui-même mais bien comme *auxiliaire,* et dans le but de mettre l'estomac en état de supporter les boissons ingérées.

des médicamens auxquels on ne doit avoir recours que hors les cas d'une véritable inflammation, et lorsqu'on veut opérer la réaction,
amener la sueur et calmer les symptômes nerveux. Sous ce dernier rapport, on peut user aussi
de la ciguë, de la belladone, de la jusquiame, etc.
Mais il ne faudrait pas compter entièrement sur
leurs effets, attendu que ceux qui, les premiers,
en ont exalté les propriétés ont fini par les abandonner. J'en excepte pourtant l'extrait du jusquiame que M. Rostan, médecin des Greniers
d'abondance, emploie, à la dose de 2 grains dans
une potion, contre les douleurs violentes.

IV. Sudorifiques.

J'ai si souvent répété qu'il y avait un élément
catarrhal qui réclame l'emploi des médicamens
qui jouissent à un plus ou moins haut degré du
pouvoir de déterminer des sueurs salutaires; j'ai
si souvent fait remarquer, que toute irritation
vive formait une contre-indication à l'usage intérieur de toute médication stimulante; qu'il est
inutile, je pense, de revenir sur ce sujet. Il nous
suffira donc de consigner, dans cet article, que les
sudorifiques, proprement dits, sont utiles ou
dangereux aux mêmes fins que les excitans émétiques, les opiacés et les antispasmodiques diffu-
sibles, et suivant qu'on les administre pendant
ou hors le cas d'une véritable phlegmasie. A bien

plus forte raison, si celle-ci a son siége dans le tube digestif.

Nous ajouterons, que plus le choléra est léger, et plus on pourra compter sur l'efficacité de l'eau chaude, du vin chaud, du café, du thé, du punch, de la poudre de Dower, de l'ammoniaque, etc., qui ont été simultanément ou tour-à-tour préconisés (1).

V. Excitans internes et externes.

I. *Excitans internes.* — En parlant des évacuans, des antispasmodiques et des sudorifiques. J'ai dit qu'ils avaient la faculté, dans la plupart des cas, de rappeler la chaleur, d'activer la circulation, de déterminer, en un mot, une réaction favorable. Or, comme c'est à titre d'excitant interne que ces médicamens agissent de la sorte, je n'ajouterai rien à ce que j'ai exposé dans les chapitres précédens, et je me bornerai à signaler plusieurs remèdes qui ont été recommandés à ce titre.

Noix vomique. Quelques médecins prétendent

(1) Quand on veut se servir de l'eau chaude on en donne un verre tous les quarts d'heure, et on ajoute à chaque quatrième, cinquième ou sixième verre, 4 à 5 gouttes de laudanum. Quant aux autres moyens et à la manière d'en user; voyez les journaux de médecine dans lesquels il est rendu compte de la méthode suivie dans les hôpitaux de Paris. Vous y verrez aussi que M. Audouard a guéri 3 cholériques par l'emploi intérieur et extérieur de l'ammoniaque.

avoir retiré de bons effets de la strychnine.
M. Caczkowski en donnait 3 grains dans 4 onces d'eau distillée, unis à demi once de muci-
lage de gomme arabique et 2 grammes de sucre
blanc, à prendre, toutes les demi heures, par
cuillerées à bouche ; il diminuait graduellement
la dose du sel. M. Janikowski se bornait à donner
toutes les quatre heures demi grain de noix vomique, dans une cuillerée à bouche d'une décoction émolliente. L'un et l'autre ont trouvé ce
médicamment utile. MM. Bally et Jobert n'ont
pas été aussi heureux : le premier fit administrer
toutes les quatre heures, à la femme placée au
n° 71, 1/16 de grains de strychnine ; le second la
fit appliquer sur l'épigastre dénudé, avec un
fer chauffé à 100° ; ils n'obtinrent aucun résultat
avantageux. J'ignore si la méthode du docteur
Drayfus serait plus efficace. On sait que ce médecin se bornait à dépouiller la peau de la nuque, de son épiderme, et y appliquait 2 ou 3
grains de strychnine. Ce qui l'a conduit à cette
pratique, d'après M. Marc, c'est la pensée que
le choléra était une maladie de la moelle épinière. Pensée confirmée, dit-il, par les autop-
sies du docteur Baratnisky, qui a ouvert sept
cholériques dont le rachis était enflammé. Dans
cette supposition, cette médication pourrait être
utile en agissant à la manière des révulsifs.

Protoxide d'azote. Ce médicament, sur lequel
nous reviendrons plus tard, a été administré

avec succès, en boisson, par Sérullas et M. Da-
miron. Ce dernier fit avaler à neuf cholériques,
froids et cyanosés, plusieurs litres de dissolution de protoxide d'azote, et parvint, par ce
moyen, à les réchauffer et à les ramener à la
santé.

L'hydro-cyanate de zinc, l'eau oxigénée, etc.,
ont été employés quelquefois avec avantage,
mais le plus souvent sans résultat. Le phosphore
a hâté la mort (M. Gendrin, *loc. cit.*, pag. 36), et
sous l'influence de l'acétate de plomb, à la dose
de demi grain ou un grain réitéré plusieurs
fois dans les vingt-quatre heures, tantôt seul,
tantôt combiné avec un quart de grain extrait
aqueux thébaïque, les accidens se sont aggravés
(M. Récamier, *loc. cit.*).

II. *Excitans externes.* — Dans le deuxième degré
du choléra et surtout dans le troisième, plusieurs actes vitaux ne s'exécutent qu'imparfaitement ou sont entièrement suspendus ; la circulation languit ou cesse dans certains points, un
froid glacial s'empare des membres, et de là se
communique à d'autres parties.

Comme on compte peu, alors, sur les excitans internes dont on redoute l'action sur des
surfaces qui peuvent être plus ou moins enflammées, on a préféré, dans ces cas, déterminer
une forte réaction à la peau, afin de ranimer
la circulation et la chaleur dans les lieux qui en
sont privés, et procurer une révulsion ou une

dérivation propices à l'irritation et aux congestions dont les membranes, les viscères ou les
nerfs peuvent être le siége.

Dans ce but, on a proposé plusieurs moyens
que nous allons énumérer. Nous indiquerons en
même temps la manière de s'en servir.

Calefaction. Tous les corps qui s'emparent, conservent et transmettent le calorique, sont propres à dissiper les états *algide* et *asphixique*. Parmi
ceux que l'on a le plus particulièrement recommandés se trouvent : les demi bains, les bains
tièdes, le bain chaud (de 30 à 32° Réaumur), les
bains de vapeurs simples ou aromatiques, plus
particulièrement connus sous le nom de bains
de vapeurs spiritueuses de M. Dalton; les bains
acidulés avec deux et quelquefois 4 onces d'a-
cide nitrique ou sulfurique, les bains d'eau salée,
le bain brûlant et le bain de sable qu'on lui a
préféré. Cependant comme le sable pourrait
fatiguer le malade par sa pesanteur, on peut le
remplacer par du son ou de la balle d'avoine. A
Moscou on plaçait le cholérique dans un sac contenant cette dernière substance, et l'on a trouvé
que c'était un adjuvant précieux.

On pourrait se servir encore d'une couverture
de laine ou de flanelles chauffées ou trempées
dans un liquide chaud, dont on enveloppe les
membres et le tronc. De cataplasmes de foin : ils
ont tellement fait de bruit en Russie, que l'empereur lui-même s'en est occupé. De cailloux

fortement chauffés. De bouteilles remplies d'eau
chaude, qu'on applique à la plante des pieds;
de vessies contenant également de l'eau chaude,
que l'on pose partout où on le juge nécessaire.
Sous ce rapport, le pain brûlant et partagé en
deux parties égales, que l'on mettrait en contact
avec la peau, pourrait être avantageux (1). On
a proposé enfin, l'insolution, mais M. Sandras
assure qu'elle a été sans succès.

A défaut de ces moyens ou dans le but d'en
soutenir les effets, les anglais se servent de la
lampe de Davy, ou de matelats métalliques em-
plis d'un liquide chaud. M. Bally place entre les
draps, que l'on tient éloignés par un cerceau,
une chaufferette contenant une petite lampe allumée. M. Husson emploie des sachets chauds,
et M. Petit appliquait des briques chaudes, en-
veloppées dans un linge et arrosées de vinaigre.
Ce praticien faisait étendre sur toute la longueur
du rachis une compresse imbibée de la liqueur
suivante : essence de térébenthine une once, ammoniaque liquide un gros : on recouvrait ensuite
cette compresse de linges imbibés d'eau, sur lesquels on passait à plusieurs reprises un fer à re-

(1) Un individu ayant passé la nuit dans les marais de Ville-
neuve (Hérault), village situé sur les bords de la mer, fut
atteint de leucophlegmatie. Broussonnet, le père du professeur actuel, le guérit, en faisant appliquer sur toute la
surface du corps du pain sortant du four et divisé en deux
parties, ce qui amena une sueur abondante qui fut critique.

passer bien chaud. Cette opération était répétée quatre ou cinq fois dans la journée. J'ai vu ce moyen rappeler la chaleur et faire cesser instantanément les crampes.

Rubéfaction. Elles s'obtient à l'aide des frictions sèches, aromatiques, ou ammoniacales; de l'urtication, des sinapismes, des vésicatoires, des cautères et des moxas.

Frictions. Les frictions sèches s'exercent sur les membres avec la main nue ou armée d'une flanelle. M. Broussais ayant cru remarquer qu'elles fatiguaient inutilement les malades, en fit entièrement cesser l'usage dans ses salles au Val-de-Grâce. Quant aux frictions spiritueuses et ammoniacales, on les fait avec une flanelle imbibée de la liqueur à laquelle on veut donner la préférence. Celles dont on a le plus parlé sont : 1° l'eau-de-vie camphrée; 2° la liqueur d'ammoniaque caustique, à la dose d'une once mêlée à 6 onces d'esprit d'angélique; on les répète trois fois par jour et on continue jusqu'à ce que les urines aient repris leur cours (M. Léo); 3° l'alcoolat de lavande, de romarin, d'essence de térébenthine (M. Brière); 4° le liniment sédatif suivant : eau de laurier cerise 2 onces, éther sulfurique une once, extrait de belladone 2 scrupules : ou le liniment tonique composé de : huile de camomilles 2 parties, teinture éthérée de quina jaune une partie. M. Ranque employait le premier dans le choléra névralgique, et le deuxième dans le choléra névro-adynamique. Si la maladie prenait le caractère rémittent ou intermittent, il faisait ajouter demi gros sulfate de quinine pour 2 onces de liniment. Les frictions devaient être faites sur la région du cœur, l'intérieur des cuisses, des jambes et sur la moelle épinière (1); 5° le liniment volatil camphré à la dose de 4 onces, auxquelles on ajoute une once de laudanum de Sydenham; 6° le baume de Fioraventi (M. Récamier); 7° le liniment composé avec : huile de camomilles camphrée 2 onces, laudanum de Sydenham un gros, ammoniaque liquide un gros (M. Gendrin); 8° le liniment anglais, qui se compose de : eau-de-vie une chopine, vinaigre fort demi chopine, farine de moutarde demi once, poivre deux gros, une gousse d'ail; on met le tout dans un flacon bien bouché, et on le fait infuser pendant trois jours au soleil, ou dans un endroit chaud (M. Cayol).

Urtication. M. Girard a fait part à l'académie des succès qu'a obtenus M. Dargent, chirurgien à Aunneau (Eure-et-Loire), par l'urtication, employée comme réactif calorifique. Ce moyen mis en usage par M. Marchand dans la période algide, a réussi plusieurs fois complètement à M. Double. Pour cela, on frappe avec des orties que l'on renouvelle souvent, continuant jusqu'à

(1) *Mémoire sur le nouveau traitement du choléra-morbus,* par M. H.-F. Ranque, in-8°, Paris, 1831, pag. 17, 19, 20.

ce que le malade se plaigne de cuisson. Si une heure ne suffisait pas, on alternerait avec les frictions (M. Martelli, *loc. cit.*).

Sinapismes. Tous les chirurgiens de l'hôpital Saint - Louis les ont employés avec succès , comme accessoires de leur traitement , tandis qu'ils sont la base de celui de MM. Richerand et Jobert (M. Voisin *loc. cit.*). Le plus souvent on les promène sur les extrémités, mais lorsqu'il y a des nausées on en applique un sur l'épigastre. M. Carzkowski suppléait au sinapisme par un cataplasme de raifort. M. Bally , au contraire, se servait du premier, qu'il remplaçait quelque-fois par un emplâtre fortement émétisé (1 gros). M. Ranque, enfin, préférait l'épithème suivant : emplâtre de ciguë un gros et demi; soufre en poudre demi gros , etc. Recouvrez le bas-ventre avec cet emplâtre et saupoudrez-le avec un gros et demi tartre stibié , une once de cam-phre en poudre, et demi-gros fleur de soufre.

Vésicatoires , cautères , moxas. On avait cru remarquer dans le principe que les individus qui portaient depuis long-temps des exutoires étaient à l'abri du choléra. Quoique cela ne soit pas rigoureusement vrai, et quoique l'on ait pré-tendu qu'ils hâtaient la mort du sujet lorsqu'on les appliquait dans une période avancée; comme ces moyens ont été utiles pour combattre les congestions cérébrales ou pulmonaires (M. J. Guérin attribue cet effet aux vésicatoires),

qu'ils favorisent la résolution, qui paraît vouloir
se faire attendre (M. Larrey dit cela des moxas
qu'il veut qu'on applique à l'épigastre et aux
flancs en procédant du haut en bas); qu'ils
agissent, en un mot, comme révulsifs ou dérivatifs, on doit suivre dans quelques circonstances
les conseils qui nous ont été donnés. Ils consistent à placer un exutoire à la nuque, un second
au milieu du dos, et un troisième sur les lombes. Dans l'Inde, du temps de Thevenot et
Dellon, on cautérisait la plante des pieds avec
un fer rouge. Dellon avait tellement reconnu
l'efficacité de ce procédé, qu'atteint lui-même
de cette terrible maladie, il se soumit à ce
moyen de cautérisation, auquel il attribue sa
guérison. (M. Keraudren, *loc. cit.*, pag. 28-9.)

VI. Moyens particuliers.

Indépendamment des médicamens que renferment les cinq classes que nous avons parcourues, le médecin peut trouver dans le matière
médicale certains remèdes qui ont une action
paticulière plus ou moins prononcée sur telle
ou telle fonction vitale, sur tel ou tel système
d'organes. Or, comme dans le choléra-morbus,
un grand nombre des symptômes caractéristiques annoncent le trouble ou la cessation complète de plusieurs actes vitaux qu'il faut régula-
rier ou rétablir, le médecin ne doit pas se borner
à faire une médecine purement élémentaire; il y

joindra la médecine symptomatique que n'exclut point la méthode analytique ; c'est-à-dire,
qu'il emploiera les moyens auxquels on a attribué ou qui jouissent réellement de quelque
vertu spéciale. C'est par la récapitulation de
ceux qui ont été préconisés, que nous complèterons la série des médicamens proposés pour
combattre les affections cholériques.

Moyens proposés contre les évacuations. Nous rangerons sous trois chefs principaux les moyens
que l'on a opposés aux évacuations; savoir :
1° les anti-émétiques; 2° les absorbans; 3° enfin,
les astringens. Ces médicamens peuvent être
mis en usage toutes les fois que les antiphlogistiques ne seront pas indiqués, ou concurremment avec ces derniers. Je ne m'occuperai que
de ceux qui ont été vantés par les praticiens.

1° *Anti-émétiques.* Ils comprennent la potion
de Rivière, celle de De Haën, et la racine de
Colombo.

Rivière avait un moyen très-simple d'administrer sa potion. Il faisait mettre 24 grains de
carbonate de potasse dans une cuillère, et du
suc de citron dans une autre. Le malade avalait
instantanément l'un et l'autre, l'acide citrique
le dernier, pour que la combinaison eût lieu
dans l'estomac.

Plusieurs médecins ont ajouté l'opium à cette
potion, et ont imaginé de la donner glacée,
c'est-à-dire, qu'ils font délayer le sel d'absinthe

uni à demi-grain d'opium, dans une cuillerée
d'eau glacée que le cholérique boit, avalant par
dessus, et à l'instant, une cuillerée à bouche
de suc de citron à la glace.

Cette manière de procéder me paraît avantageuse sous plus d'un rapport. D'abord, parce
que l'opium peut aider l'action des autres substances, et ensuite, vu la grande analogie que
l'on a cru remarquer entre le choléra et les
fièvres pernicieuses. On sait que le professeur
Broussonnet, le père du professeur actuel,
arrêtait les accès de fièvre par l'anti-émétique
que de Rivière opiacé, que l'on donnait à l'invasion de la période de froid, et qui était répété lors de la période de chaleur : eh bien !
si par hasard on avait à combattre un accès
pernicieux au lieu du choléra, on pourrait
encore être utile.

Quant à la potion de De Haën, j'ai cru devoir
m'y arrêter, parce que M. Honoré ajoutait 20
gouttes de laudanum de Sydenham et demi gros
de liqueur anodyne d'Hoffmann, aux doses que
le médecin Allemand avait prescrites. Voici sa
formule : eau de menthe ℥v; poudre d'yeux
d'écrevisse ʒß; suc de limon ℥j; laudanum
gouttes 32 au lieu de 12; liqueur d'Hoffmann ʒj
au lieu de ʒß; sirop de menthe ℥j, à prendre 2
cuillerées toutes les deux heures.

Colombo. Il résulte des observations pratiques
consignées dans l'ouvrage de M. le docteur

Chrestien (*Méthode iatraleptique*, etc., pag. 309 et
suiv.), que la racine de Colombo peut arrêter
le vomissement. Sa vertu anti-émétique étant
ainsi constatée, je dois me borner à faire remarquer qu'à l'exemple du chirurgien anglais,
M. Jonhtson, le médecin de Montpellier a souvent donné dans le choléra-morbus, et jamais
sans succès, la racine de Colombo réduite en
poudre (10 grains pris d'heure en heure ou de
deux en deux heures). La première prise était
quelquefois rejetée, mais rarement les symptômes se sont soutenus après le troisième.

Si l'on m'objectait que le choléra, observé par
ces grands praticiens, n'est pas de même nature
que celui qui a ravagé Paris, je répondrais que je
ne vois pas beaucoup de différence entre l'un et
l'autre; du moins dans les premier, deuxième et
quatrième degrés, et que si l'on craignait de s'en
servir dans le troisième, on ne devrait pas avoir
les mêmes craintes dans les autres. D'ailleurs,
nous avons établi l'utilité des purgatifs pour
changer la nature des évacuations et prévenir
le vomissement; eh bien, ne serait-ce que pour
empêcher qu'ils ne fussent rejetés par la bouche, il faudrait les associer au Colombo. Dans
un cas de hernie étranglée, M. Chrestien avait
ordonné le jalap qui fut vomi : l'ayant alors
associé à la poudre de Colombo (40 grains de
chaque) le purgatif fut gardé, la hernie réduite, et des selles abondantes eurent lieu. Dans

un cas de passion iliaque 4o grains de Colombo
en poudre, unis à 1/2 ℥ de magnésie, et divisés
en deux prises, à prendre à deux heures d'intervalle l'une de l'autre, agirent si efficacement, que
la première prise arrêta le vomissement et décida une selle; la seconde rétablit parfaitement
la liberté du ventre, et la malade fut sauvée.

En somme, le Colombo peut être utile dans
le choléra-morbus dont les évacuations ont un
aspect bilieux, pour favoriser l'action des purgatifs et seconder l'effet des vomitifs. Car, si par
l'administration des évacuans on obtient des
déjections bilieuses, et si la quantité ordinaire
de celles-ci n'est point diminuée consécutive-
ment, la poudre de Colombo pourrait alors agir
au gré de nos désirs.

Absorbans. Dans le choléra épidémique, on
trouve bien rarement que les matières des
déjections soient acides. Or, comme les absorbans n'agissent, à ce qu'on assure, qu'en s'emparant des acides développés ou introduits dans
les premières voies; ce n'est que, lorsque par
l'effet des méthodes curatives, ou par la nature
même de la maladie, les évacuations offriront
une véritable acidité, que les matières calcaires
devront être prescrites. C'est alors que 2 gros
de carbonate de magnésie mêlés à demi-gros
d'acide citrique et étendus dans 6℥ d'eau,
pourront être réellement utiles. C'est une préparation qu'emploie journellement M. Rostan.

Astringens. Nous avons deux observations
importantes à faire relativement à l'emploi des
astringens. L'une, que lorsque les évacuations
que l'on veut modérer ou supprimer sont la suite
du relâchement passif ou atonique des vaisseaux
exhalans, les astringens toniques ou excitans
sont nécessaires : l'autre, que si les évacuations
dépendent d'une irritation vive des orifices des
vaisseaux excréteurs, ce sera les antiphlogistiques acides qu'il faudra préférer. Ces observations simples et pratiques suffiront, je pense, pour
indiquer les cas où le jus de grenade aigre, l'oran-
geade, la limonade avec l'acide hydro-chlorique
et surtout la limonade citrique que M. Broussais
regarde comme la plus oxigénée qu'il connaisse,
devront l'emporter sur les préparations alumi-
neuses, le ratanhia, etc., que j'ai vus employer
à l'Hôtel-Dieu. Voici la manière de s'en servir :
julep diacodé ℥iv, sulfate d'alumine ʒj, mêlez;
à prendre une cuillerée à bouche d'heure en
heure. Deux fois par jour un lavement composé
de décoction de pavots ℥iv, sulfate d'alumine
ʒj ß (M. Sanson). M. Honoré prescrivait de demi
heure en demi heure un quart de lavement avec
eau de riz une pinte, extrait de ratanhia ʒij,
laudanum gouttes 4o, éther sulfurique ℥j.

En parlant de lavemens, je ferai la remarque,
que M. Cruveilhier est le seul, que je sache, qui
se soit servi des lavemens d'eau froide, dont
l'efficacité est pourtant incontestable dans les

diarrhées inflammatoires. Et cependant, si l'eau
glacée *à petit coup,* ou des morceaux de glace que
le malade avale étanchent la soif, résolvent l'irritation, préviennent le vomissement ou ne le
facilitent pas, comme les boissons abondantes,
pourquoi ne pas donner un quart ou un demi
lavement d'eau à la glace pure, ou tenant en
dissolution des substances ou des liquides astringens ou antispasmodiques ? Je laisse aux praticiens le soin de vérifier la valeur de cette médication, à laquelle on supplée par les moyens
que j'ai indiqués et par bien d'autres encore,
parmi lesquels se trouve la décoction blanche
de Sydenham, que M. Patrix joint au sirop de
diacode si le choléra est caractérisé par des accidens nerveux. Lorsque la diarrhée reste pré-
dominante, mais sans phénomènes inflammatoires, et même qu'elle est sanguinolente, on
réussit quelquefois à la diminuer au moyen de
l'infusion de racine d'arnica-montana (ou le si-
marouba). Les proportions sont de une à deux
onces de racine dans 8 onces d'eau bouillante; on
laisse infuser pendant demi heure. Dans le cas
où l'opium n'aurait pas été employé on pourrait
l'associer à cette infusion. Si malgré cette association la diarrhée persiste, on ajoute à chaque
cuillerée de liquide 1/2 grain extrait alcoolique
de noix vomique. Cet extrait peut être porté
jusqu'à la dose de 2 grains par cuillerée de boisson, et 10 à 12 grains dans les 24 heures. C'est

ainsi que l'a employé avec succès le docteur Wolowki. On suspend et on reprend ce moyen suivant les effets (M. Récamier, *loc. cit.*).

Moyens propres à changer la nature des évacuations. Indépendamment des émétiques et des purgatifs qui par la secousse et l'irritation qu'ils produisent peuvent changer la nature des évacuations, on a cru trouver dans le charbon une substance éminemment active. Conduit par l'idée d'une cause miasmatique qui vicierait les matières contenues dans le tube digestif, MM. Facquer, d'Amiens, et Biett furent amenés à employer le charbon qu'on sait être antiputride : les premières prises furent rendues, mais en insistant le végétal fut gardé, et sous son influence les déjections devinrent noirâtres, la diarrhée diminua et finit par disparaître. Quoique plusieurs médecins ayent nié qu'il fut utile, comme on s'accorde assez généralement à reconnaître son *innocuité,* on peut donner, toutes les heures, 24 grains à un gros de charbon de bois finement porphyrisé, dans 2 ou 3 cuillerées d'eau (1).

Moyens qui agissent d'une manière directe sur le système nerveux. Ce sont l'acupuncture et le galvanisme. MM. Searle et le comité central polo-

(1) M. Burdin, pour prouver l'innocuité du charbon, cite le fait d'un mélancolique qui était arrivé à avaler par jour près d'une livre de charbon, sans que cette quantité, prise pendant quinze jours au moins, ait jamais donné lieu au moindre signe d'irritation des voies digestives.

nais se sont servis de l'acupuncture du cœur
sans avantage appréciable; MM. Bally et Breschet ont employé le galvanisme, et ont eu quelques succès. Voici la manière de communiquer
le fluide électrique : deux aiguilles étant introduites obliquement sous le derme, le long de
la colonne vertébrale, ou bien l'une à la région
dorsale et l'autre à la région épigastrique, on
les met en communication avec la pile (que l'on
a préalablement garnie d'acide nitrique), à l'aide
de fils conducteurs. Le malade doit être soumis à cette opération pendant 6 à 8 minutes.
On peut la répéter plusieurs fois par jour, et
même de deux en deux heures.

Par l'effet du galvanisme on a vu, chez plusieurs malades, la voix se ranimer, la réaction
s'opérer et les crampes cesser (on montait quelquefois jusqu'à 3o paires). Un entr'autres, le
nº 63, qui éprouvait de vives douleurs dans le
mollet fut galvanisé dans ce lieu au moment de
la crampe, ce qui momentanément redoubla la
douleur, mais la dénatura; bientôt elle fut entièrement calmée et le pouls devînt plus élevé.

Moyens propres à favoriser la réaction. Dans l'Inde,
au moment de l'invasion ou dès qu'un individu
est atteint du choléra, on le déshabille, fut-il
dans la rue, puis il est soumis au massage et
aux affusions froides. On frotte, on pince, surtout, les membres, le tronc et particulièrement
la poitrine, les épaules, et les membres con-

tractés sont mis dans l'extension. Ces manipulations sont exercées pendant deux ou trois heures, par une dixaine d'hommes sur le même malade, tandis qu'on continue à l'arroser d'eau fraîche. Revenu à lui, on le met au lit, on lui fait prendre une infusion théiforme jusqu'à production des sueurs. Lorsque celles-ci se montrent le malade peut être regardé comme hors de danger. Néanmoins il est soumis pendant huit à dix jours à un régime sévère.

Les affusions froides ont été employées à l'Hôtel-Dieu par MM. Récamier et Sanson. Indépendamment qu'elles ne réchauffent guères les malades, elles ont le grave inconvénient de hâter la mort lorsque la réaction ne s'établit pas. Cependant comme elles diminuent parfois les accidens spasmodiques, et qu'on les a trouvées utiles même dans les formes les plus dangereuses du choléra (MM. Casper et autres), elles peuvent n'être pas à dédaigner dans certains cas. Mais pour en retirer tout l'avantage désirable, il faut arroser le corps, donner de l'eau froide en boisson et en faire prendre en lavement (1). La température du liquide doit être de 10 à 12°, sans quoi on court la chance que le malade y soit insensible : lorsqu'il y a réaction intempestive on l'a porte à 15, 16, 17 ou 18° Réaumur (M. Récamier, *loc. cit.*)

(1) *Traité du choléra Oriental*, par M. Littré, Paris, 1832, page 149.

Chlore. Quoique la nature du choléra soit inflammatoire, dit M. Broussais, comme le premier coup de patte du lion est une paralysie du cœur, il faut tâcher de soutenir la circulation par l'inspiration du chlore, que l'on fait respirer dans la vapeur d'eau.

Quelques médecins ont accusé ce médicament de déterminer la toux, des catarrhes inflammatoires, etc., et en ont, par conséquent, considéré l'usage comme pernicieux ; d'autres ont prétendu au contraire qu'il était salutaire. Ces deux opinions peuvent être également soutenues, si on ne les considère pas sous un point du vue trop général. Attendu que, s'il est vrai, comme on l'affirme que, dans l'état de santé, le chlore exerce une funeste influence sur les organes respiratoires ; il est également incontestable, comme l'ont observé MM. Patrix et Richard Desrues, que le dégagement qui s'opère par la combinaison de l'oxide de manganèse avec l'acide hydro-chlorique irrite le poumon, provoque la toux et doit être avantageux en excitant la respiration chez ces sortes d'asphixiques (1).

Quant à ses propriétés anti-cholériques, je les crois nulles, puisqu'un individu qui avait tra-

(1) M. Patrix verse dans un vase 2 onces d'oxide de manganèse et le délaye avec 3 onces d'acide hydro-clorique. A cela il substitue le gaz oxigène qu'il fait aussi respirer, les vapeurs ammoniacales dont il entoure les fosses nasales,

vaillé aux chlorures chez un pharmacien, a été
pris de suffocation, de céphalalgie, de toux, ce
qui ne l'a pas empêché d'être atteint du choléra
pour lequel il entra à l'Hôtel-Dieu.

Oxigène. Considérant le sang comme subissant
une grande dégénération dans le choléra-morbus M. Coster conseilla de le vivifier par l'inspiration du gaz oxigène. M. Biett en fit l'essai.
Ce gaz parut ranimer le malade, ce qui ne l'em-
pêcha point de succomber une heure après.
MM. Bally, Renauldin et Sandras , etc., l'ont
aussi employé sans succès.

Azote. Le protoxide d'azote ou gaz hilariant de
Davy, a été mis en usage par M. Lhuillier, chi-

le vinaigre aromatique qu'il applique sur les parties à l'aide
de compresses fort épaisses.

Quant à l'action des chlorures, voici ce qu'on lit dans le
rapport de M. Double, adopté par l'académie dans sa
séance du 15 mai. Sous toutes les formes , placés en pro-
fusion dans les appartemens et jusque dans les chambres
à coucher , ils ont souvent fait mal. La toux , des anxiétés
de poitrine, des irritations à la gorge en ont été communément la suite, et d'un autre côté il serait bien difficile de
citer des cas bien avérés de leur utilité prophylactique.
Qu'on en répande fréquemment dans les lieux d'aisance,
dans les cabinets de garde-robe, dans les plombs des cui-
sines, dans les conduits des eaux ménagères, dans les endroits où se trouvent habituellement de nombreuses réu-
nions d'hommes, partout, en un mot où peuvent se former
des mauvaises émanations , et l'on agira d'une manière rationnelle. Dans les autres circonstances, ni le raisonnement
ni l'expérience n'en sauraient justifier l'emploi.

rurgien de l'Hôtel-Dieu d'Orléans. Il en employait quatre litres en inspiration, et cite quatre
cas de réussite (voyez *Gazette médic.*, n° de mai).
Ce sont les seuls faits que je connaisse.

Quinquina. Ce médicament peut être propre
à favoriser la réaction. Comme tonique il convient dans les cas de véritable adynamie; comme
spécifique, il est utile lorsque la maladie passe
à l'état de fièvre tierce ou lorsqu'il y a un véritable accès insidieux. Mais alors, c'est contre
l'élément faiblesse ou contre la périodicité que
le quinquina agit, c'est-à-dire, contre la complication du choléra ou contre la fièvre pernicieuse
qui en emprunte la forme.

Néanmoins, comme à quelque période que la
maladie soit enrayée, on trouve des personnes
dont les fonctions digestives et la convalescence
ne s'établissent pas solidement et qui font même
des rechutes graves; ces inconvéniens ayant disparu par l'usage de l'extrait sec de quinquina, à
la dose de 18 grains ou un scrupule répété deux
ou trois fois par jour avec le peu d'alimens qu'on
a donnés (M. Récamier), je ne vois pas d'inconvénient à en user. On peut aussi dans la convalescence se servir du vin de quinquina en
boisson ou de la teinture en frictions recommandés par M. Foy, *loc. cit.*

Mercure. M. Jules Guérin se fondant sur ce
que les ouviers qui travaillent aux produits mer-
curiels, et les vénériens soumis au mercure sont

exempts du choléra, propose les frictions mercurielles qu'il associe à l'ipécacuana, comme
moyen curateur. J'ignore jusqu'à quel point ses
conseils peuvent être utiles, cependant, comme
je trouve dans les frictions mercurielles un excitant externe énergique, je crois qu'on peut y
recourir dans la période algide.

Injection des médicamens dans les veines. Lorsque
dans le choléra-morbus le collapsus est prononcé, nous dit-on, des stimulations extérieures
et intérieures doivent tendre à relever les forces,
pour rendre la saignée praticable (1). Dans cette
dernière intention, quelques essais portent à
croire que l'on réussira mieux que partout autre
moyen, en injectant immédiatement dans une
veine un stimulant diffusible, comme le cam-
phre ou tout autre.

Cette opinion est confirmée par une lettre
communiquée à l'académie par M. Moreau de
Jonnès. Elle annonce, que le docteur Thomas
Latta, vient d'injecter, avec succès, dans six cas
graves, des quantités énormes de solutions salines légères. Suivant lui, ce moyen ranime et
active la circulation et rend au sang sa couleur.
Ses effets en sont étonnans et très prompts, mais
pour cela, il faut que l'injection soit considérable (par exemple, 5 à 6 livres pour un adulte), et

_____

(1) Lettre de M. Delpech, lue à l'académie des sciences,
séance du 19 avril 1832.

répétée à des intervalles plus ou moins longs,
selon l'état du pouls et des autres symptômes.
Quand le pouls manque, il faut une plus grande
quantité de liquide; dans un cas, 120 onces ont
été injectées en une seule fois, et portées jusqu'à
la dose de 330 onces en douze heures. Une autre
fois, 376 onces ont été injectées depuis le lundi
onze heures du soir, jusqu'au jeudi quatre heures du matin, c'est-à-dire, plus de 31 livres en
cinquante trois heures. La solution que l'on a employée consistait, en 2 gros carbonate de soude
dans 6 onces d'eau ; elle était à la température
de plus de 43 à 44° centig. L'appareil employé
pour l'injection était une seringue commune
de Reid (ce liquide était placé dans un vase
profond et étroit), avec une canulle assez longue
pour pouvoir être introduite dans l'ouverture
d'une saignée ordinaire. Si l'opération doit être
répétée, il vaut mieux injecter dans diverses
veines.

Les effets de cette injection sont le retour im-
médiat du pouls, l'amélioration de la respiration, de la voix, la réapparition de la chaleur,
une amélioration dans l'aspect du malade avec
un sentiment de force. (*Archiv. gén. de méd.*, juin,
1832, pag. 273 et 274.)

Quelque degré de confiance que nous devions
avoir pour les médecins étrangers qui nous ont
communiqué leurs observations, il est prudent
d'attendre que la pratique des médecins français

nous éclaire sur le degré de confiance que ce moyen thérapeutique peut mériter.

Transfusion. On avait cru qu'en introduisant du sang oxigéné dans le torrent de la circulation on pourrait favoriser la réaction. A cet effet, **M.** Dieffembach, médecin de l'hôpital Boëler à Berlin, essaya trois fois la transfusion, et trois fois cette opération a été infructueuse, pour ne pas dire mortelle. Voici les faits, tels qu'ils sont consignés dans l'ouvrage déjà cité de M. Scouttetten. — 10e *obs.* Transfusion par l'artère brachiale, mort deux heures après.— 11e *obs.* Transfusion par la veine jugulaire droite, mort après cinq minutes. — 12e *obs.* Transfusion par la veine jugulaire gauche et la veine médiane droite, mort six heures après.

Je doute fort qu'à la vue de pareils résultats, il y ait quelqu'un d'assez téméraire pour répéter les essais du praticien de Berlin.

CONCLUSION.

J'avais le projet, en publiant un article sur le choléra et ses méthodes curatives, de conduire le médecin à faire une juste appréciation des avantages qui peuvent résulter de l'application des théories systématiques, ou de la méthode analytique, au traitement des maladies ; et de faire ressortir, par là, combien la doctrine des

indications l'emporte, surtout sous le rapport
thérapeutique, sur les différens systèmes que
l'on a adoptés. Ai-je atteint le but que je m'étais
proposé ? C'est au lecteur judicieux et impartial
à résoudre la question.

COUP-D'OEIL

SUR LES INDICATIONS

ET

CONTRE-INDICATIONS THÉRAPEUTIQUES

DES

ANTIPHLOGISTIQUES.

Tous les moyens et tous les médicamens qui ont la propriété de diminuer l'effervescence du système sanguin, d'abaisser la température du corps, de calmer la douleur inflammatoire et de détruire l'érétisme des parties, peuvent être rangés parmi les antiphlogistiques.

Stool partant de ce fait vrai en lui-même, que la saignée administrée dans une fièvre gastrique, entretenue par une bile âcre dans l'estomac, donne une nouvelle activité à la fièvre qu'un vomitif éteint, en conclut : « Qu'il n'existe aucun » remède qui doive porter le nom d'antiphlogis- » tique, si ce n'est sous un rapport quelconque » avec une cause morbifique bien déterminée(1).» Mais si de ce qu'un remède est administré par une main inhabile et mal à propos, vous lui refusez la propriété dont il jouit, il faudra dire que le quinquina n'est pas un anti-périodique,

(1) *Médecine pratique*, trad. de Mahon, tom. I, pag. 247.

puisqu'il n'arrête pas les accès d'une fièvre intermittente gastrique, que les évacuans emporte-
ront. Il faut aussi contester à l'opium son efficacité contre *toutes les espèces de douleur*, parce qu'il
aura augmenté la douleur inflammatoire contre
laquelle on l'avait mis en usage, sans avoir eu
la prévoyance de le faire précéder des évacuations sanguines copieuses, comme Huxham, le
premier, en a fait la remarque (1), comme les
faits journaliers viennent le confirmer. Il faudrait en un mot, ne former aucune classe de
médicamens, attendu qu'on n'en retire pas toujours l'effet qu'on se propose.

Or, comme on ne peut contester à tel ou tel
médicament, tel ou tel effet particulier qu'il
produit le plus souvent, ce sera sur cette considération pratique que nous établirons notre
classification. Ainsi, les évacuations sanguines,
les rafraîchissans proprement dits, tous les remèdes, enfin, qui jouissent de la propriété de
réprimer les mouvemens tumultueux du sang,
de *détendre*, de *relâcher* les solides ; tous ces secours thérapeutiques viendront se ranger parmi
les antiphlogistiques. Je les confondrai tous sous
cette dénomination, afin de pouvoir traiter successivement de chacun d'eux, en suivant l'ordre
qui leur sera assigné par leur degré d'utilité.

Sous ce rapport, les évacuations sanguines of-

(1) *Opp. omn.*

frant au praticien le moyen le plus puissant dont on doive user, ce sera par l'exposition des préceptes pratiques qui leur sont propres, que nous commencerons cet article.

CHAPITRE PREMIER.

DE LA SAIGNÉE.

Je comprends sous cette dénomination, toute évacuation sanguine artificielle, que l'on obtient par l'ouverture des vaisseaux artériels (artériotomie), par la piqûre des veines (phlébotomie), ou en désemplissant les vaisseaux capillaires à l'aide des sangsues et des scarifications.

L'usage de la saignée remonte à la plus haute antiquité. Le père de la médecine l'employait avec succès, et la plupart des praticiens qui l'ont suivi, ont reconnu son utilité. Il est vrai que quelques médecins égarés par de fausses croyances, furent portés à la bannir entièrement de leur pratique (Chrysipe, Erasistrate et son école, Vanhelmont, etc.); mais le règne des préjugés et de l'erreur ne dure qu'un moment, celui de la raison traverse les siècles. La sévère observation des faits ayant démontré que les évacuations sanguines offrent, dans la plupart des cas, un remède certain et assuré, et cela surtout, contre les maladies dans lesquelles l'analyse découvre un plus ou moins grand nombre des symptômes qui servent à caractériser l'élément inflammatoire, comme aussi, dans le cas où l'on a constaté la présence des sub-élémens, pléthore, douleur, spasme, fluxion, inflammation, fièvre : ce n'est donc que par ignorance ou par esprit de parti, que l'on a pu repousser entièrement un pareil moyen.

Profitant des travaux de nos devanciers, éclairés par les brillans succès qu'ils ont obtenus, comme par les fautes qu'ils ont commises, nous examinerons dans quels cas l'élément inflammatoire existe seul ou accompagné de ses sub-élémens. Nous verrons comment cet élément de maladie ou les sub-élémens qui s'y rattachent peuvent se combiner avec les autres élémens, et nous en déduirons les véritables indications de la saignée. Mais avant de nous livrer à cet examen, nous devons nous arrêter à une considération pratique très importante.

Il n'est rien qui surprenne davantage le jeune médecin, et qui nous ait autant frappé nousmême, que de trouver dans les ouvrages, combien les praticiens sont divisés sur l'utilité de la saignée dans telle ou telle maladie. Sprengel, qui en avait fait la remarque, observe que cette dissidence d'opinions vient de ce qu'on n'a pas distingué avec soin le caractère particulier de l'épidémie, et que chacun a voulu tirer des conclusions générales des observations qui lui étaient propres. Ainsi, dit-il, la constitution épidémique de Vienne, qui, de bilieuse qu'elle était au commencement, était devenue inflammatoire dans les dernières années de la vie de Stool, porta cet habile observateur à recommander la saignée et les antiphlogistiques avec non moins d'ardeur qu'on l'avait vu, quelque temps auparavant, re commander les évacuans.

Voulant faire sentir toute l'importance de l'étude des constitutions atmosphériques, essentiellement recommandées par Hippocrate, nous allons joindre à l'exemple cité par Sprengel (1), quelques autres exemples, qui nous seront fournis par des auteurs non moins célèbres que celui où il a puisé le sien.

Sydenham a consigné dans ses écrits : qu'une chose au moins dont il était sûr par une quantité d'observations exactes, c'est que, les espèces de maladies épidémiques, surtout les fièvres continues, diffèrent tellement l'une de l'autre, que la même méthode qui aura été salutaire une année, sera peut-être funeste l'année suivante (1).

Grant, marchant sur les traces de l'Hippocrate anglais, qu'il a pris pour modèle, conseille

(1) *Loc. cit.*, tom. VI, pag. 150.

(2) *OEuvres de médecine pratique*, trad. de Jault, in-8°, 1816, tom. I, pag. 7.

qu'on s'instruise d'abord bien exactement des
constitutions épidémiques et de l'effet du froid
et du chaud sur chacune d'elles, car en se laissant diriger par les symptômes présens , ou le
détail imparfait que fait toujours un malade trou-
blé, le médecin peut être induit en erreur au
point d'ordonner la saignée quand il faudrait
évacuer et *vice versâ* (1); Grant était autorisé
à tenir un pareil langage, parce qu'il s'était
beaucoup occupé de l'étude de la constitution
atmosphérique , et qu'il avait eu occasion d'observer chez une femme, que la toux dont elle
était tourmentée depuis long-temps , ne voulut
céder au mois de janvier qu'aux saignées et aux
antiphlogistiques, tandis qu'après avoir reparu
au mois de juillet avec tout l'appareil des symptômes de la fièvre gastrique , elle ne cessa que
par l'emploi des évacuans.

Il me serait facile de multiplier les citations,
en mettant sous les yeux du lecteur les histoires
des maladies bilieuses si exactement décrites
par Pringle , Makistrik, etc.; celle de la maladie muqueuse, que nous devons au zèle de
Rœderer et Wagler ; mais comme ces ouvrages
sont dans les mains de tout le monde , je me
bornerai à extraire de celui de Roucher, un
passage qui prouve non-seulement l'influence

(1) *Recherches sur les fièvres*, trad. de Lefebvre de V. B.
in-8°, 1821, tom. I, pag. 10, et 11.

de la constitution atmosphérique sur le caractère de la maladie, mais encore que cette influence est plus ou moins marquée selon les
individus. Il observa que le caractère bilieux
ou muqueux qui prédominait dans l'origine des
fièvres qu'il traita à l'Hôtel-Dieu Saint-Eloi de
Montpellier en 1795, qui passèrent à l'état inflammatoire du 7ᵉ au 9ᵉ jour, fut plus prononcé
chez les prisonniers de guerre allemans, que
chez les espagnols et les français qui n'en étaient
affectés que momentanément. Il faut observer,
dit-il, que la constitution inflammatoire ne paraît que faiblement à Montpellier, et communique seulement quelques traits aux fièvres régnantes, tandis que dans d'autres lieux, il n'est
pas de médecin attaché aux hôpitaux des armées,
qui n'ait fait la remarque plusieurs fois, que les
fièvres qui débutent le plus communément par
être bilieuses ou muqueuses, ou plus souvent
bilioso-pituiteuses, n'aient ensuite pris le caractère un peu phlogistique sur la fin de l'hiver ou
au commencement du printemps.

J'ai insisté un peu longuement sur l'influence
des constitutions, ou le *cachet* qu'elles ont im-
primé aux maladies régnantes, parce qu'elles
peuvent devenir une source d'indications pour
l'emploi des antiphlogistiques. Je ne prétends

---

(1) *Traité de médecine clinique, sur les principales maladies des armées, etc.*, in-8°, an VI, tom. I, pag. 79 et suiv.

pas que ce soit notre seul guide , car les constitutions atmosphériques, agissant d'une manière
générale sur tous les individus, l'épidémie devrait revêtir les mêmes formes dans tous les cas,
ce qui n'a pas lieu à cause des dispositions individuelles relatives à l'âge, au sexe..... Mais je
veux que comme la recherche des causes de
la maladie , du tempérament de l'individu, etc.,
l'étude de l'influence des constitutions sur l'é-
tat du malade ne soit pas négligée. Ainsi, l'analyse doit embrasser non-seulement l'état symptomatique présent de l'homme affecté , mais
encore l'histoire entière de sa vie. Elle pourra
nous faire connaître son idiosyncrasie, et nous
découvrira quelquefois , dans une prédisposition
héréditaire , le germe des maux que nous sommes appelés à pallier ou à détruire.

D'après ces considérations nous dirons : toutes les fois que le malade aura été disposé par
l'influence de la constitution au développement
du génie phlogistique,, toutes les fois que le
tempérament de l'individu se rapprochera de
l'état pléthorique , il sera bon de tenter l'emploi des évacuations sanguines. A bien plus forte
raison , si la maladie dépend de la suppression
d'une hémorragie habituelle, ou de l'habitude
que l'on avait contractée de se faire tirer du sang,
opération que l'on aurait négligé de pratiquer
sans motifs ; si le sujet est réellement pléthorique , si l'ensemble des symptômes qui forment

le tableau de la maladie, présente ceux qui appartiennent aux autres sub-élémens de l'état inflammatoire ou à ce dernier élément.

Mais comme ces diverses modifications doivent nécessairement faire varier les indications thérapeutiques de la saignée, quant aux lieu où on doit la pratiquer, à la quantité de sang que l'on doit extraire, etc.; nous allons parcourir les cadres nosologiques des auteurs, pour voir comment les divers élémens de maladie et leurs sub-élémens se lient et se combinent entr'eux, et nous parviendrons, par là, à préciser les variations que l'on doit faire subir à ce moyen curateur.

Ici, comme dans bien des cas, nous devons recourir à des classifications théoriques, dont sans doute, il vaudrait mieux pouvoir se passer, mais cela est impossible : les faits nombreux et disparates dont se compose la science et l'art du médecin, ne se classant dans la mémoire qu'à l'aide d'un lieu systématique quelconque. Nous suivrons donc une nosologie, mais sans attacher aucune importance à des idées qui ne sont en quelque sorte que l'échafaudage de la science, et nous nous servirons des faits sur lesquels elles s'appuyent pour établir nos règles pratiques. (Laennec, *De l'auscultation immédiate*, etc.)

SECTION PREMIÈRE.

FIÈVRES.

En parcourant successivement les classes de fièvres que Pinel a rangées dans sa nosographie philosophique et les maladies qui peuvent leur être rapportées; nous voyons tantôt l'élément inflammatoire existant seul, tantôt se compliquant de ses sub-élémens. Plus loin, ce sont les élémens gastrique, bilieux ou muqueux, qui manifestent leur présence; ils sont avec ou sans fièvre, et se lient quelquefois à l'élément inflammatoire lui-même. Enfin, les élémens adynamique et ataxique viennent terminer la série et prouver, qu'ils peuvent se combiner avec les autres états; d'où les dénominations de fièvre inflammatoire simple, de fièvre inflammatoire bilieuse ou bilieuse inflammatoire (1), de fièvres muqueuse, nerveuse, adynamique, ataxique, qu'on leur a données.

Nous allons décomposer séparément et par groupes distincts ces différentes classes de fiè-

(1) J'adopte les dénominations modernes comme plus simples et comme donnant une idée plus claire de la maladie, que les noms de synoque ou synèque adoptés par Laforest (*liv. II, obs.* 14 ; schol. et autres endroits); de veineuses et gastriques, consacrés par Baillou, *opp.*, tom. I, *liv. II; épid.*, pag. 78), etc.

vres, nous rapporterons à chaque classe les observations consignées dans les écrits des anciens et des modernes, afin d'indiquer les cas dans lesquels il faut pratiquer la saignée et ceux où l'on doit s'en abstenir.

I. *Fièvres inflammatoires.* — Il est incontestable que l'élément inflammatoire existe dans les fièvres de ce nom, puisque l'un et l'autre reconnaissent les mêmes causes, offrent les mêmes symptômes, et se terminent de la même manière. C'est pourquoi je crois être fondé à avancer que c'est la même maladie, qui peut être plus ou moins prononcée ; et que le traitement qui convient à l'une, peut parfaitement s'adapter à l'autre.

On n'a point oublié que l'état de la constitution atmosphérique, le tempérament de l'individu, son âge et son sexe le disposent plus ou moins au développement des symptômes inflammatoires. On n'a pas oublié, non plus, que les symptômes sont tantôt peu marqués, tantôt plus intenses et quelquefois si violens, qu'il s'y joint des épiphénomènes alarmans (le délire, l'hydrophobie symptomatique, etc.). On se rappelle aussi que les sub-élémens, douleur, spasme, pléthore, fluxion, inflammation, fièvre, s'unissent très souvent à l'élément principal, ou en sont la compagne inséparable ; et que ces complications ou ces divers degrés de la maladie font varier l'emploi des antiphlogistiques. Revenant sur ce sujet, ce sera en indiquant quelles sont ces variations

que l'état du malade peut offrir suivant les circonstances où il se trouve placé, et en appliquant
à chacune d'elles l'emploi raisonné des évacuations sanguines, que nous poserons les indications de la saignée dans les maladies inflammatoires pures (1).

Lorsque la fièvre inflammatoire est simple,
c'est-à-dire, lorsque les symptômes sont peu
intenses comme cela a lieu ordinairement à son
début ; il suffit quelquefois des seules forces de
la nature pour en amener la guérison. D'autres
fois, et cela surtout lorsque la maladie dépend
de la suppression de la transpiration, il suffira
de faire usage de boissons antiphlogistiques ou
de pratiquer une petite saignée, n'importe en
quel lieu on ouvrira la veine, pour déterminer
des sueurs critiques. Mais lorsque le développement des symptômes est dû à la suppression
d'une hémorragie, il faut faire en sorte que les
évacuations sanguines puissent, en calmant les
symptômes inflammatoires, rappeler l'écoulement du sang dont la non apparition cause la
maladie. Dans ce cas, il faudra aussi rendre la
saignée plus copieuse parce qu'il y aura pléthore accidentelle.

Ce serait peut-être le moment de parler de

(1) J'appelle pures, celles qui n'ont d'autre complication,
que celle des sub-élémens qui se rattachent à l'élément inflammatoire.

la révulsion et de la dérivation, mais comme les sub-élémens douleur, spasme, fluxion, etc., se rapportent plus particulièrement à la classe des phlegmasies, nous renverrons au chapitre suivant ce qu'il faut dire à ce sujet.

Je disais donc, que l'on doit employer la saignée et la proportionner à la vivacité des symptômes, tout en ayant égard à la cause de la maladie. Je dois ajouter, qu'on doit aussi la proportionner aux forces de l'individu, à son âge, son sexe, etc.; car, quoique nous ayons consacré quelques lignes à des considérations pratiques sur l'état des forces radicales et agissantes, l'âge tendre et l'âge avancé, etc., ces notions ne pourraient suffire. Nous reprendrons donc ce sujet pour lui donner plus de développement.

L'observation confirme tous les jours que les jeunes gens, les hommes vigoureux et d'une forte constitution supportent aisément des saignées abondantes qui seraient nuisibles à des individus faibles et valétudinaires. Qu'on peut tirer une plus grande quantité de sang à un habitant du nord qu'à un habitant du midi, pendant une saison froide et sèche, que pendant un temps chaud et humide, à une personne d'un tempérament sanguin ou mélancolique, qu'à celles qui sont bilieuses ou pituiteuses, à des gens maigres et secs, qu'à ceux qui sont gras et lymphatiques ou, comme dit Grant, de grosse corpulence. On saignera, enfin, avec beaucoup de ménagement les personnes douées d'un grand embonpoint, et cela, pour éviter l'hydrothorax que Morgagni a vu être la suite d'évacuations multipliées. Comme aussi on sera plus avare de sang chez l'enfant et le vieillard, dont les forces se réparent lentement et difficilement, que chez les pubères, dont la réparation se fait avec facilité et promptitude.

En disant que les enfans et les vieillards supportent difficilement la saignée, nous n'entendons pas avancer, qu'on ne doit jamais l'employer dans le premier âge de la vie et dans une vieillesse avancée; l'expérience viendrait nous donner un démenti formel, et nous serions obligés de répudier les faits. Loin de nous une pareille idée : ces faits parlent trop haut, et les auteurs qui les rapportent sont trop respectables pour qu'on ose élever quelque doute. Nous rendrons donc hommage à la vérité et nous citerons les plus remarquables et les plus concluans.

Un vieillard de 74 ans est atteint du cardite: Aberchrombie fait faire d'abord une large saignée, quelques heures après il lui fait tirer encore trente ou quarante onces de sang, le malade s'évanouit alors, et demeure long-temps dans un collapsus complet. Le jour suivant il ne ressentait plus aucune douleur, et dès lors, il entra en convalescence (1).

Volcame saigne avec succès une femme

(1) *Revue médicale*, septembre, 1824, pag. 436.

âgée de 78 ans; Rivière obtient de pareils avantages chez un homme de 84 ans (1-2). Frank a eu le plaisir de sauver la vie à un octogénaire, atteint d'une phlegmasie grave du poumon, au moyen de neuf saignées (3). Le professeur Barzoletti de Pavie, guérit un vieillard âgé de 85 ans, d'une encéphatite, à l'aide de deux saignées, par lesquelles il enleva une livre et demi de sang, et par l'application des sangsues, en assez grand nombre, au cou, derrière les oreilles et à l'anus (4). M. Guersent fait utilement tirer du sang deux fois dans le même jour à un individu qui était parvenu à sa 87ᵉ année (5). Enfin, M. Seneaux a vu saigner au cou et avec efficacité, le doyen des chirurgiens d'Agde qui avait atteint l'âge de 94 ans (6).

La saignée est non moins utile dans la plus tendre] enfance. C'est pourquoi Avenzoar saigna son fils âgé de trois ans; Guy Patin le sien, trois jours après la naissance, et que journellement encore on laisse le sang s'échapper par le

---

(1-2) Ces faits sont cités par M. Ménard, voyez son *Traité de thérapeutique*.

(3) *Loc. cit.*, tom. II, pag. 108.

(4) *Annali universali di medicina*; Gennaio, 1827.

(5) *Dict. des scienc. médic.*; art. SAIGNÉE.

(6) Barthez, Seneaux: *Matière médicale thérapeutique*, in-8°, 1821, tom. II, pag. 46. J'aurais désiré que M. Seneaux nous eut dit si on avait tiré le sang à l'aide de la lancette ou d'une autre manière.

cordon ombilical chez l'enfant qui vient de naître. Parmi les faits nombreux que Mme Lachapelle a consignés dans ses *Mémoires sur les accouchemens,* je choisirai le n° 31, pag. 211 du premier volume, qui prouve, qu'il n'y a pas de
règle positive sur la quantité de sang que l'on
doit enlever. Il est d'usage que l'on se borne à
extraire par les artères ombilicales deux ou trois
cuillerées de sang; eh bien, le n° 31 porte: l'enfant vivait, il était pléthorique, violacé, mou et
chaud, ses yeux étaient fort saillans et le soleil
qui, par hasard, donnait sur eux, faisait voir sur
l'iris des vaisseaux capillaires nombreux et pleins
d'un sang rouge et vif. On laissa couler le cordon, et comme il donnait peu de sang, on appliqua quatre sangsues médiocres sur les angles
de la machoire, le rétablissement fut prompt et
facile, la turgescence des yeux et la tumeur oc-
cipitale disparurent.

On saignera donc à tout âge; mais comme les
grandes saignées affaiblissent plus que les sangsues et les ventouses, on se servira de ces dernières. Elles sont aussi nécessaires chez l'adulte,
après qu'on aura rompu le mouvement fébrile.
Hors ces cas, lorsque le sujet est jeune et vigoureux, lorsque le sub-élément pléthore se joint
à l'élément inflammatoire qui, par là, acquiert
ordinairement plus d'intensité, la saignée devra
être copieuse, et le sang s'échapper rapidement
et par une large ouverture.

Je ne dis pas qu'il faille, comme Botal, tirer deux ou trois livres de sang, attendu que plus l'on tire l'eau d'un puits, plus la nouvelle qui sourd est pure; et que plus un enfant suce le sein de sa nourrice, plus le lait devient abondant. Je ne voudrais pas non plus qu'on imitât Galien, lorsqu'il veut que dans certaines occasions on tire six cotyles de sang (1), ou qu'on pousse l'évacuation jusqu'à défaillance (2). Je le trouve plus raisonnable, quand après avoir étranglé une fièvre éphémère en saignant jusqu'à la syncope, il nous prévient, qu'il a vu plusieurs médecins qui par ces saignées poussées jusqu'au blanc, ont décidé une mort prompte, et quelques autres qui avaient introduit dans la constitution une faiblesse absolument incurable. C'est pourquoi il donne pour précepte de proportionner la quantité de sang, qu'on tire, à la nature de la maladie et aux forces du malade.

Je l'approuve encore, quand il donne pour maxime qu'il vaut mieux se tromper par défaut que par excès (3); mais ce que je ne puis expliquer, ce sont les contradictions évidentes que l'on trouve dans ses ouvrages (*De venæ sect. adv.*

(1) D'après Leclerc, six colytes répondent à 54 onces, voyez *loc. cit.*, pag. 702.

(2) Ces saignées jusqu'à défaillance, étaient poussées communément jusqu'à 5 ou 6 livres de sang (Houlier, *Comm. in aphor* 3, *lib. I).

(3) Black-Coray., *loc. cit.*, pag. 133.

Eras). Nous venons d'exposer ce qu'il dit dans un lieu, voici comment il s'exprime ailleurs: on ne doit jamais aller au-delà de 17 onces, ni au-dessous de 8 onces; il est à craindre d'employer ce remède pour les enfans au-dessous de quatorze ans; on doit fixer à 9 onces pour la première saignée, la quantité de sang à enlever à un pubère, et à 13 ou 14 onces la seconde saignée, etc.

J'avoue que je ne saurais suivre ses conseils, ni imiter les médecins qui vivaient à la même époque, et qui ne saignaient personnes *de deux âges,* c'est-à-dire, avant deux fois sept ans, parce qu'à cet âge on a plutôt besoin de sang qu'on n'en a de superflu (1). Je ne puis non plus partager les craintes du médecin de Pergame ni admettre ses proportions. Eller ayant prouvé, comme tant d'autres, qu'il faut, d'une part, tirer quelquefois une grande quantité de sang, et que d'autre part une saignée de 6 onces serait trop copieuse (2). Les observations que j'ai citées prouvent, d'ailleurs, qu'on peut saigner à toutes les époques de la vie, et plus ou moins abondamment.

Ainsi, quoique Grimaud pense qu'une évacuation suffisante en une seule fois et par une large ouverture, suffoque bien plus souvent la maladie que l'émission interrompue et prolongée

(1) Artémidore, lib. 11, pag. 75.
(2) *De la connaissance et du traitement des maladies aiguës,* traduct. de J. Agathange-le-Roy, in-8°, 1724, pag. 15.

d'une grande quantité de sang; il croit aussi que les symptômes ne demandent pas toujours une évacuation copieuse, et qu'il serait imprudent de verser le sang sans distinction ni mesure. Il serait dangereux, dit-il, de le laisser couler jusqu'à défaillance. Il vaut mieux faire des saignées modérées et de les répéter selon le besoin (1).

Mais comme on ne voit pas de suite l'effet de la saignée que l'on vient de pratiquer, on ne doit pas se hâter de la réitérer souvent sans nécessité manifeste, il faut avoir toujours présent à la mémoire, que dans les maladies d'un caractère phlogistique, la nature demande toujours vers la fin une certaine somme de forces, et prendre garde que la lancette meurtrière n'accable ceux, que la maladie aurait peut-être épargnés (2).

Je ne pousserai pas plus loin mes remarques sur la saignée dans les fièvres inflammatoires, pour éviter des répétitions qui seraient inévitables, lorsque je parlerai de l'emploi de ce moyen dans les autres maladies; et nous résumerons ce qui a été exposé dans cette section, en disant, que l'indication des évacuations sanguines se tire de l'état antérieur et présent de l'atmosphère, de l'idiosyncrasie de l'individu, des divers âges,

(1) Grimaud : *Cours de fièvres*, deuxième édit., publiée par Demorcy-Delletre, in-8°, 1815, tom. II, pag. 29.

(2) Frank-Goudareau.

des causes de la maladie et de l'intensité plus ou moins grande des symptômes. Nous ajouterons, que plus on se hâte d'ouvrir la veine dans les premiers instans de la maladie, plus cette opération est efficace. Néanmoins, on peut en toute sûreté tirer du sang à une époque avancée et dans toutes les périodes, lorsque les symptômes l'indiquent; car ce n'est pas toujours sans inconvénient qu'en faveur d'une hypothèse on diffère, on suspend même pendant une heure l'emploi de la saignée après le 3e ou le 4e jour, à cause de l'apparition des règles, de l'âge tendre ou de l'âge avancé. (Le même Frank).

II. *Fièvres bilieuses.* — L'analyse découvre dans les épidémies de maladies bilieuses décrites par les auteurs, et dans les cas particuliers que les praticiens ont recueillis:

1° L'élément bilieux simple et dépouillé de toute complication : c'est l'embarras gastrique ou intestinal.

2° L'élément bilieux accompagné d'une légère réaction fébrile passagère ou symptomatique; ce qui a fait dire à quelques médecins que la fièvre n'était que le résultat des efforts médicateurs de la nature pour se débarrasser de la matière morbifique : c'est la fièvre bilieuse simple.

3° Chez les individus pléthoriques, ou lorsque la maladie est occasionnée par la suppression d'une hémorragie habituelle , la réaction est plus prononcée : c'est la fièvre bilieuse avec pléthore sanguine.

4° Quelquefois le malade éprouve indépendamment des symptômes bilieux, ceux d'une inflammation locale. Il aura alors une pleurésie bilieuse, une colique bilieuse, etc., qui seront essentielles ou symptomatiques de l'état bilieux.

5° Dans quelques circonstances rares, il survient des hémorragies qui se trouvent sous la dépendance de l'affection bilieuse, d'où leur est venu le nom d'hémoptysie bilieuse, d'hématurie bilieuse, etc.

6° Enfin, le plus souvent, l'élément inflammatoire lui-même, est intimément uni à l'élément bilieux, ce qui fait qu'on appelle cette espèce de fièvre, fièvre inflammatoire bilieuse, ou fièvre bilieuse inflammatoire suivant l'élément prédominant. Cette complication a ordinairement lieu à la fin du printemps ou au commencement de l'été. Alors les maladies inflammatoires disparaissent et sont remplacées par les affections bilieuses.

Je ne parle pas des complications de l'état bilieux avec les états muqueux, catarrhal, etc., parce qu'elles n'exigent jamais la saignée, à moins que l'élément inflammatoire ou ses sub-élémens ne soient de la partie. Revenons aux diverses modifications de l'élément bilieux.

Il est certain que lorsque cet élément est borné à l'état de simple embarras gastrique, ou d'embarras intestinal, les évacuations sanguines ne sauraient être d'aucune utilité.

Il est encore vrai, que lorsque le mouvement fébrile est peu intense, il suffit d'user des délayans pour rendre (comme disent les anciens) la matière morbifique mobile, et de l'évacuer ensuite par la voie la plus courte, pour achever la guérison. Il ne faudrait pas, dans ce cas, s'en laisser imposer par l'état du pouls qui peut être grand et dur (1), car il devient tout à fait petit après la plus légère saignée (2). Il ne faudrait pas, non plus, qu'une réaction fébrile un peu forte pût nous entraîner, car on a observé dans l'épidémie de Tecklenbourg, que sur un cas où la saignée était utile, il y en avait dix où elle était nuisible même lorsqu'il paraissait y avoir complication de phlegmasie; d'où l'observateur conclut qu'on doit restreindre les éloges que Sydenham (3) a donnés aux évacuations de sang, dans les cas de maladies dépendantes de la constitution atmosphérique (4).

A cette époque, Stool faisait la même remarque à Vienne. Voici comment il nous communique ses observations. « Je me suis convaincu que, par

_____

(1) Il est toujours dur chez les vieillards (M. Double, *loc. cit.*).

(2) *Histoire de l'épidémie bilieuse du comté de Tecklenbourg, depuis 1776 jusqu'en 1780, etc.*, par Finke; traduct. du professeur Lugol, in-8°, 1815, pag. 44.

(3) *Epist. responsor*, pag. 195.

(4) *Loc. cit.*, pag. 140 et suiv.

elle-même, la saignée ne convient jamais dans
une maladie bilieuse, soit parce qu'après l'ex-
traction du sang, qui est le modérateur de la
bile, la maladie prend un accroissement très
marqué, la matière pénétrant alors avec plus de
facilité dans le sang; soit parce que ce qui est
expulsé si heureusement et si promptement par
les vomitifs et les purgatifs, ne nécessite point
l'emploi de ce remède. Une expérience multi-
pliée (et c'est principalement ce qui doit nous
guider dans la pratique) m'a appris cette règle
sur la saignée (1). Il s'était déjà aperçu que lorsqu'on avait tiré du sang, bientôt après les symptômes s'aggravaient, et qu'il n'y avait alors que
les évacuans qui amenassent un soulagement
sensible et constant. Ils faisaient cesser le délire
que les saignées avaient provoqué (2).

Cependant lorsque l'individu est jeune et vigoureux, que la chaleur de la peau est considérablement augmentée, le pouls dur, l'artère
tendue, qu'elle résiste à la pression, et qu'il y
a rénittence réciproque du sang et du vaisseau, on peut sans inconvénient ouvrir la veine.

Cette indication sera bien plus positive, si le
sujet est réellement pléthorique. Alors la saignée, faite suivant les forces du malade, suffit

(1) *Loc. cit.*, pag. 255-6.
(2) *Ibid.*, pag. 27. Zacutus Lusitanus, Bianchi et autres,
citent aussi plusieurs observations de fièvres bilieuses, où la
saignée a été funeste.

pour faire cesser le spasme, et favorise beaucoup l'effet des vomitifs et des purgatifs. Je n'ai
jamais vu, dit Grant, les fièvres bilieuses se
passer plus doucement, que quand le malade
avait été saigné une fois à propos au commencement (1). Je dois faire observer, en passant,
que dans le cas où le malade serait dans la vigueur de l'âge, et très pléthorique, il ne faudrait pas se méprendre à la petitesse du pouls,
car l'oppression et l'inanition ou manque absolu des forces, sont toutes deux accompagnées
de ce symptôme. On doit alors comparer l'*habitude naturelle* du malade avec les autres symptômes, et l'on jugera par l'état du pouls, pendant l'opération, de l'effet de la saignée.

Les évacuations sanguines conviennent donc
pour combattre la pléthore, détruire le spasme
et favoriser le vomissement. Cette qualité antispasmodique de la saignée n'avait pas échappé
au père de la médecine, puisqu'il recommande
de n'employer les purgatifs dans les fièvres qu'a-
près avoir relâché le corps par le soustraction
du sang : *Relaxo corpore per missionem sanguinis.*
Galien (2) avait également remarqué que les
saignées copieuses étaient généralement suivies
d'une évacuation par le vomissement ou par les
selles; ce qui sans doute avait donné aux pra-

---

(1) *Loc. cit.*, tom. I, pag. 375.
(2) *Comment. de vict. rat. in acut.*

ticiens qui les ont consultés, l'heureuse idée
de les mettre en usage. Ainsi, Sydenham, dans
les fièvres continues des années 1661, 62, 63
et 64, fit précéder avec avantage les vomitifs
de la saignée. Finke, dans l'épidémie bilieuse de
1776, eut occasion d'observer, que dans les cas
où la fièvre était très aiguë, les évacuations qui,
d'ailleurs, étaient nuisibles dans toutes les occasions, étaient utiles lorsqu'elles précédaient les
évacuans des premières voies (1). Stool raconte
que dans l'automne, et surtout lorsqu'elle est
très avancée et que l'hiver approche, les fièvres
bilieuses exigent assez souvent une ou même
deux saignées, avant qu'on puisse secouer l'estomac sans inconvénient et avec avantage ; et que
celles pour lesquelles ces précautions ne sont
pas nécessaires, les supportent cependant pour
l'ordinaire sans danger pour les malades (2).
Enfin, M. Lerminier à Paris, les professeurs de
clinique à Montpellier et plusieurs praticiens habiles de cette cité suivent habituellement cette
pratique, et nous avons pu apprécier qu'elle était
toujours suivie des résultats les plus heureux.

Mais c'est surtout lorsque l'élément inflammatoire prédomine, qu'il faut user de la saignée (3).

(1) *Loc. cit.*, pag. 192.
(2) *Loc. cit.*, tom. I, pag. 403.
(3) On s'apercevra, sans doute, que je ne parle pas des
complications formées par les inflammations locales et les
hémorragies. Ce n'est pas oubli de ma part, mais bien vo-

Alors, comme c'est principalement la surabondance et l'impulsion trop rapide du sang qui ex-
citent les mouvemens vitaux immodérés (Stool),
il faut délivrer le malade du superflu au moyen
de la saignée (Stool, Richter). On devra la répéter selon les circonstances, c'est-à-dire, jusqu'à ce que l'élément inflammatoire ait cessé de
prédominer, sans cela on ne pourrait sans crainte
employer les évacuans, qui seraient préjudicia-
bles, ou du moins sans effet. C'est une remarque
que nous devons à Coxbruk et à Kloekhof. L'un
assure, que c'est à l'emploi des saignées répétées,
qu'il dut les heureux résultats de la crême de
tartre dans l'affection des premières voies, ce
médicament n'ayant eu aucun effet avant qu'on
se fut décidé à tirer du sang. Le second observa,
que dans l'épidémie inflammatoire bilieuse de
Culembourg, la saignée était indispensable au
commencement, et qu'il fallait souvent la répéter pour calmer la violence des symptômes,
la vivacité de la fièvre, l'oppression de poitrine,
la douleur de tête et des lombes, que les évacuans auraient augmentées.

On attaquera donc l'élément inflammatoire
prédominant, et lorsque la prédominance aura
cessé, on combinera le traitement antiphlo-

lontairement et pour éviter des répétitions inutiles, me proposant de traiter de ces complications, lorsque je m'occuperai des phlegmasies et des hémorragies compliquant les
états bilieux, muqueux, etc.

gistique avec les évacuans, méthode adoptée
par les auteurs déjà cités, par Glass, Selle et
la plupart des médecins modernes.

S'il arrivait que dès le début, comme cela
a lieu quelquefois, il n'y eût pas prédominance,
que les élémens inflammatoire et bilieux fussent
tellement liés et confondus, que l'un ne fût pas
plus marqué que l'autre; il faudrait alors commencer le traitement par les évacuations sanguines. La faiblesse et la petitesse du pouls,
la difficulté de respirer ne doivent pas empêcher de commencer par elle (Brendel), vu que
l'embarras gastrique, comme l'état pléthorique,
cause l'oppression des forces (Finke), qu'un
émétique relève quelquefois d'une manière
étonnante (Van-Swiéten, Tissot). On agit donc
comme dans les cas difficiles, c'est-à-dire, par
la méthode *à juventibus et lædentibus* (Scroeder).

III. *Fièvres muqueuses.* — Les circonstances qui
favorisent le développement de l'élément muqueux, s'opposant à ce que l'élément inflammatoire puisse également s'établir, la réunion
de ces élémens doit être extrêmement rare.
Cependant elle peut avoir lieu au printemps,
lorsque la maladie dépend d'une hémorragie
supprimée, surtout chez la femme. Alors,
comme dans les fièvres bilieuses, il faudra avoir
égard, 1° à la constitution atmosphérique, qui
peut amener la production ou la réproduc-
tion de la maladie sous forme bénigne inflam-

matoire , contre laquelle les saignées seront
utiles (1) ; 2° à la réaction fébrile ; 3° à la pléthore, et surtout au développement des symptômes phlogistiques; c'èst-à-dire , en un mot,
qu'on aura les mêmes indications à remplir, les
mêmes précautions à prendre. Mais une chose
qu'on ne doit jamais perdre de vue , c'est que
les individus d'un tempérament muqueux et
lymphatique , ne peuvent supporter la perte
d'une grande quantité de sang. Il faut dès lors
imiter Stool , qui , dans les fièvres pituiteuses
inflammatoires ou inflammatoires pituiteuses,
plutôt que simplement pituiteuses, qu'il observa
en 1777, faisait des saignées modérées pour
connaître l'état du sang , et le soulagement que
le malade en retirait.

Cependant , comme les symptômes fébriles
peuvent acquérir une certaine intensité , et
d'autre part , comme la saignée est utile pour
favoriser l'action des évacuans , elle doit quelquefois les précéder , c'est - à - dire , qu'il
convient de la pratiquer dès le début de la
fièvre muqueuse , et de la réitérer selon la
violence des symptômes. Cette pratique indiquée par Wagler , a été adoptée par Pinel,
Frank et par les professeurs de notre école ,

_____

(1) *Traité des maladies muqueuses*, par J.-G. Rœderer
et Wagler, traduct. de Leprieur, in-8°, 1806, pag. 192,
observat. 5°.

qui nous en ont fait connaître plusieurs fois l'u-
tilité.

IV. *Fièvres adynamiques* — L'abus que l'on a
déjà fait du mot *fièvre adynamique,* égale presque celui qu'avait occasionné le mot *fièvre putride.* Rien de plus familier dans le langage que
le mot *fièvre adynamique,* et cependant cette
fièvre est fort rare. Ce n'est pas elle, mais l'a-
dynamie symptomatique qui est très fréquente.
Or, ces deux états n'ont presque point de rapport; chacun d'eux offre un point de vue particulier, et demande un traitement spécial.
Celui de l'adynamie essentielle est un, lorsque,
au contraire, celui de l'adynamie symptomatique
doit être relatif. La première demande impérieusement les toniques : la seconde cesse par
un émétique, la saignée, etc. (1).

Ce passage que M. Lugol a mis en note de sa
traduction de Finke (2), confirme les idées que
j'ai émises sur la putridité. Je crois avoir prouvé
par l'analyse des symptômes, qu'elle n'était que
les élémens inflammatoire ou bilieux exaspérés;
il ne me reste qu'à démontrer cette vérité par
les faits pratiques, pour qu'elle soit désormais
incontestable.

Indépendamment des fièvres putrides, décrites

(1) Cela doit être, attendu que l'adynamie symptomatique
n'est autre chose que l'oppression des forces causée par la
pléthore, un embarras gastrique. etc.

(2) Voyez pag. 52, 53.

par Rivière, des pestes de Londres et de Moscou, observées par Sydenham et Samoïlovitz, dans lesquelles il y avait excès de forces. Indépendamment des remarques de Stool, d'où il résulte, que dans les fièvres putrides inflammatoires qu'il observa en 1778, la saignée et les antiphlogistiques devenaient nécessaires (1), et furent utiles (2). On trouve dans Grant, que dans les fièvres putrides bilieuses simples, il a vu plusieurs personnes de grosse corpulence, qu'il nous avait dit supporter difficilement les saignées, faire de très grands efforts en vomissant lorsqu'on ne leur avait pas tiré du sang, au lieu qu'elles vomissaient facilement après avoir perdu dix onces de ce liquide. Il ajoute : le vomissement produisait un très bon effet (3).

La *Bibliothèque médicale*, année 1812, renferme l'histoire d'une fièvre inflammatoire qui avait simulé une fièvre adynamique au 4e jour, qui même avait fait des progrès sensibles vers la guérison, sous l'influence d'un traitement tonique, et dans laquelle cependant, au 10e jour, on pratiqua deux saignées, une le matin, une le soir. Aussitôt la fuliginosité de la langue disparut, ainsi que les autres symptômes adynamiques : le malade entra dès lors en convalescence, et fut incessamment tout à fait rétabli.

(1) *Loc. cit.*, tom. II, pag. 42.
(2) *Idem.*, pag. 106.
(3) *Loc. cit.*, pag. 122.

Que conclure de ces faits? Que la putridité n'est pas l'adynamie, qu'elle n'est autre chose que la fièvre inflammatoire, la fièvre bilieuse, la fièvre bilioso-inflammatoire, ou bien la fièvre phlogistico-bilieuse, portées à un très haut degré d'intensité.

Ayant posé, comme principe irrévocable, que la putridité n'est pas l'adynamie, et que celle-ci n'était qu'un élément de maladie qui pouvait se combiner avec les autres états et réclamer impérieusement les toniques; on sentira combien il serait dangereux de tirer du sang dans les cas où la faiblesse est réelle, lorsqu'il y a défaut d'énergie des fonctions vitales. Si par hasard ce procédé a pu être utile, c'est, sans doute, lorsque l'adynamie n'était pas vraie, que les forces n'étaient qu'opprimées, c'est-à-dire, dans les cas de fièvre putride simple sans adynamie ou avec fausse adynamie. On se souvient que j'ai montré combien il était difficile de distinguer l'adynamie vraie de celle qui ne l'est pas, et que j'ai proposé la méthode *à juventibus et lœdentibus*; c'est, je pense, encore le seul conseil que je puisse donner.

On prétendra, peut-être, qu'il n'existe pas de fièvre adynamique essentielle, mais seulement un état adynamique susceptible d'accompagner toutes les maladies par irritation, parvenues jusqu'à une extrême intensité; ou si l'on veut, que les états généraux appelés *fièvre*, ne sont que l'expression sympathique d'une lésion locale cantonnée dans un petit coin de l'organisme (M. Caffin , *Traité analytique des fièvres essentielles,* Paris, 1811); ou bien enfin que des gastro-entérites , dans lesquelles il y a des symptômes d'adynamie (MM. Broussais, Petit, etc., l'ont avancé). Raison de plus pour suivre la méthode proposée; car une phlegmasie quelconque peut amener la simple oppression des forces ou s'accompagner d'une véritable prostration. D'ailleurs, la phlegmasie de la muqueuse gastrointestinale ne s'oppose pas toujours à l'emploi des toniques, elle les réclame au contraire; et je pourrais citer plusieurs observations qui me sont propres, pour constater l'utilité du sulfate de quinine, administré (par petites doses) à des jeunes gens de 18 à 22 ans, à titre de tonique et d'astringent. Il y avait douleurs abdominales augmentant par la pression, diarrhée, adynamie... tout a cessé par l'emploi de la quinine. Pourquoi? Parce que l'inflammation n'était que secondaire. Sans cela , ce médicament aurait exaspéré les symptômes et la mort eût été inévitable.

Je ne m'étendrai pas davantage sur ce sujet, que je serai forcé de reprendre lorsque nous nous occuperons (dans un autre ouvrage) de l'emploi des toniques dans le traitement des phlegmasies.

V. *Fièvres ataxiques.* — L'ataxie comme l'adynamie ne forme qu'un élément de maladie. Elle se lie aux élémens inflammatoire, bilieux, etc., et les complique. Dans le premier cas, c'est-à-dire, lorsque l'ataxie se combine avec l'état inflammatoire, on peut recourir à la saignée; mais le désordre de la machine, le trouble des fonctions, etc., doivent nous rendre très circonspects dans son emploi.

Néanmoins, d'après la remarque que l'on a faite, que l'omission de la saignée, surtout dès le commencement, pourrait rendre tout remède inutile, comme l'aménorrhée, par exemple, peut être la cause de la maladie, et que l'apparition du flux menstruel peut devenir critique (1), il sera bon de tirer du sang aux personnes jeunes, pléthoriques, et cela surtout lorsqu'il y a quelques autres symptômes d'une disposition inflammatoire. Alors, la nécessité de tirer du sang est souvent manifeste, et la saignée faite avec précaution et sous les yeux du médecin doit parfois être mise en usage (Frank). Je dis parfois, parce qu'il n'est pas rare que par rapport à l'âge, au tempérament du malade, à l'influence de la saison ou du climat (2), des in-

(1) Il le fut chez la femme de Thaze, dont parle Hippocrate, 2ᵉ *mal.*, 3ᵉ *liv.*, § 2, *des épidémies.* L'agitation et le délire qui survinrent le troisième jour de la fièvre maligne dont elle était frappée, furent le présage de l'apparition des règles qui se déclara le même jour et fut critique.

(2) Barker prétend avoir appris par expérience, que les saignées étaient absolument impraticables en Amérique,

flammations accidentelles locales développent
pendant le cours d'une fièvre maligne des symptômes inflammatoires plus ou moins prononcés(1).
Mais à moins que la plénitude et la fréquence du
pouls, la rougeur des yeux et de la face, et les
autres symptômes que cet illustre écrivain avait
remarqués, ne soient très manifestes, ce qui est
très rare, on ne doit pas les combattre directement par les antiphlogistiques Ils doivent seulement nous rendre plus réservés sur l'usage des toniques, des antispasmodiques irritans, etc., (2).

On ne doit pas s'en rapporter à Stool, qui
proscrit les évacuations du traitement de la fièvre maligne, *aphoris.,* 847, ni adopter la pratique
d'Amatus Lusitanus, qui saignait sans distinction
de cas au début de la maladie (3); il faudra, au
contraire, avoir recours à l'analyse des symptômes et à la recherche des causes qui, seules,
peuvent nous éclairer et nous diriger.

Comme elle a appris aux praticiens qu'un
pouls relevé n'indiquait pas la saignée; que quelque temps après son emploi on trouvait l'artère
vide et que le délire ne tardait pas à paraître.

tandis qu'au Brésil on ne peut guérir une fièvre ataxique,
si l'on ne tire promptement 200 onces de sang par des saignées réitérées. (Zimmermann, *loc cit.*, tom. IX, chap. IX,
pag. 144.)

(1) De Haën, *Rat. med.*, *loc. cit.*, tom. IV, pag. 406.
(2) Grimaud, *loc. cit.*, tom. IV, pag. 406.
(3) *Cent.* III, *cur.* 74, pag. 287.

Comme l'expérience a démontré que les saignées générales énervent les forces et que la maladie s'aggrave ; on devra préférer lorsqu'on voudra prévenir un mouvement fluxionnaire du côté du cerveau, ou dégorger lentement les vaisseaux qui rampent à sa surface, on devra employer, dis-je, les sangsues ou les scarifications. Tandis que, lorsque la fluxion est imminente, lorsque pendant le redoublement le malade semble frappé d'apoplexie sanguine, qu'il a la face allumée, qu'on observe une immobilité absolue, une respiration stertoreuse, il faut ouvrir les veines du pied, du bras, et même pratiquer l'artériotomie.

Dans un cas de cette nature, offert par un homme jeune, vigoureux, état allarmant qui se renouvelait pour la troisième fois et que les révulsifs internes et externes, les purgatifs, les fomentations sur les extrémités inférieures, les lavemens irritans et l'application des sangsues n'avaient pu dissiper ; Berthe se décida à faire ouvrir l'artère temporale. Le délire, l'assoupissement, en un mot, tous les symptômes apoplectiques disparurent comme par enchantement. Il assure s'être convaincu que, dans la pratique, cette ressource est beaucoup trop négligée pour s'en tenir à l'application des sangsues. Que si l'on a recours à ces dernières pour remplir les mêmes indications, il est probable qu'on n'en retirera aucun avantage, parce qu'un pareil

moyen n'est, sans doute, ni assez direct, ni assez actif contre les causes qu'il est urgent de
faire disparaître (1). Hors les cas de cette nature, et lorsque la tête sera le siége du mal et
de la douleur, il convient d'appliquer les sangsues aux tempes (Monro , *Maladies des armées*).
De même, lorsqu'on verra paraître l'état phlogistique plus ou moins exprimé, soit par l'éclat
brillant des yeux, la rougeur de la face, le battement des artères temporales ou des carotides,
la fréquence ou la dureté du pouls, on doit s'em-
presser de faire tirer du sang. Roucher avait rarement recours à la lancette, mais bien à l'application de six sangsues aux malléoles, l'expérience
ayant parlé en faveur de ce moyen (2). Si l'engorgement inflammatoire de la tête se soutenait
après cette saignée, il ordonnait de réitérer
desuite l'application des sangsues, qu'il faisait
apposer aux tempes ou derrière les oreilles. Des
succès constans et soutenus ont presque toujours suivi ce mode d'évacuer le sang.

Quant aux scarifications, le docteur Curry
nous apprend, que les anciens en faisaient leur
remède favori dans les maladies malignes et pes-
tilentielles. Elles doivent être profondes, prati-
tiquées à différentes parties du corps et principalement aux jambes. Il les a trouvées utiles

(1) *Loc. cit.*, note 130, pag. 281.
(2) *Loc cit.*, tom I, pag. 81.

dans toutes les fièvres inflammatoires ataxiques
et épidémiques, dans tous les temps de l'enfance, de la jeunesse et de l'âge avancé, aux
personnes grasses, lâches, et dans les conditions
opposées à la saignée (1).

SECTION II.

DU TYPHUS.

Considérant le typhus comme pouvant se manifester sous plusieurs formes, Hildenbrand le
divise en typhus malin et en typhus ordinaire.
Il classe dans la première espèce la peste et la
fièvre jaune, réservant pour la seconde, la maladie typhoïde elle-même, qui n'est autre chose
que les fièvres d'hôpital, des camps, des villes
assiégées, des prisons et des vaisseaux.

Nous ne voyons pas d'inconvénient à adopter
cette classification, attendu que les maladies qui
peuvent y être rapportées, ne sont pas toujours
identiques, toujours les mêmes, mais bien un
mélange, une réunion plus ou moins nombreuse
de divers élémens de maladie qui peuvent prédominer tour-à-tour, mais dont les élémens
adynamique et ataxique forment le fonds.

Régnant épidémiquement dans diverses ré-

(1) *Réflexions sur la nature des fièvres*, faisant suite à
l'ouvrage de Grant. Voyez tom. II, pag. 253, 257.

gions et à des époques différentes, atteignant tous les individus, quelque soit leur âge, leur sexe, leur profession, devons-nous être surpris que les moyens qui ont été utiles dans certains cas aient été nuisibles dans d'autres? Non.... Il serait donc également dangereux d'adopter exclusivement une opinion quelconque sur les avantages et les inconvéniens des émissions sanguines, dans les maladies qui font le sujet de cette section. C'est pourquoi nous examinerons quelles sont les diverses formes qu'elles peuvent revêtir, afin de séparer les cas où la saignée peut être nécessaire de ceux où il serait dangereux de l'employer.

I. *Typhus ordinaire.* — Les recherches les plus exactes sur la nature, la cause et les symptômes du typhus, nous montrant que cette maladie peut être constituée par de véritables états adynamique et ataxique, qu'elle peut, quelquefois, dans le premier temps, revêtir, à un plus ou moins haut degré, la forme des affections inflammatoires ou bilieuses et se combiner avec les autres élémens et sub-élémens : nous pourrions, à l'exemple de Pinel, nous abstenir de toute considération sur le traitement, qui ne diffère en rien de celui qui convient aux différentes fièvres dont nous avons déjà parlé (1). Je crois

(1) On trouve des preuves récentes de la vérité de cette assertion dans la description, que M. Costa a communiquée du typhus qui a régné dans la commune de Saint-Laurent

cependant qu'il est utile de faire observer, avec
Hildenbrand, que le caractère inflammatoire
du typhus n'est jamais celui d'une fièvre inflammatoire simple et légitime, qu'il se mêle tellement aux accidens d'affections catarrhales et
gastriques que l'un et l'autre de ces deux états
le masquent ordinairement : ce qui peut quelquefois nous induire en erreur (1). Cette remarque est très importante en ce qu'elle fait
ressortir les avantages de la méthode analytique.

Une autre chose qu'il importe surtout de prendre en considération, c'est que si les états catarrhal et gastrique peuvent masquer l'élément
inflammatoire, celui-ci peut masquer à son tour
les symptômes nerveux qui ne sont en aucun
rapport avec la nature purement inflammatoire du typhus, ni avec le degré apparent de
la fièvre. Alors on voit les accidens augmenter

(Pyrénées-Orientales), pendant six mois de l'année 1825.
Tantôt il fit usage du traitement antiphlogistique (et c'est
le plus souvent); tantôt il eut recours aux narcotiques et
aux purgatifs, dans quelques cas aux toniques proprement
dits, bien qu'il attribue la prostration des forces à l'inflammation des voies digestives. L'histoire de cette épidémie
doit nous convaincre, que la maladie n'est pas une dans sa
nature, et qu'elle prend différentes formes que l'analyse
seule fait découvrir.

(1) *Du typhus contagieux*, etc., traduct. de Gasc, in-8°,
1811.

par le traitement antiphlogistique et même par
les sangsues (1).

Cependant lorsqu'il y a du délire, lorsque
l'éruption, en rentrant, a causé des symptômes
graves, ou que, comme dans les fièvres ataxiques, il y a un raptus du côté de l'encéphale
ou du poumon; les sangsues ou les ventouses
scarifiées peuvent être utiles (2). Mercatus voulait qu'on posât ces dernières au dos, à l'opposite
de la région du cœur; et auprès de la nuque,
quand il y avait du délire (3).

Ici, comme dans les fièvres de mauvais génie,
on voit paraître les signes d'une inflammation
interne, ce qui a fait croire à Hildenbrand,
Reus-Marcus et autres, que le typhus dérive
d'une inflammation du cerveau et de ses enveloppes (4); à Friedreich que son essence consiste dans une irritation particulière de la masse
cérébrale. Mais si l'autopsie cadavérique a fait
trouver sur 100 cadavres 90 cas où il y avait
des traces manifestes d'une véritable inflammation du cerveau (Tommasini); ne pourrions-
nous pas demander, avec M. Vacquié, si l'in-

(1) M. Récamier l'a remarqué. Voyez *Revue médic*, février
1824, pag. 208.

(2) Baglivi, *Praxis med.*; Dourleus, *Histoire de l'épidémie du hameau d'Ogiers (département du Nord) en* 1830.

(3) Barthez, *Traitement méthodique des fluxions*, in-8°,
pag. 37.

(4) Voyez Tommasini, *loc. cit.*, pag. 48.

flammation est la cause ou l'effet de la maladie?

Quoi qu'il en soit, il suffit qu'elle existe et que les symptômes qui la caractérisent soient manifestes, pour être autorisés à préconiser les évacuations sanguines. Coyttarus, André Tréviso, Roboreto, etc., avaient conseillé de les mettre en usage (1); et Pierre de Castro faisant l'énumération des différens remèdes qu'il trouva utiles ou nuisibles dans sa pratique, affirme que l'ouverture de la veine n'a jamais été préjudiciable : *Nunquam non profuit.*

Ces faits et observations suffiront, sans doute, pour sanctionner notre proposition générale ; que le typhus n'est pas un dans sa nature, et qu'il peut, suivant les cas, admettre ou rejeter toute évacuation de sang.

II. *Fièvre jaune.* — A moins de suspecter la bonne foi des observateurs, on ne peut révoquer en doute l'existence de plusieurs élémens de maladie dans la fièvre jaune. Berthe, que l'on se plaira toujours à citer comme un modèle à imiter, comme un exemple à suivre, rapporte à plusieurs chefs principaux les variations essen-

---

(1) Voyez la description de la fièvre pétéchiale épidémique qui régna dans la Vendée, Bordeaux, Poitiers, etc., en 1557, par Coyttarus, prof., pag. 8, c. 3; celle de la Lombardie en 1791, par Tréviso; enfin celle de Trente, par Roboreto. Ce dernier employait la saignée au début parce qu'il avait remarqué que, dans ce moment, il survenait des hémorragies critiques. *De peticulari febre,* 1591.

tielles que cette maladie peut éprouver dans la nature même des symptômes prédominans. Il avait observé, dans l'Andalousie, qu'elle se présente tantôt avec l'appareil d'une inflammation exquise, tantôt avec celui d'une affection purement nerveuse; dans d'autres cas, les phénomènes propres aux affections bilieuses et putrides l'emportaient sur tous les autres, et semblaient les effacer entièrement (1).

Si à ce résumé de l'histoire de la fièvre jaune nous ajoutons que, lorsque la maladie s'exaspérait, l'exaspération se faisait reconnaître à une augmentation très sensible qu'éprouvaient les symptômes antécédens, et par conséquent à une irritation beaucoup plus vive qui, de la région épigastrique, se propageait à de nouveaux organes, nous trouverons la source de l'opinion que l'on a émise, que la fièvre jaune est une gastro-entérite des pays chauds (MM. Broussais, Rochoux, etc. (2)), ou une gastro-duodé-

(1) *Loc. cit.*, pag, 153-4.

(2) M. le docteur Jonhtson ayant cherché à prouver que la fièvre rémittente du Bengale n'était qu'une fièvre symptomatique d'une phlegmasie gastro-intestinale, accompagnée de l'inflammation de quelques autres organes, M. Rochoux fit des recherches sur la fièvre jaune qui, dans les Antilles, exerce de si grands ravages parmi les européens, et arriva aux mêmes résultats. Il est certain que, dans quelques cas, ces deux maladies peuvent offrir beaucoup d'analogie, et que les saignées répétées fournissent presque le

nite (M. Monges). Nous découvrirons aussi, dans le raptus qui a lieu du côté de la tête (Pouppe Desportes) et dans les traces d'inflammation encéphalique, que la nécropsie a constatées, l'origine de la croyance des auteurs qui considèrent la fièvre jaune, comme étant le produit d'une phlogose plus ou moins forte et étendue des méninges et des enveloppes des nerfs et du névrilème (Tommasini et son école).

Cette divergence d'opinions sur le siége de l'inflammation, cette variété de symptômes que la maladie présente, prouvent qu'on aurait tort de considérer la fièvre jaune comme étant une et toujours la même, et font ressortir les avantages de ne voir en elle qu'une affection composée de plusieurs maladies ou états de maladie, avec tel ou tel élément prédominant.

D'après ce léger aperçu de la fièvre jaune et des nombreux élémens qui peuvent concourir à la former, il nous sera facile de terminer la discussion qui s'est élevée entre les praticiens, sur l'utilité ou le danger des évacuations sanguines. Il nous sera facile, aussi, de poser les indications de la saignée, en rapportant chacun des élémens de la fièvre, aux élémens et sub-élé-

seul moyen de salut (M. Guersent, *Dictionn. des sciences médicales*, art. SAIGNÉE). Mais de ce que cela a lieu quelquefois, prétendre que la maladie n'est qu'une gastro-entérite (voyez le *Catéchisme de la médecine physiologique*, premier dialogue) c'est être trop exclusif.

mens avec lesquels ils concordent, et dont nous avons déjà parlé. Je pourrais dire, comme dans le typhus ordinaire, que la saignée est indiquée toutes les fois que l'on remarque des symptômes inflammatoires, un mouvement fluxionnaire du sang vers un organe important, etc.; cependant comme j'aime de joindre l'exemple au précepte, je me permettrai quelques citations.

L'on sait que la phlébotomie a été singulièrement recommandée par quelques auteurs et fortement blâmée par d'autres, pour peu qu'elle soit considérable ou répétée. Il semblerait même que l'expérience acquise, en Espagne, laisse du doute dans la solution de cette question, car chacun des membres de la commission a eu occasion de voir des malades qui avaient été saignés même plusieurs fois, et chez lesquels, la maladie s'était promptement et heureusement terminée : tandis que d'un autre côté, des praticiens aussi estimables qu'instruits, n'ont pas craint d'avouer, que l'emploi de ce moyen avait été quelquefois funeste aux malades, ce qui les avait engagés à le proscrire (1).

Eh bien, à ne juger de la saignée que sous le rapport de l'évacuation qu'elle procure, ou de la perte qui se fait alors du fluide le plus essentiel à la vie ; à ne considérer que la diminution bien sensible des forces qui en est le résultat;

____

(1) Berthe, *loc. cit.*, pag. 204-5.

il est certain, qu'on découvre sans peine une
multitude de contr'indications bien manifestes,
bien essentielles, qui, aux yeux du medecin prudent, sont en quelque sorte ineffaçables. Mais
si la pratique a ses règles fondamentales pour le
traitement des diverses maladies, elle reconnait
aussi, dans tous les cas, des nombreuses exceptions à ces mêmes règles, vu que les moyens
curatifs, quelques décidées que soient leurs propriétés ou leur action générale, jouissent encore
de plusieurs propriétés secondaires, qui les rendent susceptibles de produire dans quelques circonstances particulières des effets différens de
leur effet général et le plus ordinaire. Ainsi, une
ou deux petites saignées pratiquées dans le temps
de l'irritation spasmodique la plus vive, peuvent
procurer de très grands avantages sans qu'on
ait à craindre les inconvéniens qui sont la suite
d'une évacution trop considérable par cette voie.

Cette manière de raisonner, relativement à
l'emploi des évacuations sanguines, pourrait parfaitement convenir à la maladie que Berthe avait
observée, dans laquelle l'irritation n'était que
spasmodique. Mais dans le cas de véritable inflammation, lorsque l'état pléthorique ou l'élément inflammatoire lui-même compliqueront la
fièvre jaune, devrons-nous être si réservés? Faut-
il, parce que dans les fièvres épidémiques en
général, la saignée aura eu de très grands dangers, et que ceux qui avaient été saignés péris-

saient plutôt que les autres malades; faudra-t-il, dis-je, n'en user qu'avec la plus grande circonspection et dans la première période (1)? Les faits suivans serviront de réponse et suffiront, je pense, pour nous rassurer.

Griffi ne craignit pas de saigner l'un de ses malades sept fois dans cinq jours; Méadse se laissa tirer soixante-douze livres de sang qu'on lui enleva aussi dans cinq jours : l'un et l'autre guérirent. Bien plus, Carey assure que l'on a dépassé cette quantité, et que tous les individus ont dû leur salut à cette abondante évacuation. Sous ce rapport, le professeur Tommasini nous fournit une observation extrêmement remarquable : elle lui avait été communiquée à Parme, en 1811, par M. Pellène, ci-devant auditeur au conseil-d'état de France. Son père, homme maigre et d'une complexion délicate, avait été attaqué de la fièvre jaune des Antilles; la maladie fit un cours terrible, on crut le cas désespéré, mais il en échappa au moyen de *vingt-deux* saignées, par l'usage de forts purgatifs, et par un régime *exclusivement* antiphlogistique, *loc. cit.*

On ne saurait trop le répéter : il ne peut y avoir de règle fixe en thérapeutique, si on exclut l'analyse du traitement des maladies. Si, aidés

_____

(1) Hufeland, *Mémoire sur l'abus des évacuations sanguines de nos jours.*

par elle , nous voyons l'élément inflammatoire se faire remarquer , durant la chaleur , par un pouls plein et tendu , la soif et la sécheresse de la peau , comme l'a remarqué M. Valentin , et avant lui Mathieu Carey (1); ou bien les élé- mens inflammatoire et bilieux , réunis comme l'a noté M. Devèze , ou bien enfin un état de plé- thore phlogistique comme s'exprime Hillary (2) : nous emploierons avec confiance et dès le dé- but, les évacuations sanguines générales , comme cela se pratique dans les cas d'inflammation vis- cérale ou d'une fluxion sanguine vers une des grandes cavités. Nous les renouvellerons de temps en temps; nous appliquerons les ventou- ses scarifiées , à la tête ou à l'estomac (3) , les sangsues dans les mêmes régions ; nous nous conduirons , en un mot, selon les formes nom- breuses et variées que la maladie peut prendre.

III. *Peste.* — Devons-nous traiter de la peste ? Faut-il répéter ce que nous avons dit en par- lant de la fièvre jaune , que dans la peste l'état fébrile peut s'unir aux élémens inflammatoire , bilieux , ataxique , adynamique , etc. , auxquels se joignent les phénomènes caractéristiques , bubons , anthrax et pétéchies , qui peuvent se

(1) Courte notice sur la fièvre jaune qui a régné a Phila- delphie en 1793.

(2) Fièvre jaune d'Amérique.

(3) M. Monges , *Mémoire sur la contagion et le traitement de la fièvre jaune.*

montrer séparément et simultanément? Rappel-
lerons-nous que M. Broussais l'a classée dans les
gastro-entérites, M. Tommasini parmi les inflammations des méninges, des enveloppes des
nerfs et du névrilème? Toutes ces considérations
scientifiques nous paraissent inutiles, et nous
nous serions borné à renvoyer à ce qui a été dit
dans les sections précédentes, si nous n'avions
considéré, comme digne de nous intéresser, la
solution de la question suivante : les éruptions
qui caractérisent la peste sont-elles une indication ou une contre-indication de la saignée.

Les observateurs ayant remarqué que les
sueurs étaient avantageuses au commencement
de la maladie, soit en rejetant au dehors le
miasme morfique, soit en favorisant la sortie
des tumeurs, comme les appelle Sydenham :
nul doute que les saignées puissent être avantageuses. On y aura recours dans le premier temps
de la maladie, attendu que, dans une disposition inflammatoire du sang, on excite plus la
sueur par une saignée, que par une triple dose
de sudorifiques (1). D'ailleurs, on sait que la
pléthore, ou un état d'érétisme de la peau peuvent s'opposer à la sortie de l'une ou l'autre
de ces excrétions; que le dernier est d'autant
plus considérable, que l'état inflammatoire de
l'épidémie sera plus prononcé; dès lors, il n'est

_____

(1) Gorter, *De perspiratione*. pag. 151.

pas étonnant que les évacuations sanguines aient été efficaces dans ces deux cas (voyez Joubert, Sydenham, De Haën, etc.). Bien plus, comme on avait remarqué qu'elles pouvaient devenir indispensables, Massaria en conclut, que dans la peste les forces sont très actives, qu'on peut, en pratiquant la saignée, rétablir la régularité des mouvemens de la nature, que lors même de l'apparition des exanthèmes on ne doit pas craindre de tirer du sang, et cela, parce que l'abondance de ce liquide empêche l'éruption de se déclarer (1). Il ne faudra donc pas rejeter toute évacuation au début de la maladie, dans la crainte de contrarier la sortie des exanthèmes.

On ne devra pas non plus s'en abstenir lorsque les bubons, les charbons ou les pétéchies ont paru, puisque ces éruptions accompagnent ordinairement la putridité. Or, nous avons remarqué que la putridité n'indique pas toujours le manque des forces, mais seulement leur oppression, et qu'elles peuvent être avec excès : donc, la saignée sera nécessaire dans des cas pareils. Je dois pourtant faire observer, que dans la peste qui paraît de nature inflammatoire, les nerfs affectés d'une manière occulte, ne permettent pas une si grande réaction vitale, un si grand conflit de forces, que dans les autres

(1) Voyez, *Massaria de peste*, lib. II, fol. 60-62. *Settala animadv, et caut. med.*, lib. V, cap. 4, pag. 113.

espèces de fièvres inflammatoires dues en grande
partie à un excès de ton dans les solides et dans
les fluides (1). On devra dès lors, n'enlever du
sang qu'avec la plus grande réserve, de peur
d'occasionner la prostration des forces, qui, d'a-
près Chicoynaud, a été observée bien de fois.
On a vu même quelquefois, dans des fièvres ca-
ractérisées par un pouls dur et plein, la soustraction de ce liquide occasionner des défail-
lances subites (2).

Pour éviter cet inconvénient, nous dit-on, il
faut avoir le soin, lorsqu'on saigne des personnes faibles, de faire boucher de temps en temps
l'ouverture de la veine. Par ce moyen, qui permet d'allonger le temps de l'évacuation sans en
diminuer la quantité, on prévient facilement la
syncope (Curry).

Mais si l'on évite la défaillance, on ne remédie
pas à la chute des forces, et sous ce rapport,
la phlébotomie peut-être sans succès (Buchan,
Gregor), plutôt nuisible qu'utile (Cullen, Robert-
Thomas), mortelle (Whyte, Ambroise Paré,
Cornelius Gemma, etc. (3)). C'est pourquoi quel-

(1) Selle *Pyrétologie méthodique*, traduct. de Nauche,
in-8o, 1817, pag. 114.

(2) Voyez Chicoynaud, *Traité de la peste*, pag. 320.

(3) Whyte, l'un des médecins de l'armée d'Egypte, perdit
tous ses malades, pour avoir fait un trop libre usage de la
saignée. Ambroise Paré, lib. XXII, c. 26, pag. 449-50, et
Cornelius Gemma, *De natura divinæ caracterissimis*, p. 210.

ques praticiens, ses ennemis déclarés, ont proposé de la remplacer par les ventouses. Oribase, qui est de ce nombre, confesse que, lorsqu'il fut attaqué de cette affection pestillentielle en Asie, il dut la vie aux scarifications qu'on lui fit à la jambe, par lesquelles il perdit 32 onces de sang. Plusieurs autres malades furent aussi conservés par ce moyen (1).

Mais, quels que soient les avantages qu'on en a retiré, comme il serait dangereux de les pratiquer lorsqu'il y a adynamie, toute la difficulté consiste donc à s'en assurer.

SECTION III.

FIÈVRES ESSENTIELLES.

N'ayant pas à traiter de l'essentialité des fièvres, il me semble inutile de constater que, si l'on est parvenu à l'aide de l'anatomie pathologique, à la découverte importante que les fièvres dépendent, dans beaucoup de cas, d'une phlegmasie locale, on s'est également assuré qu'elles n'en dépendent pas toujours. Les observations à

ont remarqué, le premier, qu'on voyait périr tous ceux qui avaient été saignés; le second que toute évacuation sanguine accroît considérablement le danger.

(1) J. Freind, *loc. cit.*, pag. 11.

l'appui de l'une et l'autre opinion ne manquent pas; mais il doit nous suffire d'établir cette proposition générale, pour classer les faits et les indications qui en découlent.

Elles consistent, à préciser quand et comment il faut se servir de la saignée, lorsque la fièvre est continue, rémittente ou intermittente; quand et comment il faut user des évacuations sanguines, dans le cas où la fièvre est symptomatique d'une inflammation locale; quand et comment on doit tirer du sang, lorsque l'inflammation est fausse et marque l'accès, comme dans certaines fièvres pernicieuses.

Nous diviserons donc en deux points les considérations importantes auxquelles nous allons nous livrer. Dans le premier, nous traiterons des fièvres d'accès en général, c'est-à-dire, de celles qui dépendent d'une cause que nous ne pouvons apprécier, et qu'un état général ou local complique et entretient. Dans le second nous nous occuperons des fièvres pernicieuses.

I. *Fièvres continues, rémittentes et intermittentes.* — J'ai réuni sous un même chef les fièvres continues, rémittentes et intermittentes, attendu que, quel que soit le type qu'elles présentent, elles se compliquent en général des élémens inflammatoire, bilieux, muqueux, etc., séparés ou réunis; des sub-élémens qui se rattachent aux divers élémens, et surtout du sub élément inflammation, qui tantôt les occasionne et tantôt

les entretient. Nous n'avons à nous occuper que
du dernier cas, vu que dans le premier la fièvre
n'est plus essentielle.

Ainsi, dans les fièvres dont la cause nous est
inconnue et dont on ne peut préciser le véritable siége, il est nécessaire de rechercher si
elles sont entretenues, soit par un état général
d'irritation qui trouve sa source dans l'altération
du sang (Huxham, Langrish, Wintringham,
Selle, etc.) (1), soit par l'inflammation des
muqueuses gastro-intestinale (M. Broussais),
d'un ou plusieurs viscères (M. Boisseau), de
l'intérieur des veines (Palladius l'Iatrosophe,
M. Tommasini) (2); soit dans un état spasmodique du système nerveux en général (Grimaud),
et en particulier des nerfs des premières voies
(Grant, Whytt, M. Barras), soit enfin, par l'altération de la bile ou de la pituite (Laforest,
Selle). Ces recherches nous conduiront à découvrir les cas où les évacuations sanguines

_____

(1) Huxham et Langrish ont observé cette diathèse inflammatoire du sang. Ils ont vu qu'il était plus épais dans les
fièvres quotidiennes que dans les tierces, et plus encore
dans ces dernières que dans les quartes. Voy. Selle, *loc. cit.*,
pag. 261, note n° 3.

(2) Palladius, dès 1745, a avancé, que les fièvres intermittentes ont toujours leur siége au-dedans des vaisseaux
(*De febribus*, c. 9, pag. 30). Il ne dit pas si c'est dans le
sang ou dans les tuniques des tuyaux sanguins : toujours
a-t-il le mérite d'avoir dirigé les recherches des modernes.

peuvent être utiles, et ceux, où elles seraient inutiles ou dangereuses.

Il faudra user de la saignée, dans les fièvres inflammatoires continues, rémittentes ou intermittentes simples (1), soit pour diminuer l'intensité des symptômes, soit pour détruire l'élément inflammatoire. Dans les fièvres continues, rémittentes ou intermittentes, bilioso ou mucoso-inflammatoires et phlogistico-bilieuses ou muqueuses, soit pour remplir les mêmes indications que dans le premier cas, soit pour faciliter l'action des évacuans (2). Dans les fièvres continues, rémittentes ou intermittentes avec inflammation, soit pour *étouffer* la phlegmasie interne ou externe qui les tient sous sa dépendance, soit pour la rendre moins vive. Hors ces cas, on doit s'en abstenir, à moins qu'il y ait pléthore constitutionnelle ou accidentelle.

Lorsque la saignée est indiquée, est-il indifférent de saigner à toutes les époques? Pour les fièvres continues, oui; mais pour les fièvres rémittentes et intermittentes, non. Dans les premières, il convient de saigner pendant l'exacerbation; et dans les secondes, il faut autant que

(1) Roucher l'employait dans le redoublement. Voy. *loc. cit.*, tom. I, pag. 82.

(2) M. Cayol fait tirer du sang pendant l'apyrexie pour favoriser le vomissement. Voyez sa *Clinique* dans la *Revue médicale*, n° de novembre 1824, pag. 183. En cela, il imite les anciens qui saignaient aussi dans ce but.

faire se pourra, pratiquer la saignée pendant l'apyrexie. Si non, et à défaut, dans la période de chaleur : mais pendant le froid fébrile et la sueur, jamais.

Ayant remarqué que cette opération, imprudemment faite dès le début de la fièvre, avait rendu la période de froid plus longue, et que la période de chaleur avait redoublé d'intensité ; Barthez recommande dans ses leçons de ne point pratiquer la saignée dans le temps de l'accès, ou bien d'attendre, lorsqu'on n'avait pu ouvrir la veine dans l'apyrexie, que le frisson eut totalement disparu et que la chaleur fébrile fut entièrement développée (1).

Ces conseils, que Barthez dictait à ses disciples, peuvent être la suite de ses observations particulières, comme il le dit lui-même ; il se pourrait cependant qu'il les eût déduites de la pratique des anciens, car, Galien saignait dans l'apyrexie et guérissait ses malades ; Grant, faisait saigner à cette époque, et il n'a jamais vu que la saignée fut préjudiciable (2) ; Ramazzini tirait du sang dans les fièvres tierces, et il les voyait se terminer par des sueurs, après avoir pratiqué une ou deux fois cette opération (3).

D'autres part, Baillou rapporte que, chez une

(1) Voyez M. Alibert, *Thérapeutique et matière médicale*, quatrième édition, in-8°, 1817, tom. 1, pag. 685.

(2) *Loc. cit.*, tom. I, pag. 77.

(3) Constitution épidémique de 1691.

femme très pléthorique, plusieurs vaisseaux se
rompirent dans un violent accès de fièvre tierce
et qu'elle périt ainsi victime de la timidité du
médecin qui n'avait pas osé tenter la saignée.
Grant fut obligé de saigner M. W..... pendant
la chaleur fébrile, parce que le pouls était pro-
digieusement développé, les yeux enflammés,
le délire et le mal de tête insupportables : cet
expédient eut un bon effet (1). Clegorhn l'avait
recommandée dans cette période, Astruc,
Gourraigne et plusieurs autres l'avaient mise en
usage et avaient remarqué qu'elle abat la fièvre,
diminue les symptômes, soulage considérablement le malade et éloigne le danger.

Celse prétend, il est vrai, que c'est égorger
quelqu'un que de lui ouvrir la veine dans le fort
de l'accès : *Quod si vehemens febris urget, in ipso
impetu ejus sanguinem mittere hominem jugulare est;*
mais comme le remarque Pringle, on ne peut
justifier Celse qu'en entendant par les mots *im-
petus febris,* le temps de frisson, qui est effec-
tivement le temps prohibé, malgré les tentatives
de quelques imprudens.

Quant à son usage, pendant la période de
chaleur, M. Broussonnet nous a mis dans le cas
d'observer plusieurs fois combien elle est avantageuse. Il nous a fait connaître aussi un procédé employé par Serane le père, médecin de

(1) *Loc. cit.*, tom. I, pag. 74.

l'Hôtel-Dieu Saint-Eloi, à Montpellier, il consiste après avoir ouvert la veine, à appliquer le
doigt sur l'ouverture et à faire des mouvemens
d'élévation et d'abaissement. On imprime par ce
moyen, une secousse à la colonne du sang, ce
qui rend l'effet de la saignée antispasmodique.
Ce procédé pourrait être mis en pratique quand
on soupçonne un état d'irritation spasmodique.

Je cite cette méthode de Sérane parce qu'on
ne doit rien omettre, du moins autant que possible, dans un ouvrage qui est consacré à faire
connaître les propriétés des moyens curatifs.
J'avoue cependant, ne m'en être jamais servi,
et que la saignée ordinaire a toujours suffi. J'en
ai obtenu des succès constans, c'est-à-dire, que
dans les cas où elle n'a pas amené la cessation
des accès, elle a du moins fait cesser le délire,
diminué l'intensité des symptômes, modéré et
rendu plus courtes les périodes de chaleur et de
sueur, détruit la tendance à la continuité et
permis l'usage du quinquina (1).

(1) Je n'oublierai jamais, que dans un cas de cette nature,
les parens s'opposaient en quelque sorte à ce que le malade
fut saigné, et cela, parce que les commères assuraient n'avoir
jamais vu enlever du sang, avec la lancette, pendant un accès
de fièvre, et lorsque le malade est dans le délire. On y con-
sentit pourtant, et l'on fut tout étonné de voir combien elle
fut avantageuse. Le malade avait 22 ans, je fus appelé pendant qu'il était dans le troisième accès d'une fièvre dont les
paroxismes se prolongeaient à ce point, qu'ils se liaient pres-

Nous avons déjà noté, que dans les circonstances où la fièvre serait entretenue par une
inflammation locale, il faut attaquer cette dernière par les antiphlogistiques. Il est inutile de
répéter qu'on doit avoir égard aux causes de la
maladie, appliquer les sangsues à la vulve ou
à l'anus, lorsque la suppression des règles ou
du flux hémorrhoïdal peut l'avoir occasionnée.
Comme nous verrons, plus tard, quel est le
traitement applicable aux diverses phlegmasies,
il doit nous suffire, pour le moment, d'annoncer
que l'indication ne change pas. Terminons cet
article par un exemple important sous plusieurs
rapports.

Nous vîmes chez une femme, dit Hildenbrand,
un exemple de péritonite, qui revenait pendant
chaque paroxisme quotidien, et dans l'intervalle
toute douleur cessait. Quoiqu'il n'y eut pas apyrexie complète, nous employâmes le traitement
antiphlogistique tant que le caractère inflammatoire persista; et quand il eut cessé, nous
arrêtâmes par les toniques la fièvre intermittente devenue simple. Si les partisans de la nouvelle doctrine lisent cela, ajoute le traducteur,
ils seront forcés de convenir, que les fièvres ne
dépendent pas toujours d'une inflammation lo-

que les uns aux autres. L'accès étant rendu plus court par
l'effet de la saignée, il me fut permis d'administrer le sulfate de quinine immédiatement après la période de sueur.
La fièvre n'a plus reparu.

cale (1)... Nous y trouvons une nouvelle preuve en faveur de l'utilité de la saignée, et la confirmation des idées que nous avons émises sur la curation des fièvres d'accès, occasionnées ou entretenues par une inflammation locale.

II. *Fièvres pernicieuses.* — Les fièvres pernicieuses ne diffèrent des autres fièvres que par rapport au masque d'une phlcgmasie qu'elles empruntent, et sous lequel elles se cachent. Dès lors, le devoir du médecin est de découvrir, s'il est possible, si la fièvre est sous la dépendance d'une phlegmasie, pour combattre cette dernière par les évacuations sanguines, et de la manière que nous avons précédemment indiquée.

Il est vrai qu'on avait nié qu'elles pussent être de quelque utilité. Brown était même allé jusqu'à dire, que jamais homme sensé ne devait les tenter. Cependant il est certain (et nous l'avons prouvé) que dans le commencement des fièvres, une saignée ou quelques sangsues soulagent considérablement tous les symptômes fébriles. Or, pourquoi seraient-elles moins efficaces dans la fièvre intermittente pernicieuse ? L'analogie et le raisonnement nous portent à les tenter ; à bien plus forte raison, lorsqu'on aura à dissiper une fièvre rémittente ou continue.

Comparetti, les employait fréquemment, quand

(1) Voyez Hildenbrand, *Médecine pratique*, trad. par Gauthier, Paris, 1824, in-8°, tom. II, pag. 88.

il y avait une grande douleur de côté ou une céphalalgie très vive, symptômes ordinaires de l'inflammation (1). Sa pratique est très rationnelle et on doit l'imiter; mais si l'on n'avait pas la certitude que la fièvre fut sous l'influence d'une inflammation interne, il faudrait après une ou quelques saignées *de précaution*, administrer desuite le spécifique de la périodicité, afin d'éviter les accidens qui peuvent survenir, et les engorgemens qui pourraient se former. On se hâtera d'autant plus que l'on aura à craindre l'apoplexie ou d'autres maux non moins redoutables. Alors, les saignées ne sont d'aucun secours, le quinquina seul peut sauver le malade (2). Non seulement l'intérêt de celui-ci exige qu'on y ait recours, mais encore la réputation du praticien, qui, s'il restait inactif, pourrait être comparé à ces médecins qui, ne lisant pas, ne savent que bailler au premier et au second accès, et voient avec étonnement l'individu mourir au troisième (3).

(1) *Riscontri medici delle febri Lervata. Padova*, 1795, pag. 100, 125, 701.

(2) Voyez mon mémoire déjà cité.

(3) Zimmermann, *loc. cit.*

SECTION IV.

PHLEGMASIES.

Basant sa classification nosographique d'après leur siége, Pinel a réduit à cinq genres toutes les espèces d'inflammation décrites par les auteurs. Le premier, renferme celles qui occupent le réseau vasculaire de la surface du corps; le second, celles qui attaquent les membranes muqueuses; le troisième, celles qui se développent dans les membranes séreuses; le quatrième celles qui se fixent dans les glandes et le tissu cellulaire; le cinquième et dernier, celles qui siégent dans les muscles, les tendons et les surfaces articulaires (1).

Ces divers genres de maladie ne sont autre chose que notre sub-élément inflammation, que nous savons être caractérisé par la chaleur, la rougeur, la tension et la douleur : symptômes qui sont, à différens degrés et en diverses proportions, dépendans du siége lui-même.

Examinons d'abord quelles sont les règles pratiques que l'on doit suivre dans les phlegmasies en général, nous nous occuperons ensuite de chaque classe en particulier, afin d'indiquer les modifications que l'état des parties et les fonc-

(1) *Loc. cit.*, tom. II, pag. 5.

tions qu'elles remplissent, peuvent faire subir à ce moyen curatif.

Les indications de la saignée se tirent principalement de la marche que les phlegmasies ont adoptée. Ainsi, à l'état aigu, l'inflammation sera unie aux élémens inflammatoire, bilieux, muqueux, etc.; c'est la fièvre concomitante des praticiens, qu'il faut toujours attaquer et détruire. En second lieu, le mouvement fluxionnaire que l'inflammation provoque, sera actif, véhément, et il faudra le modérer ou le détourner de la direction qu'il a prise, par des saignées révulsives ou dérivatives. En troisième lieu, il convient de recourir aux saignées locales, quand il est nécessaire de calmer la douleur, d'affaiblir dans la partie affectée la chaleur et la sensibilité qui peuvent y attirer et y perpétuer la fluxion; tandis que, dans les maladies chroniques, la réaction fébrile et les autres complications étant peu développées, il suffira de dégorger les parties et d'amortir entièrement la douleur par les sangsues ou les scarifications, appliquées sur le lieu où siége l'inflammation. Dans tous les cas, on aura égard aux diverses terminaisons qui sont familières aux phlegmasies, afin de les favoriser ou de les éviter.

1° *Indications fournies par la fièvre concomitante.* La fièvre qui se lie aux inflammations et qui, à cause de cette union, a reçu le nom de fièvre concomitante, ne change pas de nature et n'exige

pas d'autre traitement. Lorsque l'inflammation
est essentielle, la fièvre sera inflammatoire ou
inflammatoire bilieuse, ou inflammatoire muqueuse, etc. Nous avons indiqué précédemment
comment le médecin doit se comporter.

2° *Indications fournies par la fluxion.* Lorsque
l'on soupçonne ou que l'on découvre un mouvement fluxionnaire vers un point enflammé,
il est urgent, disions-nous, de le calmer ou d'en
changer le cours par les saignées révulsives ou
dérivatives, qui, comme toute évacuation de sang,
peuvent affaiblir la réaction fébrile, en enlevant
une partie du liquide qui le provoque et l'entretient. Expliquons ce qu'on doit entendre par révulsion et par dérivation.

On donne le nom de saignée révulsive, à toutes celles qui se font dans une des parties éloignées de l'organe sur lequel la fluxion est imminente, qu'elle s'y forme et s'y exécute avec
activité, comme aussi lorsqu'elle s'y renouvelle
par reprises périodiques. On nomme saignées
dérivatives celles qui se pratiquent dans les parties voisines de l'organe qui est le terme de la
fluxion (1).

(1) Galien avait dit, le premier, que la saignée révulsive
doit se faire dans les parties éloignées du centre de la
fluxion, et la saignée dérivative dans les parties les plus
voisines (*Meth. meden.*, c. IX.). Rivière répétait: *Illa id ap-
posita et remota fieri debet, hæc ad vicina. Instit. med.*,
lib. v, pag. 1.

On doit employer les premières au début de la maladie, surtout lorsqu'elle dépend d'un coup, d'une chute, et que l'on veut prévenir l'abord du sang dans les parties contuses ; l'on préférera les secondes, lorsque la fluxion sera parvenue à l'état fixe, dans lequel elle se continue avec une activité beaucoup moindre qu'auparavant (dans les maladies aiguës), ou lorsqu'elle devient faible et habituelle, (comme dans les maladies chroniques).

Il est pourtant une exception à cette règle; c'est dans le cas où la fluxion porte sur l'une des extrémités inférieures ou supérieures : alors, à moins que la fluxion ne soit invétérée, on l'aggraverait en ouvrant une veine située dans la même extrémité.

Barthez, à qui nous devons ces observations, ajoute, que dans le cas où l'on reconnait le point de départ de la fluxion, c'est-à-dire, l'organe d'où elle vient, il faut établir une dérivation constante non auprès de l'organe où la fluxion se termine, quoiqu'il soit principalement affecté, mais auprès de celui où la fluxion prend son origine (1). C'est comme si l'on disait : lorsque la maladie dépend de la suppression des menstrues, par exemple, il faudra faire une saignée dérivative de l'utérus, qui est le *pars mandans*

(1) Voyez son mémoire sur le *Traitement méthodique des fluxions.*

du mouvement fluxionnaire, et chercher à rétablir l'écoulement menstruel, dont la réapparition est ordinairement suivie de la cessation des accidens.

3° *Indications fournies par la douleur.* Lorsque la douleur ne cède pas aux antiphlogistiques que l'on a employés contre la fièvre concomitante et la fluxion, elle doit être combattue par des saignées locales. Ces saignées seront encore plus puissantes que les saignées dérivatives, pour affaiblir sympathiquement la sensibilité de l'organe qui est le siége de la maladie, le terme de la fluxion, et pour résoudre l'affection spasmodique qui est si généralement produite dans cet organe. Elles doivent être précédées, en général, par les saignées générales, lors surtout, que celles-ci sont indiquées par la pléthore ou l'orgasme du sang; attendu que l'affaiblissement qu'elles procurent dans les parties affectées, favoriserait l'abord du liquide dans ces lieux, et l'engorgement qui en est la suite.

Les saignées locales sont, pourtant, quelquefois nécessaires avant qu'on n'ait pu faire toutes les saignées générales que la nature de la maladie peut indiquer, non point pour relâcher les tissus et diminuer l'engorgement, mais pour abattre l'excès de chaleur et de sensibilité des parties, qui y attirent et y perpétuent la fluxion et la douleur.

4° *Indications fournies par la tumeur et le spasme.*

Nous venons de noter quelques unes des circonstances qui réclament l'emploi des saignées
locales, nous devons ajouter, que l'indication
sera d'autant plus pressante, que l'engorgement
des parties ou le resserrement spasmodique des
conduits excréteurs s'opposeront à la sortie des
humeurs excrémentitielles. C'est alors, surtout,
que l'état du malade exige impérieusement une
large méthode antiphlogistique. L'élément inflammatoire est accompagné de tout son cortége, passez-moi l'expression; il est escorté des
sub-élémens douleur, spasme, fluxion, inflammation, fièvre, qui, séparés les uns des autres,
demandent un traitement plus ou moins rafraîchissant. Que seras-ce donc, lorsqu'on les trouvera réunis? Il faudra, je le répète, attaquer
hardiment tous ces élémens et sub-élémens qui
réclament la même curation, par les évacuations sanguines générales et locales.

Les règles que nous avons établies relativement à la priorité des saignées révulsives sur
les saignées dérivatives, et de celles-ci, sur les
saignées locales, ne sont pas constantes, c'est-
à-dire, sans quelques exceptions. On doit bien,
autant que possible, commencer par la révulsion,
passer ensuite à la dérivation et terminer par
les applications locales ; mais, s'il arrivait, ce
qui a lieu quelquefois, que dans les premiers
jours la fluxion fut fixe, il suffirait de faire des
saignées dérivatives. Il pourrait arriver aussi

que quelque temps après la fluxion se réveillat;
il faudrait, alors, avoir recours aux saignées révulsives. Nous avons indiqué à quelle époque
on devait saigner localement.

Maintenant que nous sommes fixés sur l'espèce
de saignée que l'on doit pratiquer, examinons si
le choix du vaisseau que l'on peut ouvrir ou du
moins sa situation à droite ou à gauche peut lui
mériter la préférence, comme ayant quelque influence sur la rapidité de la terminaison des
phlegmasies.

Sans chercher à résoudre la question de supériorité de la méthode hippocratique et des anciens grecs, sur celle des grecs modernes et des
arabes, et *vice versâ* : nous ne craignons pas d'a-
vancer, que la saignée du côté douloureux nous
paraît préférable. Non que je me fonde sur des
connaissances de structure anatomique des vaisseaux sanguins comme Fuschs (1); ou de la position de ces vaisseaux comme Jean Manard (2);
mais à cause de la sympathie particulière et
puissante que les parties du corps vivant exer-

(1) Fuschs croyait que l'ouverture du même vaisseau
pouvait être révulsive et dérivative, se fondant sur l'utilité
des fibres longitudinales, pour l'expulsion des humeurs. Idée
absurde victorieusement réfutée par Dunos, et plus tard
par Laurent Joubert.

(2) Manard prétendait qu'on opère la révulsion en saignant
du côté malade, parce que dans la pleurésie, par exemple,
la veine médiane est assez éloignée du point douloureux.

cent entr'elles à raison de leur voisinage, sympathie, que Barthez avait signalée, et que les faits
confirment tous les jours.

Le choix du vaisseau que l'on doit ouvrir, n'est
pas la seule considération importante qui doive
nous arrêter ; nous devons encore examiner s'il
est utile d'enlever une petite ou une grande
quantité de sang, et la manière dont il doit s'é-
chapper.

Faut-il, à l'exemple des anciens, le laisser suin-
ter lentement et goutte à goutte, ou bien, doit-on
imiter ceux qui font une grande ouverture et
poussent la saignée jusqu'à la syncope ? Quoique
Quesnay ait dit avoir augmenté singulièrement
l'effet révulsif de la saignée par la lancette, en
faisant couler le sang lentement au moyen de
la transposition de la ligature sur la partie de
la veine qui le fournissait, de sorte que ce fluide
tombât goutte à goutte : quoiqu'il assure que,
par une semblable hémorragie active qui dura
six heures, il a dissipé, chez un homme, une esquinancie qu'on n'osait attaquer par de grandes
saignées (1) : je pense que cette opération sera
d'autant plus efficace, qu'on tirera une plus
grande quantité de sang, et qu'il sortira avec
plus de rapidité. Voici sur quoi je fonde mon
opinion.

Quand on ouvre la veine pour guérir une in-

_____

(1) *Traité de la saignée*, c. VIII.

flammation, on ne se propose pas simplement de diminuer la masse du sang; on a encore pour objet d'affaiblir l'action du cœur et des artères. Or, on peut affirmer, d'après Scudamore, que douze onces de sang tirées assez promptement pour produire un effet très sensible sur le pouls, décideront un effet curatif bien plus réel, qu'une quantité de sang plus considérable, tiré en un temps plus long, et de manière que le cœur ait, pour ainsi dire, le loisir de s'accoutumer à la perte qu'on lui fait subir. C'était aussi l'opinion du docteur Pemberton.

Voulant préciser la proportion de la quantité de sang à tirer avec la durée de la saignée, il disait, que dans une inflammation aiguë, huit onces tirées dans trois minutes produisaient tout le bénéfice qu'il soit possible d'attendre de ce moyen thérapeutique. L'exemple qu'il a choisi pour appuyer sa théorie mérite d'être cité.

Supposons un cas de péripneumonie, dit-il, où il reste au malade juste assez de forces pour continuer à respirer avec les muscles volon-taires. Si on tire à ce malade huit onces de sang par une ouverture tellement petite que ce li-quide s'écoule lentement, non-seulement le mal ne sera pas amendé, mais encore la masse des forces sera diminuée si profondément, que la mort arrivera. Si, au contraire, on avait tiré la même quantité de sang par une très large ou-verture, le malade en aurait senti l'influence et la respiration se serait continuée sans dépenser une si grande quantité des forces qui restaient; car, les poumons eussent été dégagés par une déplétion soudaine du système sanguin (1).

Il est donc essentiel que le sang s'échappe rapidement, et utile de ménager les forces du malade. Je sais bien qu'en saignant jusqu'à la syncope on a pu faire avorter l'inflammation, en favoriser et hâter la résolution. Cependant je crois qu'il vaut mieux, comme nous l'avons dit ailleurs, répéter les saignées, que de tirer une trop grande quantité de sang à la fois.

Nous avons vu que l'âge n'était pas un obstacle à l'emploi de ce moyen; nous devons ajouter que dans les premières années de la vie, la petitesse des vaisseaux s'opposant à ce qu'on puisse les piquer, il faudra comme le conseille M. Guersent, et comme l'avait pratiqué Stool, qu'il ne nomme pas, faire des saignées capillaires (2).

Le siége de la maladie devra aussi nous guider

(1) *Essai sur le sang*, par Scudamore, analysé par M. Dessale. Voyez *Rev. médic.*, décembre, 1824.

(2) Chez une petite fille de 2 ans, qui par intervalles avait des convulsions violentes, et qui hors le temps des convulsions avait la face livide, de la toux et une respiration bruyante : le chirurgien n'ayant pu atteindre avec sa lancette les petites veines qui étaient plongées dans la graisse, le médecin de Vienne fit appliquer les sangsues. Les convulsions et la lividité disparurent bientôt après cette saignée, et en peu de jours la toux et le vice de la respiration cessèrent également. *Loc. cit.*, tom. 1, pag. 292.

sur la quantité de sang qu'il faut enlever. Car, si l'inflammation est fixée sur des parties nobles, sur des organes dont les fonctions ne peuvent être un instant entièrement supendues sans un danger imminent, en un mot, lorsqu'on aura à craindre l'apoplexie cérébrale ou pulmonaire ; il sera indispensable de tirer une grande quantité de sang par les saignées générales et locales. Il ne serait pourtant pas prudent de trop se hâter à employer les évacuations sanguines locales, attendu qu'au lieu de diminuer l'engorgement des parties on l'augmente, quelquefois, par l'irritation que les scarifications ou les sangsues procurent. Cet engorgement est secondaire de l'activité plus grande qu'on imprime au mouvement fluxionnaire, alors qu'on les applique en petite quantité, et qu'elles ne fournissent pas beaucoup de sang.

Cette considération pratique est encore applicable aux cas où la réaction fébrile serait peu prononcée, attendu qu'il n'est pas rare de voir les symptômes d'inflammation et l'engorgement consécutif des parties affectées augmenter à la suite des saignées locales, qu'on n'a pas fait précéder des saignées générales. C'est pourquoi, on commence par ces dernières, et on attend que les symptômes généraux soient calmés pour saigner localement. Ce n'est donc que dans les cas, je le répète, où les jours du malade seraient menacés, qu'il conviendrait de se servir concurremment des unes et des autres. Je ne m'étends pas davantage sur ces principes, et je me dispense de citer des faits, pour éviter des répétitions que je serais forcé de faire, lorsque je parlerai de chaque espèce de phlegmasie en particulier.

Terminons cet article par quelques recherches sur la couenne phlogistique. Elles sont nécessaires pour résoudre une question que l'on a proposée, savoir : si la croûte inflammatoire peut nous servir de guide pour la répétition des évacuations sanguines, c'est-à-dire, si on doit les répéter jusqu'à ce qu'elle cesse de se montrer dans le sang.

Il résulte des travaux et des expériences auxquelles les anciens et les modernes se sont livrés pour connaître les différences que le sang présente dans la saignée, que ce liquide peut varier de consistance, et cela, à cause de plusieurs circonstances qui tiennent, savoir : 1° à l'ouverture de la veine; 2° à la rapidité du jet; 3° à la ligne qu'il décrit; 4° à la forme du vase qui la reçoit; 5° à sa qualité; 6° à sa température; 7° à la compression trop forte, exercée par la bande; 8° enfin, à certaines dispositions individuelles. De Haën, Sydenham, Werlhof, Huxham (1) etc.,

(1) Sydenham dit que si le sang d'un pleurétique ne coule pas horizontalement mais perpendiculairement, il n'y aura pas de couenne malgré l'égale vitesse de son écoulement, tom. I, pag. 317. Werlhof, traitant une malade d'une pleu-

avaient noté ces différentes circonstances, dont le plus grand nombre a été confirmé par les laborieuses recherches de M. Belhomme. Il a constaté, qu'une ouverture de moyenne grandeur, un jet fort, rapide, continu, et en arcade, un vase étroit, étaient très favorables à la formation du caillot (1).

Ses observations quant à la matière du vase, et à sa température, n'ont pas été semblables à celles de ses prédécesseurs : il avoue pourtant que si ces qualités du vaisseau ont été sans aucune influence sur les phénomènes offerts par le sang qu'il contenait, généralement, le vase rempli en dernier lieu, offrait une couenne plus épaisse et plus distincte.

Quant aux conditions physiologiques et pathologiques qui peuvent favoriser ou empêcher

résie violente, lui fit ouvrir la veine du bras gauche, opposé au siége de la douleur. Le sang était sain et l'ouverture se ferma après qu'il fut sorti environ 3 onces de sang. Il fit ouvrir la veine droite et tirer encore 8 onces de sang, mais celui-là était inflammatoire. Il est probable que l'ouverture avait été plus grande la seconde fois, car la petitesse de l'ouverture est cause, dit-il, que le sang s'arrête, comme il était arrivé. Huxham avait également observé ce phénomène. Il l'attribue à ce que l'ouverture de la veine était trop étroite et la bande trop serrée.

(1) Voyez *Observations faites à l'Hôtel-Dieu de Paris, sous les yeux de M. Récamier, etc.*, par M. Belhomme ; précédées de *Réflexions générales*, par M. Dugès : *Revue médicale*, n° de mars, 1824, pag. 370.

la formation du caillot, les faits observés par
M. Belhomme ajoutent de nouvelles preuves à
celles que l'on avait déjà rapportées, et sanction-
nent les vérités pratiques qui en avaient été déduites. Ainsi Van-Swiéten, De Haën, Zimmermann avaient trouvé cette croûte dans le sang
des hommes bien portants; Sarcone avait remarqué qu'elle se rencontrait chez tous les
suisses en santé; M. Belhomme a reconnu que
même dans l'etat sain, la couenne se montrait le
plus souvent dans les circonstances que nous
avons jugées être favorables à sa formation.
Frank, Sims, Werlhof, Huxham, etc., ne l'a-
vaient vue paraître qu'à la seconde saignée; De
Haën avait observé avant eux qu'elle ne paraissait quelquefois qu'après quatre ou cinq saignées,
et que dans beaucoup de fièvres inflammatoires
franches elle manque, ou bien ne se montre qu'à
la fin ; M. Belhomme a pareillement observé chez
des malades atteints d'affections fébriles et inflammatoires, que le sang a montré une grande
disposition à former la couenne pleurétique ou
du moins la couche rouge. Mais que cette tendance a été quelquefois modifiée par les conditions extérieures; tandis que dans d'autres
cas, elle a résisté à leur influence. Enfin, Stool
nous apprend que dans les lombagos et sciati-
ques qu'il soigna en mars 1777, quoique le sang
présentât une couenne phlogistique fort épaisse,
la saignée ne soulageait point ou presque point.

Il cite ces faits pour prouver que l'état assez froid de la saison l'avait trompé ; nous en profiterons pour établir que cet état de sang n'est pas d'une bien grande valeur thérapeutique.

Et, en effet, si la couenne se forme chez les individus sains ; si elle peut manquer chez des personnes atteintes d'affections phlogistiques ; si, d'après l'observation de Scudamore, elle ne se rencontre pas dans l'inflammation commençante et est très prononcée à la fin, comme dans la phthysie pulmonaire, par exemple, maladie dans laquelle elle persévère jusqu'au dernier moment de l'agonie ; si malgré sa présence, la saignée ne soulage point ou soulage très peu ; ne sommes-nous pas en droit de conclure qu'on ne doit pas persister à renouveler la saignée, parce que le caillot se montre à la surface du sang ?

Il est certain, qu'en général la texture et la consistance ferme du caillot, sont le signe d'une action forte de la part du cœur et des vaisseaux sanguins, état qui prouve conséquemment que la saignée était indiquée *et vice versâ*. Il est également incontestable, que l'absence ou la présence de la couenne fibreuse du sang est une circonstance très significative, et que dans un très grand nombre de cas, elle est un signe certain d'inflammation : mais il est des exceptions qui prouvent combien il serait vicieux de tirer des conclusions relatives à l'état inflam-

matoire ou non inflammatoire du sang, d'après
la couenne pleurétique, exceptions qui ont déterminé Scudamore, et nous avec lui, à adopter
l'opinion que nous avons précédemment émise.

I. *Phlegmasies cutanées.* — Pinel a divisé les
phlegmasies cutanées en trois classes, c'est-à-dire,
en phlegmasies idiopathiques, sympathiques (1)
et symptomatiques ou critiques. Cette division
qui peut être utile en théorie n'offre aucun avantage au praticien, qui ne doit trouver dans les
affections de la peau qu'une nouvelle forme de
maladie, que les élémens inflammatoire, bilieux,
muqueux, etc., peuvent revêtir. C'est pourquoi
les phlegmasies du réseau vasculaire ne réclament d'autre traitement que celui qui est ap-

---

(1) Je ne conçois pas ce que Pinel a voulu désigner par
phlegmasie sympathique. Serait-ce celle dont les symptômes
se manifestent dans un lieu éloigné du siége de la maladie?
Serait-ce la douleur se faisant sentir dans le rein gauche,
lorsque le rein droit est enflammé et *vice versâ*? Mais alors
c'est la douleur symptomatique qui est sympathique, et non
l'inflammation. Je sais bien qu'il est de maladies nerveuses,
les convulsions, par exemple, qui se déclarent chez certains individus par sympathie d'irritation et par sympathie
d'imitation; mais dans le premier cas, les convulsions ne sont
encore que symptomatiques; dans le second cette dénomination que l'on peut rigoureusement admettre pour indiquer
les névroses qui sont dues à une cause extérieure, qui affec-
tera le moral des malades, doit-elle être adoptée pour les
phlegmasies? Et quand cela serait, qu'est-ce encore qu'une
inflammation cutanée sympathique? Je l'ignore.

proprié à l'élément prédominant (c'est la fièvre concomitante); traitement que l'on modifiera à cause de la présence de l'éruption cutanée. Je m'explique.

On sait que l'inflammation de la peau n'est autre chose que le sub-élément inflammation, revêtu d'une forme particulière qui le caracté-rise. Eh bien, dans ce cas, au lieu d'indiquer, comme dans les autres classes de phlegmasie, un traitement antiphlogistique général et local, sur lequel on doive insister; il nous invite, au contraire, à ne pas réitérer les évacuations san-guines tant que la fièvre persistera, attendu que celle-ci est indispensable pour procurer la sortie des boutons : c'est la fièvre d'éruption. Elle est encore nécessaire pour favoriser la suppuration : c'est la fièvre secondaire. L'une et l'autre doivent être respectées, surtout si elles ne sont pas très vives.

Il peut se faire que l'individu soit pléthorique, que la maladie prenne le caractère des fièvres inflammatoires (1), et que la vivacité de la fièvre s'accompagne d'un état d'érétisme ou de resser-rement de la peau qui s'oppose à la sortie des boutons. Alors il n'y a pas d'inconvénient à re-

(1) Huxham, *Essai sur les fièvres*, pag. 154 et 164 Plan-chon, *Du naturisme, ou la nature considérée dans les mala-dies et leur traitement, conforme à la doctrine et à la pratique d'Hippocrate et de ses sectateurs*, in-8°, Tournay, 1778, page 97.

courir aux évacuations sanguines, auxquelles il
convient d'associer les bains tièdes, que les hon-
grais sont dans l'usage d'employer pour faciliter
l'éruption (1). Mais, lorsque le malade est fort
et robuste, la fièvre *véhémente* ; lorsque par excès
d'inflammation les boutons tendent à la gangrène ; lorsqu'enfin le malade souffre une douleur vive symptomatique d'une inflammation interne : il faut, malgré l'éruption complète, s'em-
presser d'ouvrir la veine (2), à bien plus forte
raison, si elle n'est pas achevée. On peut, dans
le cas de cette nature, imiter Baglivi, qui, vers
le quatrième jour, lorsque les pustules commençaient à paraître, si la matière morbifique se
portait à la tête, s'il y avait de la chaleur, si le
sujet était inquiet, agité de mouvemens con-

(1) Fischer, *De remedio rusticano variola per balneum cu-
randi.* Ce moyen peut être fort utile aux enfans et aux personnes faibles, surtout dans la première période. Les bains
ayant l'avantage de calmer l'irritation spasmodique du réseau vasculaire que Cotunni (*De sedib. variol*) a reconnu
être le siège des maladies qui nous occupent : ils favorisent,
par là, la sortie des pustules, et le malade conserve ses forces.

(2) Dans la fièvre miliaire, Fordyce, à l'exemple d'un grand
médecin, à fait ouvrir la veine malgré l'éruption complète,
pour secourir un malade qui suffoquait presque, tant il
était pressé par une douleur vive de côté (*De febre miliari,*
pag. 51 - 2). Molinarius rapporte aussi des observations par
lesquelles il démontre les succès les plus heureux de la saignée, en pareille circonstance. (*De febre mil.*, pag. 71 et
seq. § 32, 33 et 34)

vulsifs aux tendons, etc., faisait appliquer les
ventouses scarifiées sur les épaules, le moment
d'après, dit-il, la fougue du sang était réprimée,
tous les symptômes arrêtés dès leur principe,
et l'éruption se faisait heureusement. Il est inutile de dire qu'on peut remplacer les scarifications par les sangsues.

Quoique le traitement que nous venons d'indiquer soit applicable à toutes les espèces de
phlegmasie cutanée, nous devons distinguer
parmi ces dernières, celles qui ont une marche
aiguë et doivent parcourir leurs périodes sans
trouble et sans secousses, de celles qui ont une
marche chronique et sont liées à un vice humo-
ral ou cachexique, qui en est la compagne inséparable. Dans celles-ci, après avoir détruit
les complications formées par les élémens inflammatoire, bilieux, etc., et leurs sub-élémens,
il faut, comme disaient les anciens, épurer la
masse du sang, avant de faire les applications
locales, qu'on sait être appropriées à la nature
de la maladie. On n'ignore point que les huileux
sont utiles contre la gale, que l'emploi topique
de la solution alcoolique d'acide prussique combat efficacement les dartres, la teigne, etc. :
nous devons croire que, dans ces affections, la
peau offre un caractère *sui generis* d'inflammation que ces topiques détruisent. Nous reviendrons sur ce sujet dans un autre ouvrage.

I. *Phlegmasies des membranes muqueuses.* — Les

symptômes du sub-élément inflammation peuvent se développer dans les membranes qui tapissent le globe de l'œil, l'intérieur des oreilles,
les fosses nasales, les conduits aérien, digestif
et urinaire, et la maladie prendre le nom de
l'organe que la membrane enflammée recouvre.
Ainsi, on désigne par les mots gastrite, cystite, etc., l'inflammation de la muqueuse de l'estomac, celle de la muqueuse de la vessie, etc.

Ces phlegmasies peuvent exister à l'état aigu
et à l'état chronique. Dans le premier cas, la
fièvre concomitante devra principalement fixer
notre attention; dans le second, elle sera si peu
développée que l'état local seul devra nous occuper.

Indépendamment de ces deux circonstances,
il en est une nouvelle qu'on ne doit jamais perdre de vue. C'est le mode d'inflammation des
parties, ou mieux, la nature de l'inflammation.
Personne n'ignore que les médecins de Paris,
ayant trop égard, sans doute, à l'étymologie du
mot catarrhe, ont regardé l'écoulement du mucus comme la condition principale de la maladie,
et ont été conduits, par cette raison, à faire le
mot catarrhe synonime d'irritation des membranes muqueuses (1). Mais on n'ignore pas non
plus d'après le tableau que nous avons exquissé

(1) Léon Rouzet, note addit'onnelle aux maladies chroniques de Dumas, tom. I, pag. 84 et 85.

de l'élément catarrhal, qu'il ne se manifeste pas
seulement sur les membranes muqueuses, mais
par un ensemble de phénomènes généraux dépendans de la constitution. Nous avons remarqué que sa forme inflammatoire n'était pas
franche, qu'on ne devait pas insister sur les évacuations sanguines, et qu'il suffisoit quelquefois
d'employer les excitans sudorifiques dans les
premiers momens, pour dissiper les symptômes
par lesquels il est annoncé. Or, on ne contestera point que ce traitement serait nuisible dans
l'inflammation vraie.

Nous ne prétendons pas nier que toute affection récente des membranes muqueuses ne soit
une véritable inflammation, ou bien, que le catarrhe ne puisse se lier et se confondre avec l'é-
tat d'inflammation d'une ou de plusieurs membranes, ou même de toutes les membranes muqueuses. Nous conviendrons, si l'on veut, que
tout rhume récent est une inflammation véritable, *quoique légère*, de la poitrine, et que tout
rhume négligé et traînant en longueur est une
phthysie commençante : mais nous nions, quoique Pringle l'ait avancé (1), que l'affection catarrhale qui s'unit au rhume, soit de nature réellement inflammatoire. L'inflammation peut en
s'étendant au-delà du terme ordinaire d'une péripneumonie aiguë, devenir une vraie péripneu-

(1) *Malad. des armées*, pag. 3, chap. 3, pag. 301.

monie lente et chronique dont la suppuration
peut être le terme (1); mais cela n'empêche pas
que sous l'influence d'un traitement antiphlogistique actif, la maladie ne passe facilement à cet
état chronique qu'on voudrait éviter, et que les
vésicatoires ne puissent être employés dans le
commencement. Or, dans une véritable inflammation ces derniers étant nuisibles, lorsque les
premiers ne sauraient inspirer aucune crainte
quant aux effets qu'ils peuvent produire, on aurait tort de croire que la maladie soit la même.
On a remarqué, d'ailleurs, que la saignée générale convient au début de tout catarrhe, avec
fièvre s'entend, et peut nuire à la fin; qu'elle
n'est efficace que dans le catarrhe idiopathique;
qu'elle n'est qu'adjuvante dans le catarrhe avec
molimen général; et qu'employée seule, elle peut
être nuisible au début, par l'irritation que cau-
sent les piqûres, et à la fin, parce qu'elles favorisent la chronicité (2). Eh bien, je le demande,
les choses se passent elles ainsi dans une inflammation *pure* et légitime? Non : il faut donc admettre que le passage de l'état aigu à l'état chronique, peut avoir été favorisé par la complication catarrhale que l'on aurait confondue avec

(1) Cette doctrine de Pringle a été regardée comme démontrée par Tissot, Sauvages, Selle, Wienholt, Pujol de
Castres, et un grand nombre de médecins modernes.

(2) M. Dugès, *Mém. sur le catarrhe et l'état catarrhal.*
Revue médicale, août 1825.

la véritable inflammation. Dire que c'est l'affection catarrhale qui constitue le rhume, comme l'a prétendu Pringle, ou que le catarrhe consiste dans l'inflammation d'une ou de plusieurs membranes, ou même de toutes les membranes muqueuses, comme l'assure M. Dugès, c'est faire jouer à l'état catarrhal un rôle qui ne lui appartient pas. Car, si le catarrhe pulmonaire était réellement une phlegmasie franche et vraie de la muqueuse, on devrait se comporter comme dans la pneumonie essentielle, saigner abondamment et éloigner l'application des vésicatoires : ce qu'on ne fait pas. On proscrirait à la fin de la la maladie les excitans de l'organe pulmonaire, le kermès, par exemple, que l'on sait activer l'inflammation et la rendre durable : c'est pourtant un des moyens que l'on met en usage dans le catarrhe pulmonaire. On employerait, enfin, des petites saignées ou des saignées locales par les scarifications et les sangsues, que l'on sait modérer la fièvre, calmer les accidens et agir très souvent comme un véritable spécifique : tandis que, je le répète, on repousse ce moyen comme nuisible et comme favorisant la chronicité.

Ainsi, sans parler même de la mobilité de l'élément catarrhal, c'est-à-dire, de la manière avec laquelle l'inflammation se transporte d'un lieu dans un autre, ce qui n'a pas lieu dans les phlegmasies ordinaires ou légitimes; sans parler de la réaction fébrile qui, en général, est beaucoup

plus prononcée dans ces dernières, etc. : nous
trouvons dans les moyens curatifs seuls, assez
de motifs pour conclure, que le catarrhe diffère
par sa nature de l'inflammation. Celle-ci peut
être simple, c'est l'inflammation proprement
dite; ou compliquée par l'état catarrhal, c'est
l'inflammation catarrhale.

Revenant au traitement des phlegmasies des
membranes muqueuses en général, nous rapporterons à divers chefs principaux, les règles
générales qu'il faut suivre. Ainsi, nous aurons
égard, 1° à la fièvre concomitante; 2° à la nature
de l'inflammation; 3° au mouvement fluxionnaire
du sang; 4 au point de départ de ce mouvement
fluxionnaire qui peut être connu ou inconnu;
5° à son activité progressive ou soutenue, et à
son inactivité ou sa fixeté; 6° à la chaleur et à la
sensibilité de la partie, qui peuvent entretenir la
fluxion; 7° enfin, à l'engorgement de ces mêmes
parties, que l'on doit prévenir, ou dont on doit
favoriser et hâter la résolution.

Ces règles sont constantes et généralement
applicables à tous les cas, c'est-à-dire, que le
traitement qui convient à l'un est nécessaire à
l'autre. C'est pourquoi nous n'insisterons pas sur
les indications générales qu'elles fournissent :
nous nous arrêterons seulement à désigner les
applications particulières que les auteurs ont
faites de quelques unes d'entr'elles, et qui sont
propres à certaines phlegmasies.

1º *Ophtalmie.* Les indications propres à l'ophtalmie consistent, principalement, dans le choix
des saignées locales, le lieu où on doit les pratiquer, et dans les avantages que peuvent offrir
l'ouverture de l'artère temporale ou des veines
jugulaires, proposée par les auteurs.

L'ophtalmie est une des maladies où les sai-
nées locales doivent nécessairement être précédées par les saignées générales. Cullen, il est
vrai, pense que, lorsque la tension n'est pas générale, il est plus avantageux d'employer sur le
champ une saignée locale; car 4 onces tirées des
parties voisines valent mieux que 12 livres tirées
des parties éloignées. Erreur grave, et d'autant
plus dangereuse, que Barthez a vu (1), et que
j'ai été témoin moi-même comme tant d'autres,
que des fluxions inflammatoires sur les yeux,
qui auraient été faciles à résoudre, devenaient
ou fort graves ou long-temps rebelles, parce
qu'on avait appliqué dans le premier temps et
sans avoir fait précéder une évacuation générale
convenable, des sangsues aux tempes ou à d'autres parties voisines des lieux affectés. Il faudra
donc faire des saignées convenables avant d'employer les sangsues, et placer ces dernières aux
tempes, derrière les oreilles, sous la paupière
inférieure, proche la paupière supérieure, principalement sur la veine angulaire, vers l'angle

(1) Voyez *Traitement méthodique des fluxions*, pag. 13.

interne de l'œil. Il faut en mettre une grande
quantité, 15 à 20, parce que, placées en très petit nombre, elles produisent plus d'irritation que
de soulagement; et on s'abstient d'en placer à
la paupière, parce qu'elles laissent sur la peau
tendre et spongieuse de ces parties, des échymoses et des taches livides. C'est sans doute à cause
de cet inconvénient et de la douleur qui en est
la suite, que Bosquillon conseille de placer ces
insectes à un pouce au-dessous de l'œil (1).

Quant aux scarifications de la conjonctive,
employées par Hippocrate dans les ophtalmies
violentes, et que Wollouse, oculiste anglais,
vante comme un moyen excellent dans les ophtalmies chroniques avec engorgement variqueux
des veines de la muqueuse qui tapisse le globe
de l'œil et le voile mobile qui le recouvre
(Haller); on peut en retirer parfois quelqu'avantage. Pourfour Dupetit en a souvent reconnu
l'efficacité dans les ophtalmies anciennes, et
M. Seneaux assure en avoir obtenu lui-même des
succès. Cependant, comme cette opération peut
accroître l'irritation des parties enflammées, et
ne procurer qu'une évacuation incomplète (2);
je préférerais scarifier les parties environnantes
comme les hindoux qui, dans les ophtalmies

(1) Traduct. de Cullen, tom. I, note pag. 223.
(2) Boyer, *Maladies chirurgic.*, tom. V, pag. 373. Fages,
Cours de pathologie chirurgicale. Leçons orales.

violentes qui s'observent fréquemment chez eux, font des incisions au front et scarifient les paupières (1).

Si, pourtant, on se décidait à scarifier la muqueuse, il vaudrait mieux imiter Pellier Duquesnay, qui scarifiait avec la lancette et avec des petits ciseaux qu'il promenait sur la face interne de la paupière (2) et rejeter comme dangereux, le Xistre de Wollouse dont les petits crochets sont sujets à se rompre, à rester engagés dans la membrane et à augmenter l'inflammation (3). L'ophtalmoxise des anciens, opération rude et irritante qui consiste à piquer l'œil avec les barbes d'un épi de seigle, dont Camérarius et M. Richerand se sont montrés partisans, et dont Zacharie Plater, ne conteste pas les avantages, offre les mêmes inconvéniens. C'est pourquoi plusieurs praticiens se sont fortement élevés contr'elle et qu'elle a été presqu'entièrement proscrite.

Considérerons-nous, avec Cullen, l'ouverture des jugulaires et de la temporale comme des saignées locales qu'on doit préférer à toute autre évacuation par la lancette? Dirons-nous que celles du pied et du bras sont inefficaces? Non;

(1) Mémoire des missionnaires danois, p. IV, pag. 186.

(2) Zacharie Plater, *Dissert. de oculorum scarificat.* Leips. 1728.

(3) Deshais Gendron, *Malad. des yeux*, 1772.

car si Galien, Fontanus (1), Galland, etc. (2), ont retiré de grands avantages de l'artériotomie; si le médecin de Pergame, Paul d'Egyne, Demours (3) et autres ouvraient avec succès les veines jugulaires, la plupart de ces auteurs conseillaient encore la saignée du pied qui, poussée jusqu'à défaillance, était réputée faire disparaître l'inflammation comme par enchantement. Le professeur Fages, nous a assuré (4) avoir vu plusieurs faits de cette nature.

Il est certain, que si la saignée du pied, quoiqu'on ne la pousse pas jusqu'à la syncope, peut être de la plus grande utilité; on pourra aussi recourir à la saignée du bras, à l'ouverture des veines du fondement, etc. C'est au praticien à choisir parmi les moyens que nous proposons, celui qu'il croira devoir être plus avantageux, en se fondant sur les règles qui découlent de la méthode des fluxions.

2° *Angine*. Il n'est point de maladie qui, lorsque les symptômes sont intenses, demande une plus prompte et une plus large méthode antiphlogistique que l'angine. Ici, comme dans les autres phlegmasies, on a les mêmes indications à remplir, relativement à l'emploi des évacua-

(1) *Respons. et curat. med.*, lib. I. pag 30.

(2) *Dissert. sur l'ophtalmie endémique d'Egypte*, an XI.

(3) Cité par M. Baumes dans ses *Leçons orales de pathologie médicale*.

(4) *Leçons orales de pathologie chirurgicale.*

tions sanguines, mais ici, comme dans l'ophtalmie, il y a quelques modifications particulières
que l'on a proposées.

Ainsi, dès la plus haute antiquité, l'ouverture
des ranines fut conseillée. Hippocrate la pratiquait après avoir tiré du sang par des saignées générales. Asclépiade l'imita, mais il ouvrait, aussi,
tantôt les veines du bras, tantôt celles du front,
et même celle de l'angle des yeux. Il appliquait,
de plus, les ventouses scarifiées, et si ce remède
ne suffisait pas, il scarifiait les amygdales et pratiquait la laryngotomie ou la trachéotomie (1).

Si, à cela, nous ajoutons, qu'Arétée est d'avis
qu'il vaut mieux tirer moins de sang à la fois et
y revenir plus souvent; que dans les phlegmasies en général, et dans l'esquinancie en particulier, lorsque le danger est imminent et que l'état
du malade fait craindre le délire, la suffocation,
l'apoplexie et la mort, on doit recourir à des
saignées copieuses, qu'on pousse jusqu'à la syncope; qu'Aëtius ouvrait la jugulaire, les ranines
et quelquefois la saphène, dans la vue de rappeler les menstrues (2); qu'Alexandre de Tralles
et Huxham ont trouvé que la saignée des veines
jugulaires était suivie d'un prompt soulagement;
que les Brames, Sydenham (3), Bennet (4),

(1) Leclerc, *loc. cit.*, pag. 405.
(2) Freind, *loc. cit.*, pag. 64.
(3) *Loc. cit.*, tom. II, pag. 375.
(4) *Theat. tabid.*

ont constaté l'utilité de l'ouverture des ranines
dans certains cas où les saignées des extrémités
supérieures et inférieures avaient été sans succès; que Delgard (1), enfin, est parvenu à guérir
une esquinancie grave par l'application réitérée
des ventouses scarifiées au cou et au-dessous de
la partie antérieure des clavicules; nous serons
forcés de convenir, que les auteurs du dix-neu-
vième siècle n'ont rien ajouté à ce que les écrivains des siècles précédens nous ont enseigné.

A la vérité, ils ont refuté Recolin, lorsqu'il a
prétendu que la saignée du pied occasionnait la
métastase de l'inflammation tonsillaire sur le
poumon (2); ils ont avancé que la saignée de la
jugulaire pratiquée sans application de bandage,
était utile dans un cas grave; mais que l'application de douze sangsues au cou, ne le cède guères à
ce moyen; que l'ouverture des ranines proposées
par les anciens n'est pas sans difficulté ni danger.
Chacun a donné son opinion sur telle ou telle
opération; qu'en est-il résulté pour la science?
Presque rien. On saigne, d'abord, d'après les
idées de Galien sur la révulsion et la dérivation;
et puis on imite Hippocrate ou Asclépiade.

Ce que je dis de l'angine, en général, s'applique également au croup, qui, malgré la tendance que les mucosités ont à former de fausses

1) *Mémoires de l'academie de chirurgie.*
(2) *Mém. de l'académ. de chirurg.*

membranes, n'en réclame pas moins le traitement antiphlogistique. Celse en avait fait la remarque (1); et, Laforest nous prévient, que
c'est avec la plus grande précaution que l'on doit
en user. Il conseille de se servir des sangsues,
parce qu'elles ont l'avantage d'évacuer plus directement le tissu cellulaire, communément
chargé de sang chez les enfans. D'ailleurs, elles
affaiblissent beaucoup moins, attendu que l'évacuation qu'elles provoquent se fait peu à peu
et de la manière la plus familière à la nature,
qui, dans les hémorragies qu'elle décide, fait le
plus souvent couler le sang par petites parties
à la fois (2). Ghisi, enfin, assure être parvenu à
sauver quelques enfans et même un petit nombre
d'adultes, par le moyen des saignées promptes
et copieuses, les ventouses scarifiées sur le la-
rynx, etc., (3). Eh bien, joignez à ces observations pratiques, les idées générales que nous
avons acquises sur la combinaison des divers élémens et sub-élémens; faites subir aux évacuations
sanguines que l'on a préconisées les modifications, que ces diverses indications ou sous-indications peuvent réclamer, et nous aurons des données positives, sur l'emploi thérapeutique de
la saignée dans les diverses espèces d'angine.

(1) *De re medica*, lib. I, c. x.
(2) Lib. I, obs. 21.
(3) M. Foderé, *loc. cit.*, tom. VI, pag. 60.

Quant aux autres phlegmasies des membranes muqueuses, elles ne réclament pas d'autre traitement que celui qui vient d'être exposé. Nous devons en excepter, cependant, la *glossite*, qui, lorsque la langue a acquis un volume très considérable et menace de suffoquer le malade, exige qu'on pratique dans le sens de sa longueur des scarifications profondes (1). *La cystite*, qui, lorsqu'il s'y joint, comme symptôme, un spasme du col de la vessie, demande qu'on applique les sangsues au périnée, au lieu de les placer à l'hypogastre. *La diarrhée et la dysenterie* qui cèdent quelquefois à la saignée, aux sangsues à l'abdomen, et qui dans quelques circonstances réclament que ces insectes soient placés au pourtour de l'anus, où elles sont très utiles pour combattre l'inflammation du rectum et de son sphincter.

Faudra-t-il, imitant M. Vitet, préférer l'application des sangsues aux bras, à la saignée avec la lancette, et croire que ces vers apposés aux cuisses et vers le fondement font beaucoup de

(1) Il vaut mieux répéter les scarifications, que d'imiter M. Faneau-Latour. Celui ci non content d'avoir, par une première scarification réduit la langue de moitié de son volume, amputa l'organe comme l'avait fait avant lui Pimprenelle, dont les praticiens conseillent de ne pas suivre l'exemple, (*Journal universel*, octobre, 1824.) J'ignore quel a été le motif qui a pu déterminer M. Latour à faire cette opération ; c'est pourquoi je considère sa conduite, tout au moins, comme imprudente.

mal (1)? Devons-nous admettre, avec M. Fraisse,
que dans la majorité des cas l'opération de ces
insectes est préférable (2)? Si nous ne consul-
tions que Sennert et Aëtius qui pensent, que les
évacuations sanguines faites par petites reprises
et en petite quantité à la fois, par une ouverture
étroite d'où le sang s'échappe lentement, peuvent être fort utiles aux dysenteriques : nous y
trouverions des motifs assez puissans en faveur
de l'opinion des médecins nos contemporains :
comme aussi, si nous n'avions acquis la certitude
que les saignées locales sont dangereuses quand
on ne les fait pas précéder des saignées générales ; nous en croirions M. Vitet. Mais qu'il
veuille bien faire des saignées révulsives ou dérivatives avant d'appliquer les sangsues à la partie
supérieure des extrémités inférieures et aux
environs de l'ouverture du rectum, et il pourra
se convaincre *qu'elles ne font pas beaucoup de mal.*

III. *Phlegmasies des membranes séreuses du tissu
cellulaire et des organes parenchymateux.* — Il est si
rare que les membranes séreuses soient affectées, sans que les organes qu'elles enveloppent
participent à l'inflammation ; il est si difficile de
distinguer par les symptômes, si c'est le poumon
ou la membrane qui le revêt, le cœur ou la
membrane qui le recouvre, etc., qui sont le

(1) *Traité de la sangsue médicale,* 1809, c. 8, pag. 457.
(2) *Réflexions sur le traitement de la dysenterie,* etc.

siége de la phlegmasie ; il arrive si souvent, enfin, que l'inflammation d'un viscère se masque sous les symptômes qui sont propres à l'inflammation d'un autre viscère, que je n'ai pas hésité à renfermer dans la même section, toutes les phlegmasies que le texte désigne (1). J'aurais pu supprimer les phlegmasies des membranes séreuses, m'appuyant de l'opinion de MM. Rudolphi, Ribes et Chaussier, qui prétendent que l'inflammation n'a pas de siége dans ces membranes, mais dans les organes qu'elles tapissent ; qu'elles ne peuvent pas plus s'enflammer que l'épiderme, et que les pleurésies, les péricardites, les péritonites, etc., ne sont que des inflammations du poumon, du cœur et des viscères abdominaux;

(1) Haller, Morgagni, Servius, Van-Swiéten, Sarcone, Stool, Roucher, etc., renferment des exemples qui prouvent qu'on a soigné comme des pleurésies, des maladies de poitrine qui n'étaient autre chose que des pneumonies. M. Bayle, *Traité de la phthysie pulmonaire*, observ. XLVIII et XLIX ; Laennec, *Auscultation*, ont traité comme phthysiques des individus chez lesquels tout était sain, excepté le foie, qui était dans l'état que l'on désigne communément sous le nom de foie gras. M. Portal a toujours trouvé le cœur malade, et quelquefois même il n'y avait aucune altération du péricarde, chez des personnes qui étaient mortes avec tous les symptômes que l'on a donnés comme caractérisant la péricardite. *Mém. sur la nature et le traitement de plusieurs maladies*, 1819. Enfin la *Revue médicale* rapporte des exemples de péricardites masquées par des symptômes de pleurésie à gauche avec gastrite. Voyez avril, 1825, pag. 22 ; août de la même année, pag. 178.

mais comme cette assertion pourrait être contestée, je préfère ne pas chercher à établir ma
classification sur le véritable siége de la maladie, mais bien sur les moyens de curation. Or,
nous savons que les indications sont les mêmes,
qu'elles ne varient point : donc, on peut sans inconvénient réunir, sous un même chef, ces différentes maladies (1).

Ici, comme dans toutes les phlegmasies en général, nous devons nous conformer aux règles générales que nous avons posées, et joindre au traitement, par les antiphlogistiques, quelques modifications particulières que les praticiens y ont
appliquées, d'après l'idée qu'ils s'étaient formés
de la nature, la forme et la solution de la maladie.

1° *Inflammations cérébrales.* Imiter Avicenne, qui,
dès le début de la phrénésie, saignait aux parties éloignées, et plus tard aux parties voisines ;
c'est suivre la méthode de la révulsion et de la
dérivation, que nous avons précédemment expo-
sée, et sur laquelle il est inutile de revenir. Mais
ce qui doit nous intéresser, c'est la remarque
que le père de la médecine avait faite (2), et
que le médecin de Pergame a confirmée (3), que

(1) Nous y aurions également rapporté les phlegmasies
des membranes muqueuses, si la complication catarrhale,
qui est familière à ces dernières, n'avait pas dû nous occuper un moment.

(1) Coacq, n° 120, *épid.*, lib. I et III.

(2) *Des crises*, lib. III, c. 3.

les hémorrhagies formaient la solution la plus
heureuse de la maladie.

Cette observation importante porta Amatus
Lusitanus à imiter la nature et à exciter chez un
phrénétique une hémorragie artificielle, en
introduisant dans le nez une plume taillée en
pointe, ce qui réussit au-delà de ses espérances.

Les égyptiens recourent souvent à ce moyen,
et Cullen, qui l'a employé, assure qu'il est fort
incertain, attendu que l'évacuation est très petite ou très grande. C'est pourquoi on doit préférer les ventouses scarifiées appliquées aux tempes; elles remplacent l'ouverture de la veine du
front, pratiquée par Alexandre de Tralles, et
particulièrement recommandée, après lui, par
Rhazès (1). Il les faisait précéder, comme on le
pense bien, par la saignée du bras, différant en
cela d'Héraclide, qui, lorsque l'individu ne lui
paraissait pas être en général très chargé de
sang, ouvrait desuite la première de ces veines.

Ces moyens peuvent suffire dans certains cas;
mais il en est d'autres où l'on doit recourir à l'ouverture de l'artère temporale ou des veines jugulaires. Je pense que l'on saura les discerner,
et j'aurais même renoncé à les signaler, si je n'a-
vais pas senti la nécessité de réfuter les opinions
de plusieurs médecins célèbres. Ainsi Cullen
pense, et Frank répète après lui, que l'ouverture

(1) Freind, *loc. cit.*, pag. 59.

des artères n'est pas sans inconvénient ; tandis que celle des veines jugulaires pourrait être utile. Eller renchérissant, dit à son tour, que ces dernières ne sont pas sans danger, à cause du délire, et propose de les remplacer par l'application de huit ou dix ventouses scarifiées entre les épaules, que l'on fait précéder de la saignée au bras; assurant que cette pratique lui a parfaitement réussi, dans un cas qu'il rapporte (1).

Ce qui prouve que l'opinion de ces auteurs ne doit pas nous en imposer, c'est que d'une part, James Sims affirme, avoir vu la saignée de la temporale, recommandée par Avicenne, être suivie de la cessation du délire, calmer le regard furieux et enflammé, et amener un sommeil paisible, précurseur de la crise de tous les maux (2). M. Gigaud annonce à son tour que, dans un cas d'encéphalité présentant tous les signes de l'irritation la plus extraordinaire ; les accidens persistèrent malgré l'emploi des différentes saignées et de tous les médicamens antiphlogistiques sans exception d'aucun, et ne s'adoucirent véritablement, que lorsque le chirurgien eut ouvert l'artère temporale du même côté (3).

(1) *Loc. cit.*, pag. 270 et suiv.

(2) *Malad. épidém.*, chap. 2. Il prétend que dans les congestions inflammatoires cérébrales, une livre de sang tiré des artères, combat l'inflammation plus efficacement, que ne le feraient 30 onces de sang tiré des veines.

(3) *Receuil périodique de la société de médecine de Paris.*

D'autre part, Astruc assure avoir vu réussir plusieurs fois la saignée de la jugulaire (1). Frank la regarde comme un moyen unique (2); et j'ai entendu Fages le père professer, qu'elle suppléait à celles de toutes les veines de la tête, que tous le accidens qui les accompagnent, quoi qu'en dise Bosquillon, sont moins à craindre que ceux des autres veines.

On peut donc utiliser les unes et les autres. Mais il est bon de ne les faire pratiquer que lorsque les vaisseaux auront été désemplis par d'autres évacuations, attendu, observe Frank, que sans cette précaution la saignée n'est pas sans danger : sentiment adopté par tous les bons praticiens, et entr'autres, par MM. Freteau et Lafont (3). On emploiera également l'ouverture de la veine frontale, l'application des sangsues aux tempes, derrière les oreilles, dans l'intérieur des narines, au sinciput (4). On en recouvrira

(1) *Traité des maladies de la tête.*

(2) *Loc. cit.*, tom. II, pag. 37.

(3) Voyez leurs *Mém. sur les évacuations sanguines* : ils furent couronnés.

(4) M. Coste, dans un mémoire intitulé : *Réflexions théoriques et pratiques sur le traitement des inflammations cérébrales*, expose, en terminant son ouvrage, trois raisons qui lui font préférer le sinciput par l'application des sangsues. La première est, que la phlegmasie de l'arachnoïde et de l'encéphale siége surtout dans les régions antérieures de ces organes ; la deuxième, qu'en appliquant les sangsues sur le sinciput, on dégorge plus directement les

même toute la surface du crâne, comme le pratiquait Pringle. On aura recours aux ventouses scarifiées sur les mêmes parties, à l'occiput, ou entre les épaules. L'on se comportera donc de la manière que nous avons indiquée tant de fois, pour le choix du lieu où l'on doit saigner.

Après ces détails, il ne me reste qu'à citer un fait qui prouve la bonté de cette doctrine, et qui nous fasse sentir qu'on ne doit pas craindre de réitérer les évacuations sanguines.

M. le docteur Cristin (*Clinique du professeur Chiesa, à l'hôtipal Saint-Jean à Turin*), rapporte un exemple d'encéphalite guérie par des saignées répétées. Le malade fut saigné *seize* fois aux bras, *douze* fois aux jugulaires et *une* fois par les ventouses scarifiées. Voilà bien qui prouve mieux que tous les raisonnemens l'efficacité du traitement méthodique des fluxions; que nous ne cessons de préconiser.

2° *Pneumonie*. L'inflammation du poumon ne mériterait pas de nous occuper après les détails dans lesquels nous sommes entrés, s'il ne s'était

parties enflammées, puisqu'elles agissent sur le sinus longitudinal supérieur, ou mieux sur les veines qui vont se dégorger dans ce sinus; la troisième, enfin, qu'il y a sympathie entre la peau qui recouvre les cavités splanchniques et les organes qui sont contenus dans ces cavités. Il ne m'appartient pas d'examiner en ce moment la justesse de cette opinion. Je cite le fait pour qu'on puisse profiter des idées de l'auteur, en ce qu'elles peuvent avoir de vrai.

élevé quelques contestations sur plusieurs points
principaux de pratique, qui exigent d'être ap-
profondis. Ayant eu occasion de traiter quelques questions qui y sont relatives, dans un
autre ouvrage (1), il me suffira d'en extraire les
passages les plus remarquables, pour éclairer le
traitement de cette maladie.

I. *A quelle époque doit-on saigner?* Tous les
praticiens sont d'accord sur ce point, que la
saignée est surtout indiquée dans les premiers
temps de la maladie. Mais quoiqu'elle soit plus
efficace dans cette période, elle peut être cependant employée avec avantage dans les autres
momens, si les symptômes d'inflammation pré-
dominent. Hippocrate saigne Anaxion le 8e jour
d'une fièvre pleurétique et obtient un succès
complet. Galien a quelquefois saigné le 20e jour.
Wan-Swiéten faisait ouvrir la veine après le 4e,
et le malade était bientôt rétabli; dans d'autres
circonstances il a fait saigner le pneumonique
le 20e jour, comme le médecin de Pergame, et
quelquefois plus tard. Triller ordonnait de pratiquer la saignée les 5e, 6e, 7e et 8e jour et rendait à la vie des malades qui étaient aux portes
du tombeau. Sarcone ne fut pas détourné d'employer les évacuations sanguines le 20e jour,
parce qu'il remarqua même à cette époque des

(1) Voyez ma dissertation ayant pour titre: *Du traitement
des fluxions de poitrine, etc.* Montpellier, 20 mars, 1822.

symptômes de crudité. Planchon, enfin, a fait tirer du sang tantôt le 8e jour, tantôt les 10e, 11e et 12e, toujours avec avantage.

On peut donc enlever du sang à toutes les époques de la maladie. Quelques praticiens, il est vrai, bornaient l'emploi de la saignée au temps de crudité, qui peut être fort long, et la proscrivaient pendant la période de coction. Je conviens que dans cet instant une évacuation sanguine trop considérable pourrait enrayer le travail de la nature et être très préjudiciable; mais si la fièvre est vive et si l'expectoration se fait avec difficulté, la saignée peut devenir un très bon expectorant. Bien plus, quoiqu'on ait assuré qu'elle ne convient point dans le dernier degré d'une péripneumonie que l'on juge devoir être mortelle, un médecin instruit et attentif, pourrait encore la tenter. Frank a osé, malgré le refroidissement des extrémités, la couleur presque cadavéreuse de la face, l'extrême petitesse du pouls, etc., faire une saignée exploratrice, le doigt appliqué sur l'artère, et le salut du malade a justifié son audace : *Audaces non fortuna quidem sed consilium juvat* (1).

(1 *Loc. cit.*, tom. II, pag. 108-9. -- Ne serait-ce pas le cas d'imiter la pratique des médecins espagnols qui traitant des pleurétiques tombés dans une grande faiblesse à la suite de plusieurs saignées qu'on leur avait faites, les guérissaient par l'ouverture de la salvatelle du côté douloureux, tant recommandée par les anciens ?

II. *Dans quelle partie doit-on ouvrir la veine?*
Sans parler des Arétée, des Huxham, des Husson, qui veulent qu'on saigne des deux bras à
la fois; de Freind, qui assure que la saignée d'un
seul bras suffit, n'importe lequel; d'Hippocrate
et des anciens Grecs, des Arabes et des Grecs
modernes, que nous avons vu différer entièrement d'opinion : nous dirons que le précepte
donné par Barthez, que dans les phlegmasies,
en général, on doit accorder la préférence à la
saignée du côté douloureux, a été sanctionné par
les observations de Ludwig, Lentin et surtout
de M. le professeur Broussonnet qui dans sa
brillante pratique a eu occasion d'observer et de
nous faire remarquer les heureux effets qu'on
en retire (1). Nous ajouterons, que la saignée de
la jugulaire, que Haller, dans ses expériences sur
les animaux (2), a vu désemplir rapidement le
poumon, peut être employée avec avantage (3).

(1) M. Bégin, d'après quelques essais encourageans qui
appartiennent à M. Janson, chirurgien en chef de l'Hôtel-
Dieu de Lyon, recommande l'ouverture des veines qui viennent directement des parties enflammées. (*Applicat. de la
doct. physiol. à la chirurgie*, Paris, 1823.) Le conseil paraît
au reste fort rationnel, et mérite qu'on le soumette à des
nouvelles épreuves pour en déterminer la valeur réelle. C'est
aussi l'avis de M. Bellanger. Voyez son analyse de l'ouvrage
cité, *Revue médicale*, janvier, 1824, pag. 111.

(2) *Physiologie*, liv. VIII, paragraphes 4, 12, pag. 251.

(3) Sarcone, *loc. cit.*, tom. I, pag. 192. Fages, *Leçons
orales de pathologie chirurgicale.*

III. *Quelle quantité de sang doit-on tirer ?* Indépendamment des règles générales que nous avons posées sur l'utilité des évacuations sanguines, qu'on devra réitérer plus souvent et rendre plus copieuses selon que l'organe qui est le siége de l'inflammation remplit des fonctions importantes : nous devons rapporter quelques avis que les praticiens ont consignés dans leurs ouvrages , qui prouvent, encore plus que ceux que nous avons déjà cités, qu'il n'y a pas de terme fixe sur la quantité de sang que l'on doit évacuer.

Van-Swiéten veut qu'on porte à 12 onces et au-delà, la quantité de la première saignée, et que le malade soit couché afin qu'il soit moins exposé à la syncope. Arétée avait conseillé de tirer du sang en quantité et par une grande ouverture, sans pourtant persister, jusqu'à déterminer une extrême faiblesse ; préférant réitérer l'évacuation au besoin. Borsiéri fixe a 12, 15 et 20 onces la partie du sang que l'on doit extraire, mais il veut qu'on renouvelle l'évacuation jusqu'à ce que le pouls ait perdu sa dureté et sa fréquence , que l'intensité des symptômes ait cessé, et que les signes de coction paraissent (1).

Voici comment s'exprime Huxham. Si après la première saignée les symptômes ne sont pas mitigés, il faut en faire une seconde après 12, 18 heures et même plutôt, si le cas semble l'exi-

(1) *Instit. medic. pract. venet.*, 1791.

ger. On la répètera d'autant plus que l'oppression, l'anxiété et la difficulté de respirer insis-
teront. Le professeur Chiesa semble avoir suivi
les conseils d'Huxham, dans le cas où il tira à
une femme pleurétique huit fois du sang par la
veine en moins de 30 heures.

Enfin, Sydenham a mis à 40 onces, comme un
terme moyen, la portion de sang que l'on doit
faire perdre à un pleurétique; et Pringle assure
que ç'aurait été trop peu chez les malades qu'il
eut à traiter. Il est arrivé à Heurnius, dit-il, de
tirer en une seule fois plus de 4 livres de sang
dans une inflammation grave qui occupait les
deux côtés du thorax; et c'est en agissant ainsi
qu'il sauva cet individu, que tous les assistans
croyaient voué à une mort certaine.

Je ne prétends pas, en citant cet exemple, engager les médecins à enlever tout d'un coup une
si grande quantité de sang; je veux seulement
faire connaître, que l'on peut quelquefois, encou-
ragé par sa heureuse hardiesse, employer *largement* ce moyen héroïque, qui manque rarement
le but qu'on se propose. On aura égard surtout,
à la conformation du sujet, car, ainsi que l'a remarqué Roucher, la saignée est indispensable
aux rachitiques, pour resoudre les engorgemens
inflammatoires qui se font avec la plus grande
facilité, à cause de la difficulté que le sang éprouve
à circuler. Je ne nie point que chez les enfans
atteints de rachitis, les évacuations sanguines

àient pu être totalement contre-indiquées par la fièvre pulmonaire qui survient accidentellement, comme l'a observé Buchner; ce qui a fait dire à Pujol, qu'on doit les redouter et ne les employer que dans les cas les plus graves et les plus urgens (1). Mais cela doit-il nous faire repousser les conseils de Roucher? Je ne le pense pas.

Nous avons indiqué ailleurs, combien il serait dangereux d'imiter les praticiens routiniers, qui tirent du sang jusqu'à ce que le liquide ne presente plus la couenne pleurétique : nous ne reviendrons pas là dessus. Mais il est un moyen qui donnant, à l'égard de la saignée, si l'on en croit Laennec, une règle plus sûre que le tact des plus habiles praticiens mérite d'être signalé : c'est le cylindre. Son inventeur affirme, que toutes les fois qu'on reconnaît par le stéthoscope, que les contractions des ventricules du cœur ont de l'énergie, on doit saigner sans crainte, le pouls se relèvera ; tandis que si les contractions du cœur sont faibles, le pouls eût-il une certaine force, il faut se méfier de la saignée (2). Il ajoute : lorsque le pouls est très fort, les contractions du cœur médiocrement énergiques, ce qui arrive assez ordinairement chez les apoplectiques, on peut encore saigner utilement tant qu'on ne s'aperçoit

(1) *Loc. cit.*, tom. IV, pag. 223.
(2) *Loc. cit.*, tom. II, pag. 240.

pas d'une diminution très sensible dans le bruit
et dans l'impuissance des contractions du cœur.
Mais quand le pouls et le cœur sont également
faibles, il faut bien se garder d'ouvrir la veine,
quels que soient le nom et le siége de la maladie.
On détruirait infailliblement le peu de ressources qui peuvent encore rester à la nature ; tout
au plus s'il y a quelques signes de congestion
sanguine locale, peut-on se permettre d'essayer,
par l'application de quelques sangsues, si le malade est encore en état de supporter utilement
la saignée des capillaires.

IV. *L'écoulement des menstrues doit-il nous empêcher d'employer les évacuations sanguines dans les
phlegmasies en général et dans les inflammations de
poitrine en particulier ?* — Si l'apparition des règles
ou des lochies ne contre-indique point (ce qui
est prouvé) l'emploi des saignées dans la métrite, à bien plus forte raison doit-on s'en servir
dans les autres phlegmasies? Cependant il faut
avoir égard, dans tous les cas, à l'influence que
la perte naturelle du sang peut avoir sur l'ensemble des symptômes de la maladie, c'est-à-
dire, sur la fièvre concomitante et sur l'inflammation elle-même ; car si elle leur servait de
crise, on devrait abandonner à la nature le soin
de la guérison, tandis que si elle ne diminuait
pas ou diminuait peu et trop lentement l'intensité des symptômes, on devrait y joindre la saignée. Le sang s'échappant alors par deux voies,

l'évacuation est plus abondante, et souvent, la guérison plus rapide.

IV. *Phlegmasies des tissus musculaire, fibreux et synovial.* — Les phlegmasies qui se rapportent à cette classe, n'offrent pas d'autres indications que celles que nous avons désignées en traitant de l'inflammation des membranes muqueuses. Il y a pourtant une différence marquée entre les unes et les autres; elle consiste dans l'emploi des saignées locales, que tous les auteurs regardent comme indispensable dans le dernier cas, tandis que dans le premier, les uns les préconisent et les autres les rejettent. Cette diversité d'opinions est trop importante pour que nous négligions de nous en occuper un moment.

Hildenbrand avait remarqué que le rhumatisme aigu, et il l'est presque toujours dans le commencement, présente quelque chose d'inflammatoire, surtout pendant l'hiver, qui, comme on sait, est la saison des inflammations. Mais ce caractère, dit-il, n'est pas vrai et légitime, il n'a pas la tendance aux terminaisons ordinaires de l'inflammation, et, en cela, il ressemble aux phlegmasies fausses, catarrhales et érysipélateuses.

Une autre caractère qui les distingue, c'est la singulière rapidité avec laquelle la maladie passe d'une partie à une autre, et le fâcheux inconvénient qu'elle a de se reproduire avec une telle facilité, que ceux qui en ont été une fois atteints,

s'en préservent difficilement malgré les précautions les plus grandes. A cela, il faut ajouter la
douleur, qui va en augmentant, tandis que les
autres symptômes se dissipent, et enfin, l'inefficacité des antiphlogistiques après la dispari-
tion de l'état inflammatoire ; ce qui forme un
trait qui distingue le rhumatisme et la goutte,
les sépare de la classe des inflammations ou leur
assigne une place particulière dans cette classe.
Les saignées ne peuvent donc convenir que dans
le commencement et lorsque la fièvre est très
vive.

Il me semble que ce passage de Hildenbrand
nous donne la clef des distinctions que les anciens avaient voulu établir entre les phlegmasies,
qu'ils divisent en légitimes, catarrhales, érysipélateuses et rhumatismales. Ils avaient observé,
sans doute, que l'inflammation présentait quelques nuances dans sa forme, dans sa manière
d'être, dans sa fixité, dans la facilité de se reproduire, etc. Ils avaient cherché à les séparer
en leur donnant un nom différent, et ils étaient
à côté de la vérité sans pouvoir la découvrir.
Si la méthode analytique les eût dirigés, ils auraient trouvé, que c'était à l'union ou à l'association intime de l'élément catarrhal avec les
phlegmasies, et aux modifications que l'état de
la constitution ou le tempérament des individus
peuvent apporter dans le développement de ces
dernières, qu'on doit les différences que l'on avait

remarquées dans l'efficacité du traitement antiphlogistique. Que voit-on en effet? Que les inflammations rhumatismales comme les phlegmasies catarrhales, se développent sous l'influence
d'une température froide et humide : que les individus atteints de catarrhe sont fort sujets à voir
la maladie se renouveler : que sous l'influence
d'un traitement antiphlogistique trop répété ou
trop prolongé, la maladie tend à passer à l'état
chronique, et que, dans les derniers temps, les
évacuations sanguines, même locales, doivent
être proscrites. Otez à l'inflammation des muscles et des tissus la complication catarrhale, vous
aurez une inflammation franche et légitime, contre laquelle le traitement antiphlogistique aura
les plus grands succès.

Parcourons les auteurs qui se sont occupés
du traitement de cette maladie; que verrons-
nous? Que Baillou et Sydenham réitéraient souvent la saignée, et que ce dernier attendait d'elle
seule la guérison. Que Stool dans les rhumatismes fébriles, avec fièvre forte, trouva les saignées
utiles. Que Zacutus Lusitanus (1), Paulmier (2),
Pringle, appliquaient les sangues sur les lieux
affectés. Que Monro (3) s'en servait au moment
où les parties commençaient à s'enfler; circon-

(1) *Prax. med. mir.*, lib. II, observ. 162.
(2) *Traité méthodique et dogmatique de la goutte.*
(3) *Mal. des arm.*, tom. II, pag. 206.

stance à laquelle Cullen voulait qu'il s'y joignît la rougeur de l'articulation, et Bosquillon une douleur violente qui dure un ou deux jours, donnant l'assurance, que sans l'existence de ces divers états, tumeur, rougeur et douleur, les sangsues produisaient peu d'effet.

Sarcone qui les employait d'après l'autorité de Boerrhaave, Bauer, Van-Swiéten, etc., n'eût qu'à se louer de les avoir mises en usage, et rendit le duc della Belliose, témoin de ses succès. M. Cayol, enfin, dans les rhumatismes aigus qu'il eût à traiter et dont plusieurs d'entr'eux se distinguèrent par la rapidité avec laquelle ils parcouraient successivement tous les membres, et même les muscles et les aponévroses des parois abdominales, avec gonflement, douleur très vive et fièvre; M. Cayol, dis-je, fit faire des saignées générales et locales, et presque tous les malades ont été guéris en assez peu de temps (1).

Que pouvons nous conclure de ces faits? Que l'inflammation rhumatismale ne diffère pas par sa nature des autres inflammations, et que dans les cas où elle n'est pas fixe, cela peut tenir à la complication catarrhale ou à un état particulier que nous ne pouvons apprécier. Quoiqu'il en soit, il est certain que les saignées locales, que nous avons reconnu être si utiles, peuvent rendre le rhumatisme chronique incurable, et qu'il

(1) *Revue médic.*, 2ᵉ trimestre de 1824. *Clinique*, etc.

convient de les remplacer par d'autres moyens que nous ferons connaître ailleurs.

Ayons donc sans cesse présents à la mémoire les faits pratiques qui sont en faveur des évacuations sanguines et ceux qui leur sont contraires. Imitons quelquefois Barthez qui, d'après Hippocrate, Galien, Celse et Boerrhaave, conseille de saigner au printemps et à l'automne, pour prévenir les attaques de goutte. Mais lorsque celle-ci est remontée, faisons une ou deux saignées au pied, ou bien appliquons quelques sangsues sur l'extrémité malade. Planchon a vu, que ces moyens aidés par les remèdes qui donnent plus d'activité à la nature, étaient un secours prompt et efficace pour rappeler l'humeur goutteuse vers son siége primitif, et pour calmer les accidens qu'elle avait procurés en se déplaçant. Ne nous laissons pas conduire, en un mot, par des idées préconçues ni par l'autorité du maître, analysons, analysons.

SECTION V.

HÉMORRAGIES.

Que les hémorragies actives ou sténiques, les seules dont nous ayons à nous occuper, dépendent d'un vice de la constitution acquis ou héréditaire : qu'elles se déclarent spontanément :

qu'elles surviennent au commencement, pendant le cours ou à la fin des maladies ; qu'elles soient, enfin, la suite d'un coup, d'une chute, etc. ; les indications que le médecin aura à remplir devront être déduites des circonstances que nous allons énumérer.

I. *Etat fébrile.* — On n'a point oublié que les hémorragies, que la nature provoque, sont symptomatiques ou critiques de l'élément inflammatoire. Que dans le premier cas elles soulagent le malade, et que dans le second elles annoncent une heureuse convalescence ; il faudra donc les respecter. Cependant comme à l'état de crise elles peuvent être dangereuses par leur excès, soit en amenant un état de faiblesse considérable, soit en provoquant l'avortement chez les femmes enceintes, comme l'avait remarqué Hippocrate, il est nécessaire alors de chercher à les modérer, en remplaçant l'évacuation naturelle par une évacuation artificielle.

II. *Irritation locale.* — Les hémorragies étant précédées d'une irritation préliminaire qui appelle le sang vers les parties par lesquelles il doit s'échapper et où il établit une congestion locale, il faut combattre cette irritation par des moyens appropriés.

III. *Fluxion sanguine.* — Elle peut être générale et se faire vers un lieu déterminé, ou locale, ce qui dépend d'une irritation plus ou moins bornée ; en sorte que l'on peut dire que celle-ci y attire le sang. Cette seconde variété est plus fréquente que la première. Aussi a-t-on fait la remarque, qu'il y a beaucoup plus de cas où les hémorragies actives sont sans aucun signe de pléthore dans les gros vaisseaux, qu'il y en a où ces signes extérieurs existent (Bichat). Ce qui prouve que la pléthore vasculaire a moins d'influence sur la production des hémorragies, que ne le prétendent les partisans de Boerrhaave.

IV. *Mouvement expansif* — Ce mouvement d'expansion, qui accompagne les hémorragies, est analogue à celui qui opère l'éruption des exanthèmes fébriles (1).

V. *Idiosyncrasie.* — On sait que des hémorragies spontanées suppléent, quelquefois avec avantage, celles qui avaient coutume de se faire irrégulièrement, soit à des intervalles plus ou moins éloignés, soit périodiquement. Alors on doit laisser agir la nature, ou bien tâcher de rétablir l'écoulement par les voies naturelles et habituelles.

Jetons un coup-d'œil général sur ces divers chefs d'indication (2).

Lorsque l'hémorragie accompagne les fièvres, avons-nous dit, elle suffit quelquefois pour les modérer; mais si on l'abandonne à elle-même,

(1) M. Lordat, *Traité des hémorragies.*
(2) Je ne parle pas de l'état de dilatation des voies par lesquelles le sang doit s'échapper, attendu qu'il en sera question lorsque nous traiterons les astringens.

elle peut devenir passive et, dans cet état, se continuer jusqu'à ce que l'individu périsse.

La raison veut donc, lorsque l'hémorragie persiste, qu'on cherche à changer son sponta-néité en un écoulement artificiel que l'on puisse arrêter à volonté. Ce qui doit nous porter à ten-ter cette pratique dès le principe, c'est que si la contre-fluxion qu'on établit, réussit dans la plupart des cas, elle ne détruit pas toujours la fluxion; alors le sang coule des deux côtés, ou du moins l'hémorragie continue après la saignée. Ainsi, si l'on attendait, pour ouvrir la veine, que le malade fut épuisé, on s'exposerait à éteindre le souffle de vie qui lui reste (1).

On se hâtera, surtout dans les premiers mois de la grossesse, lorsque l'hémorragie se fait par l'utérus. Alors, comme l'avortement peut en être la suite (2), la raison veut qu'on tâche de pré-

(1) Frank, *loc. cit.*, tom. III, pag. 267. Astruc veut, lors-que le danger est pressant, que l'on saigne d'abord de 4 en 4 heures, ou du moins qu'on fasse quatre ou cinq sai-gnées dans les 24 heures. Il conseille de faire chaque sai-gnée de 12 à 15 onces, à moins que des contre-indications bien fortes ne s'y opposent. Il ajoute qu'il vaut mieux faire deux saignées de trop que d'en omettre une de nécessaire. Il faut, dans ce cas, se determiner d'après l'état du pouls. Tant qu'il est plein et prompt on ne court aucun risque de réitérer la saignée surtout dès le commencement.

(2) Il résulte d'un mémoire de M. Dugès, que l'avorte-ment n'a jamais lieu sans une prédisposition qui est le plus souvent un état fébrile ou pléthorique, qui, par suite de la

venir, s'il est possible, cet accident, en échan-
geant la direction des mouvemens de la nature,
et en remplaçant l'évacuation qu'elle determine
par des saignées du bras. Il faudrait s'assurer,

sur-excitation et du travail hémorragique qu'il détermine
dans l'utérus, lui donne la contractilité dont il n'est pas
doué dans l'état ordinaire. De sorte que l'expulsion préma-
turée du fétus ne peut avoir lieu, sans un molimen général
qui l'entraîne. Par conséquent, les saignées préviennent l'a-
vortement, en supprimant le molimen hémorragique fébrile
ou pléthorique. C'est pourquoi Boerrhaave et son commentateur, quoiqu'ils regardent les évacuations sanguines
comme un moyen abortif, ont été cependant obligés de les
conseiller pour prévenir l'avortement. (*Comment. in aphor.
Boerrh.*, c. 8, 12, pag. 97, par Van-Swiéten.) C'est par
elles que Stool est parvenu à calmer les douleurs expulsives
avec fièvre, chez des femmes grosses de quatre mois, *loc.
cit.*, tom. II. pag. 64. C'est encore par elles que Desportes
prévint les suites fâcheuses d'une fièvre tierce survenue à
la fin de la grossesse. La quantité et la répétition des saignées seront proportionnées à l'intensité fébrile et à l'activité du molimen. Elles seront d'autant plus copieuses et plus
souvent répétées qu'il s'y joindra l'oppression ou des mouvemens convulsifs. Dans cette vue, Mauriceau (*Malad. des
femmes grosses*, liv. I, chap. 3) parle de deux femmes qui,
continuellement oppressées, accouchèrent pourtant à terme
et heureusement, après avoir été saignées, l'une quarante-
huit fois, l'autre quatre-vingt-dix fois durant leur grossesse. Delamotte s'est vu forcé, en cinq mois de temps, de
faire pratiquer quatre-vingt-six ou quatre-vingt-sept saignées pour prévenir, comme l'observe madame Lachapelle,
des convulsions imminentes. Ce qu'il y a de remarquable,
c'est que l'avortement n'a eu lieu dans aucun de ces cas

pourtant, avant de les pratiquer, si l'hémorragie
ne tiendrait pas à un état particulier de la constitution qui s'observe chez certaines femmes.
Nous savons tous qu'il en est qui ne sont réglées
que pendant le temps de la gestation, et d'autres
qui ont leurs mois avant, pendant et après la
conception. Dès lors il serait dangereux, dans un
cas semblable, de tenter l'emploi des moyens qui
peuvent arrêter la menstruation.

L'état local de la partie par où le sang s'é-
chappe ne doit pas être négligé, car s'il y a irritation vive, si la perte est abondante et s'ac-

---

qu'on peut joindre à tant d'autres, qu'elle a cités dans le
trente-sixième mémoire de ses œuvres, publiées par M. le
professeur Dugès.

Ces faits suffisent pour établir que la répétition des évacuations sanguines est parfois avantageuse, et qu'on peut
les réitérer tant que les symptômes précurseurs de l'avortement persistent. On doit cependant en user avec discer-
nement et prudence; et se garder d'imiter Henriquez de
Villa-Costa, qui fit saigner *plus d'une fois du pied* une dame
attaquée, au sixième mois de sa grossesse, d'une fièvre sous-
continue, contre laquelle *quatre saignées* du bras n'avaient
produit aucun soulagement. Il jugea que cette maladie était
entretenue par une pléthore des vaisseaux utérins, il ou-
vrit la veine des extrémités inférieures, et guérit sa malade.
Mais quels qu'aient été ses succès, sa méthode est trop ha-
sardeuse, à cause de la commotion que la matrice peut
ressentir, pour que je conseille de suivre son exemple. C'est
d'ailleurs l'opinion de Barthez. Voyez *Traité méthodique des
fluxions*, pag. 19.

compagne de grandes douleurs de matrice, il faut se comporter comme dans les phlegmasies en général, c'est-à-dire, que si les saignées des extrémités ne suffisent pas, on appliquera les sangsues localement. Dessessart a vu ces insectes apposés très avantageusement à la vulve, dans un cas de cette nature, contre lequel les saignées ordinaires avaient été inutiles (1).

Quant à la fluxion et au mouvement expansif, on se comportera comme nous l'avons indiqué pour les inflammations en général, et les maladies cutanées en particulier.

Reste l'idiosyncrasie, qui pourra nous éclairer pour découvrir si on doit suspendre ou supprimer les hémorragies, ou bien les abandonner aux soins médicateurs de la nature. Ceci mérite une explication.

Hippocrate avait remarqué que ceux qui avaient des hémorragies nasales dans l'enfance, et des hémoptysies dans l'âge adulte, étaient délivrés des unes et des autres, par l'apparition du flux hémorrhoïdal (2). Cette marche natu-

(1) *Recueil périodique de la Société de médecine de Paris*, an XIII. M. Lordat, *loc. cit.*, pag. 321.

(2) Cette vigilance de la nature, dans les hémorragies qu'elle produit, a pu diriger les praticiens dans le choix du lieu où l'on doit pratiquer la saignée. Ainsi Pujol a vu les sangsues appliquées à l'anus en nombre suffisant et à des périodes plus ou moins éloignées, tarir la source de certaines hémoptysies habituelles, en faisant cesser les embarras

relle du flux hémorragique a été observée par
les médecins de Breslaw, qui, pendant le printemps de 1699 virent un grand nombre d'hémorragies qui se faisaient par des voies différentes selon l'âge des individus. Elles avaient
lieu par le nez chez les enfans, par le poumon
chez les jeunes gens, par le fondement, les reins
et l'utérus, chez les personnes âgées. Or, si un
individu est né de parens qui lui ont laissé pour
funeste héritage une disposition hémorragique,
faudra-t-il chercher à l'arrêter, lorsqu'elle se
manifestera par les vaisseaux hémorrhoïdaux?
Non sans doute. On devra la modérer si elle est
trop copieuse: mais il serait dangereux de la
supprimer entièrement. On aurait à craindre
que la fluxion sanguine ne fît sur les cavités supérieures, et occasionnât des accidens plus ou
moins redoutables. D'ailleurs nous ne manquons
pas d'exemples qui prouvent, d'une part, qu'on
peut atteindre un âge avancé en conservant pendant un grand nombre d'années le retour périodique ou non périodique du flux hémorrhoïdal ; et de l'autre, que la suppression de ce flux

phlogistiques qui leur donnaient naissance. Ces sortes de saignées, dit-il (*loc. cit.*, tom. I, pag. 171), paraissent alors
changer les maladies de poitrine en simple flux hémorrhoïdal, et l'art en cela imite la nature qui, comme l'ont
très bien observé Hippocrate (*Aph.* 6, § 12), Van-Swieten
(*Op.*, tom. IV, § 1198, pag. 1), etc., préserve ordinairement les hémorrhoïdaux de l'hémoptysie et de la phthysie.

peut occasionner des maladies graves (1), auxquelles on le voit quelquefois servir de crise.
Dès lors pourquoi ne pas conserver cette incommodité, que l'on a regardée comme un *passe-port*
de longevité?

Une autre considération non moins importante, que M. Lordat a signalée, c'est que les
hémorragies régulières et périodiques sont tellement indépendantes de l'action de la matrice,
qu'elles se font quelquefois par des voies éloignées. Helwig parle d'une petite fille qui eut
une évacuation de cette sorte par les yeux,
exactement tous les mois, depuis sept ans jusqu'à treize, où l'écoulement se fit par les voies
naturelles. Stool raconte (2), qu'une femme de
22 ans n'avait jamais été réglée que par le nez.
Cette déviation ne cessa que lorsque la malade,
qui s'était mariée, eut accouché péniblement
d'un enfant qui mourut pendant le travail. Sole-
nander a vu également, chez une femme, le sang
sortir régulièrement et chaque mois par les narines au lieu de s'écouler par l'utérus (3). Félix
Plater rapporte, qu'après l'extirpation d'une matrice qui faisait hernie et qui finit par tomber en
sphacèle, la femme jouit d'une parfaite santé et

(1) Voyez Raymond de Marseille, *Maladies qu'il est dangereux de guérir.* Le malade Alcipe du 4e livre des épidémies
d'Hippocrate, cité par Vallesius, lib. I, § 1, pag. 426, etc.

(2) *Comment. litter. de norimb.*, ann. 1731.

(3) *Consil.*, lib. IV, § 15, pag. 488.

l'écoulement périodique se rétablit par l'anus (1).
Ruland cite un cas d'écoulement de sang par
la bouche remplaçant les menstrues (2). On lit
enfin dans Zimmermann un fait semblable chez
une fille hystérique, qui, quelques années auparavant, avait vu paraître ses écoulemens périodiques par l'extrémité de l'index (3).

Citer un plus grand nombre d'exemples de
déviation de la menstruation, serait inutile et
fastidieux. Je me bornerai donc à rappeler, que
les yeux, les oreilles, les narines, les gencives,
le poumon, l'estomac, les vaisseaux hémorrhoïdaux, l'ombilic, la vessie, les mamelles, d'anciens ulcères, la peau, etc., peuvent devenir le
siége de semblables écoulemens (Haller, *Physiologie*), et qui plus est, que le même individu
peut offrir à différentes époques un nouvel écart
de la nature, duquel il résulte que l'hémorrrgie
qui survient, ne se fait pas par le même endroit
que celle qui l'avait précédée (4).

D'après cette réunion imposante de faits, serait-il prudent d'empêcher ces évacuations sanguines de se reproduire? Si elles sont primitives,
c'est-à-dire, si elles paraissent avant la première

(1) *Obs.*, lib. III, pag. 718.

(2) *Curat. empiris*, pag. 362.

(3) *Loc. cit.*, tom. II, liv. v, chap. 10, pag. 214.

(4) On en trouve un exemple fort intéressant dans une
note insérée au premier volume du *Traité des accouchemens*
de M. Gardien, deuxième édition, pag. 230.

apparition des règles, on doit les respecter (1);
mais si elles sont supplémentaires de l'évacuation
menstruelle qui se serait supprimée, il faut chercher à rétablir cette dernière, et voilà tout.

N'allez pas confondre les hémorragies qui se
font par des voies diverses au moment de la puberté, avec les véritables déviations ; car on a
reconnu qu'à l'époque menstruelle les parties
génitales présentent, 1° un orgasme hémorragique, qui se montre par une impatience du système vasculaire, qui ne peut plus contenir le
sang; 2° une tendance fluxionnaire des mouvemens toniques vers les parties génitales et vers
d'autres parties. Eh bien, cet orgasme hémorragique, qui se fait particulièrement apercevoir
chez celles qui sont sujettes à des hémorragies
du nez ou par d'autres lieux, ne constitue pas
une véritable déviation. C'est une pléthore qui,
comme on dit, va frapper à toutes les portes et
sort par celles qui peuvent lui donner passage.

(1) Les hémorragies périodiques doivent être respectées
même chez l'homme, comme le prouve l'observation suivante. Zacutus Lusitanus fait mention d'un homme âgé de
40 ans, qui, depuis l'âge de 20 ans, avait une hémorragie
périodique par la verge, qui durait quatre ou cinq jours.
Lorsqu'elle n'avait point lieu, il éprouvait des tranchées
qui ne cédaient qu'aux remèdes utiles dans les cas de suppression des règles. Les poils de sa barbe étaient mous et
semblables à ceux de la femme. Il mourut d'une péripneumonie causée par le défaut de cette hémorragie.

Dans ces cas on cherchera à faire couler le sang
par sa *porte* naturelle, en affaiblissant les parties
de la génération et en diminuant la constriction
de leurs vaisseaux.

Nous avons dit, plusieurs fois, qu'il fallait rappeler l'écoulement des règles, que les saignées
étaient utiles pour combattre les accidens que
sa suppression avait occasionnés et qu'il fallait,
en usant de ce moyen, faire en sorte que l'évacuation sanguine remplit à la fois deux indications; savoir : 1° calmer les accidens; 2° faire
reparaître les menstrues. Dans ce cas, l'ouverture
des veines du pied est-elle préférable à celle des
veines du bras? Jusqu'à présent on avait regardé
la saignée des extrémités inférieures comme
plus avantageuse, et je crois même qu'elle doit
mériter la préférence, en ce qu'elle peut diriger
le mouvement fluxionnaire vers la matrice : cependant, comme le remarque M. Moulin, il est
des circonstances où la phlébotomie du bras
doit être préférée, et cela parce qu'elle est aussi
efficace que celle du pied, qu'elle ne peut nuire
à la grossesse qu'on pourrait vouloir céler, et
ne provoque pas l'avortement (1).

En résumant les circonstances particulières
qui peuvent modifier l'emploi des évacuations
sanguines dans les hémorragies, nous trouvons

---

(1) Voyez : *Du diagnostic et du traitement de l'aménorrhée, etc.*, par M. Moulin. *Revue médic.*, juillet, 1827.

1º la fièvre concomitante, la pléthore, l'irritation et la fluxion qui se rencontrent aussi dans les phlegmasies; 2º le mouvement expansif qui se lie aux maladies de la peau; 3º le tempérament particulier de l'individu qui, dans toutes les maladies, mérite notre attention. D'après cela nous devons conclure, que les règles pratiques que nous avons établies pour fixer l'emploi thérapeutique de la saignée dans les classes de maladies que nous avons successivement parcourues, trouvent spécialement leur application dans celle qui vient de nous occuper.

SECTION III.

NÉVROSES.

Les névroses dépendant, en général, d'une aberration ou altération du système nerveux dont la cause nous est inconnue, ou bien, l'élément nerveux formant le fonds de cette classe de maladies, on dut croire d'abord que les antiphlogistiques seraient inutiles dans le traitement de ces affections, contre lesquelles les antispasmodiques ont, en général, de si heureux résultats. Cependant, les hémorragies critiques qui ont amené la solution heureuse de ces maladies, firent sentir aux médecins que les saignées pourraient être de quelque utilité, et les guérisons qu'ils obtinrent justifièrent leur pratique. Comme aussi, les recherches antomico-pathologiques en nous dévoilant que dans la plupart des névroses, on rencontre les traces d'une inflammation interne; nous avons été porté à reconnaître pourquoi et comment les évacuations sanguines étaient efficaces.

Ainsi, par les soins que les anciens ont mis dans l'observation des maux qui nous affligent, et par le zèle que les modernes ont montré pour découvrir les lésions qu'ils peuvent occasionner ou dont ils sont la suite, nous pouvons déclarer, que la saignée agit en détruisant la cause de la maladie, et non, ainsi qu'on l'avait prétendu, comme antispasmodique, c'est-à-dire, en agissant directement sur le système nerveux.

Voyons, en effet, ce qui ce passe dans les névroses en général. Tantôt le malade éprouve des convulsions plus ou moins fortes, plus ou moins violentes, ayant leur siége dans les muscles, avec ou sans perte de la sensibilité et s'accompagnant d'une sorte d'assoupissement ou de carus plus ou moins profond (convulsions proprement dites, épilepsie, quelques cas d'hystérie). Quelquefois, au contraire, le coma n'existe point, et la maladie se borne à des mouvemens convulsifs ayant lieu continuellement ou revenant par accès, ou bien, ne se manifestant que lorsque le malade veut exécuter quelques mouvemens

(danse de Saint-Guy, voix convulsive, asthme
convulsif, coqueluche, palpitations, etc.). Tantôt la maladie s'annonce par la diminution de la
sensibilité et des fonctions des sens; tantôt elle
éclate comme un coup de foudre. La stupeur
et l'insensibilité des parties peuvent être alors
portées à ce point, que les stimulans extérieurs
n'ont aucune action sur elles (apoplexie, catalepsie, quelques cas d'hystérie). D'autres fois,
au contraire, les sens conservent toute leur intégrité, et le malade éprouve une douleur plus
ou moins vive, continue ou périodique, qu'il
rapporte à un point fixe, ou à tout le trajet des
nerfs (les névralgies, la sciatique nerveuse, etc.).

Si à cette douleur se joignent des contractions
spasmodiques plus ou moins fortes, ce sera des
crampes nerveuses, le spasme de l'œsophage ou
des conduits excréteurs, des coliques nerveuses,
le tétanos même que l'on aura à combattre. La
plupart de ces affections peuvent aussi exister
sans douleur.

Parfois au lieu de ces symptômes on remarque
une diminution ou l'abolition complète du mouvement volontaire, avec ou sans perte de la sensibilité, et avec un état de relâchement, de tremblement ou de contraction (paralysie, aphonie,
amaurose, etc.). Dans quelques circonstances enfin, on reconnaît l'existence de certaines aberrations des sens ou des facultés intellectuelles,

se répétant à des époques plus ou moins éloignées, ou ayant une marche continue, s'accompagnant quelquefois du délire général (sur tous
les objets) ou consistant simplement dans un délire partiel (hallucinations, diverses sortes d'a-
liénation mentale, le satyriasis, la nymphoma-
nie, etc.); ou bien encore, ne se manifestant
que par la seule perversion des fonctions digestives, qui amène des dégoûts ou des appétits
plus ou moins dépravés.

Tels sont les phénomènes les plus ordinaires
qui annoncent l'existence des maladies nerveuses. Voyons quelles sont les causes qui peuvent
les produire.

M. Guibert pense que les convulsions peuvent
être occasionnées par une phlegmasie, même légère de l'encéphale (1). M. Lallemand avait déjà
émis cette opinion : il avait même donné comme
signe caractéristique de l'irritation du cerveau,
l'affection plus prompte et plus forte des membres supérieurs que des inférieurs (2). M. Stram-
bio assure encore, qu'elles sont le résultat d'une
phlegmasie chronique de la base du cerveau et
du cervelet, et de la moelle allongée et des membranes qui les tapissent (3); tandis que M. Mé-

(1) *Mémoire sur l'encéphalite ou le ramollissement du cerveau*, 1828.

(2) *Observations pathologiques sur l'encéphale.* Première
lettre, 1818.

(3) *Giornale analytico di medicina*, Milano, 1828.

nard (Alphonse), plus exclusif, veut à l'aide
d'une seule observation qu'il a recueillie, qu'on regarde le cervelet comme leur véritable siége (1).
Il est vrai qu'il n'affirme pas que dans tous les
cas d'accès épileptique, il y ait inflammation de
cet organe, mais il tend à faire admettre un excès d'action ou irritation morbide que l'auptosie
découvre toujours. Assurément les faits ne sanc-
tionnent pas cette opinion de M. Ménard, car
sans parler de l'observation que M. Leveillé a
communiquée à l'académie, dans laquelle il est
fait mention de l'arachnoïde rachidienne et de
bien d'autres parties, *non le cervelet*, dont il ne
parle point, parce que, sans doute, il ne présentait aucune trace d'inflammation; sans parler
non plus de Wenzel qui a prétendu que la glande
pituitaire offrait toujours des marques d'inflammation et de ses suites dans l'épilepsie idiopathique, assertion qui, présentée d'une manière
si générale, est imminemment fausse, ainsi que
l'attestent les faits cités par Beytrage, Beobah-
tingen et Meckel (2); on trouve encore dans un
fait que rapporte James Guild, une preuve certaine que le cervelet n'est pas toujours le siége
de l'épilepsie. Il est question d'une épileptique
qui éprouvait une douleur vive dans la partie

(1) *Observation sur la glande pituit. dans l'épileps.*, Paris,
1811.

(2) Voyez *Manuel d'anatomie générale*, etc., traduit par
MM J.-L. Jourdan et G. Breschet, Paris, 1825, t. I, p. 736.

gauche de la tête, contre laquelle les saignées et les purgatifs avaient été sans succès. On appliqua une couronne de trépan, on enleva une portion du frontat grand comme une pièce de trente sous, tout-à-fait cariée et bien plus épaisse qu'on aurait pu le croire raisonnablement. L'hémorragie fût de courte durée, elle fut suivie d'un bien-être général, et de la cessation de la douleur et des accès (1). Nul doute, que dans ce cas, l'épilepsie était due à l'irritation de la partie supérieure et antérieure du lobe gauche du cerveau, ou des membranes qui lui servent d'enveloppe. Nous reconnaîtrons donc, avec M. Broussais, que cette affection peut être causée par une simple irritation encéphalique non portée jusqu'à l'inflammation, mais qui, à la longue, doit finir par la produire (2).

Les maladies convulsives ne sont pas les seules que l'on puisse rapporter à une lésion du cerveau, puisque du sang pur, ou une sérosité plus ou moins sanguine en s'épanchant, soit entre les méninges ou dans les ventricules de la substance du cerveau et de la moelle épinière, soit entre la dure-mère et le crâne, il peut en résulter la suspension plus ou moins complète, momentanée ou permanente et mortelle de l'action cérébrale (apoplexie). Quelquefois c'est la

(1) *Journal des sciences médicales.*

(2) *Examen de la doctrine médicale*, cxxiie proposition.

paralysie des organes soumis à l'empire de la volonté qui survient; et cela suivant l'abondance
de l'épanchement et l'endroit où il s'opère (1).

Il semblerait que par rapport à la conformation du crâne et des viscères qu'il contient, toute
guérison devient impossible. Cependant il résulte des recherches anatomiques de MM. Mi-
randel, Riobé, Cruvelhier, Serres, etc., qu'elle
peut avoir lieu. La série des phénomènes organiques qui se développent à cette occasion dans
le cerveau, qui est le siége de l'épanchement,
offre la plus grande analogie avec ceux qui se
manifestent dans le poumon, autour des masses
tuberculeuses. Il se forme d'abord une fausse
membrane qui isole le caillot de sang, et lorsque
l'absorption a fait disparaître complètement la
substance du caillot, les parois du kiste se rap-
prochent par degrés, contractent une adhérence
mutuelle et ne forment bientôt plus qu'une
mince cicatrice (2).

Les altérations du cerveau ne consistent donc,
dans certains cas, qu'en des congestions sanguines ou en des rougeurs dont la cause est dans
l'organe lui-même. Ces congestions peuvent n'ê-
tre qu'instantanées, ou bien, elles se prolongent,
comme on l'observe dans certaines colorations
de la face : elles peuvent même devenir assez
fortes pour entraîner la mort. Celle-ci résulte,

(1) Meckel, *loc. cit.*, tom. I, pag. 745.
(2) Léon Rouzet, *loc. cit.*, note, pag. 162-3.

nous dit-on, d'une excitation anormale, en vertu
de laquelle les vaisseaux capillaires, qui dans l'é-
tat de santé ne contenaient pas de sang, en reçoivent une plus ou moins grande quantité. La
masse encéphalique augmentant de volume par
cette accumulation de sang dans les vaisseaux,
et éprouvant une résistance à sa dilatation de la
part du crâne, se trouve comprimée, et de cette
compression résultent divers phénomènes particuliers : le nisus hémorragique peut s'effectuer,
et de nouveaux symptômes d'irritation déterminés par la présence du caillot, viennent se joindre à ceux de la compression qui existaient déjà.

Ces observations, de M. Récamier, réunies à
celles non moins importantes du docteur Gall,
desquelles il résulte, que dans certains cas de
migraine, les vaisseaux sanguins sont plus tur-
gescens d'un côté que de l'autre (1), expliquent
comment le cerveau peut être comprimé sans
hémorragie interne, et détruisent les théories
que le docteur Kellie voulait établir (2).

(1) M. Gall dut à la complaisance de M. Osiander, professeur à Gottingue, l'avantage de voir le cerveau d'une
jeune fille qui avait long-temps souffert de la migraine et
était morte de cette maladie. Les vaisseaux du côté malade
étaient plus distendus que ceux du côté sain. F.-G. Gall et
G. Spurzheim, in-4º. Paris, 1810, tom. II, pag. 299.

(2) Le docteur Kellie pense avec Monro que la substance
cérébrale, comme la plupart des autres parties molles,
étant à peu près incompressible, la quantité de sang con-
tenu dans le cerveau doit être, à *très peu de chose près*, la

Indépendamment des maladies convulsives, des affections comateuses et de la migraine, qui trouvent dans une altération de la masse cérébrale leur cause prédisposante, et dans les anomalies que le système nerveux peut éprouver leur cause occasionnelle, il est encore plusieurs autres névroses qui peuvent être rapportées à ces mêmes causes.

Ainsi une congestion sanguine cérébrale augmentant la susceptibilité de la cinquième paire de nerfs, il en résulte des hallucinations des sens sans délire (1): les nerfs qui président au jugement et à la réflexion sont ils affectés; il survient certaines aliénations d'esprit; les uns et les autres sont ils alterés, il y a véritable aliénation mentale avec hallucination.

On me demandera peut-être, en quoi consiste cette altération du système nerveux? Je répondrai, que pour le thérapeute, la solution de cette question doit être peu importante, puisqu'il trouve dans la formation des glandes de Pacchioni (2) une preuve certaine de l'utilité de la

même dans tous les momens en santé comme en maladie, pendant la vie comme après la mort. Voyez sa *pathologie des congestions cérébrales*.

(1) Voyez mon mémoire, sur ce sujet, dans la *Revue méd.*, novembre, 1828.

(2) Ce sont des corpuscules d'un blanc jaunâtre qui se développent dans plusieurs régions et principalement au sinciput. On les range parmi les produits de l'inflammation

saignée dans les affections maniaqués. Il puisera
de nouvelles preuves qu'elle est indispensable
dans Stool (1) et Dumas (2), qui ont vu une manie habituelle et chronique succéder à la phrénésie qui accompagne les fièvres aiguës. Dans
Home et Portal (3) qui ont noté que dans l'aliénation mentale il n'est pas rare que le cerveau
acquière plus de consistance, et que le déran-
gement des facultés intellectuelles est en général porté d'autant plus loin, que la dureté elle-
même est plus considérable. Il est très commun
aussi que la consistance du cerveau soit augmentée dans certains points et diminuée dans d'autres proportionnellement, tant dans les sujets
frappés d'aliénation mentale que chez ceux qui
sont atteints d'hydropisie (4), comme aussi le ramollissement peut se rencontrer dans le premier
de ces deux derniers cas.

J'insiste volontiers sur l'énumération des altérations que les anatomistes ont aperçues dans
l'encéphale, parce qu'elles servent à expliquer
comment les évacuations sanguines sont efficaces
dans le traitement de certaines maladies ner-

arachnoïdienne qu'on rencontre de préférence chez les
maniaques et chez les personnes qui ont été sujettes aux
congestions cérébrales. (Meckel, *loc. cit.*, pag. 736.)

(1) *De phrénitide.*
(2) *Malad. chroniq.*, tom. I, pag. 85.
(3) *Anatomie médic.*, tom. IV, pag. 110.
(4) Portal, *loc. cit.*, pag. 75.

veuses; et qu'elles prouvent (ce que nous avons
avancé, dans le principe) que ces évacuations
ont pour effet principal, de détruire l'inflammation ou la congestion sanguine dont les névroses sont quelquefois la suite. D'après cela se-
rons-nous surpris de voir certaines affections du
système nerveux, céder au traitement antiphlogistique, dirigé d'après la méthode des fluxions,
tantôt contre les inflammations cérébrales, tantôt contre la gastro-entérite, tantôt contre la
cardite, etc.? Assurément non. Car si les saignées générales ont concouru à la guérison de
la danse de Saint-Guy (Sydenham, M. Ferari (1));
c'est en détruisant la phlegmasie ou la congestion cérébrale qui, chez la femme, peut être la
suite de la suppression des menstrues, ou en
résolvant l'inflammation des tubercules quadri-
jumeaux et des péduncules du cerveau qui se
rencontrent quelquefois dans cette maladie (2);
ou bien, enfin, en dissipant la cardite qui peut
simuler la chorée (3).

(1) *Journal anatomique de médecine*, novembre, 1828.

(2) M. Serres ayant fait connaître cette circonstance, cela
donna l'idée à M. Lisfranc de traiter une malade par les
évacuations sanguines réitérées, et l'évènement vient justifier les présomptions de la théorie. M. Lisfranc a présenté
cette femme guérie, à l'académie de chirurgie, dans sa
séance du 13 août 1827.

(3) Voy. dans le journal d'Hufeland, novembre 1828, une
observation communiquée par M. le docteur Jos. Roeser.

De même si par les antiphlogistiques généraux et les saignées locales au bas-ventre, on guérit la manie : c'est parce que cette affection, dans quelques cas très rares à la vérité, est sous la dépendance d'une phlegmasie gastro-intestinale chronique qui l'a produite, ou qui la modifie souvent d'une manière particulière. Dans ce cas l'aliénation mentale est caractérisée par la crainte du poison et le refus des alimens, idées exclusives auxquelles se rapportent toutes les actions et toutes les affections du malade (1).

Si l'on calme enfin, par des saignées répétées, les douleurs intolérables que le malade éprouve ; c'est que le tic douloureux, la sciatique nerveuse et tant d'autres modes de névralgie peuvent dépendre de quelque degré de spinitis, et n'avoir (2) d'autre origine, qu'un lent processus phlogistique de quelques enveloppes des nerfs, ou de quelque partie qui exerce aussi des tiraillemens et des compressions sur des filets nerveux très importans. Ces autres parties que M. Tommasini semble désigner sont, sans doute, le tissu cellulaire qui réunit en faisceaux les divers filets qui renferment les nerfs.

M. Martinet, à qui nous devons la distinction

(1) M. A.-L.-G. Bayle, *Mém. sur l'influence des phlegmasies gastro-intestinalessur la production des maladies mentales*, 1827.

(2) M. Tommasini dit que les névralgies et autres maladies analogues, *n'ont* d'autre origine, etc. ; c'est trop exclusif.

très importante de la névralgie, dépendant de l'inflammation du névrilème et du tissu cellulaire, avec la névralgie essentielle, qui consiste dans la seule altération de la sensibilité de la substance médullaire, observe que la méthode antiphlogistique soulage presque constamment dans la première espèce et doit être toujours employée de prime-abord. Mais, ajoute-t-il, elle ne suffit pas toujours, parce que la sensibilité nerveuse s'altère souvent à la suite des phlegmasies, et qu'une véritable névralgie vient se joindre à l'inflammation déjà existante (1). De là deux indications pour le praticien.

J'ai avancé que les anciens avaient été dirigés, dans l'emploi de la saignée, par une sage analogie, et les modernes par les lumières qu'ils ont empruntées à l'anatomie pathologique : le second chef de la proposition nous paraissant suffisamment démontré, il nous reste à énumérer les preuves du premier point, ce qui pourra nous guider dans les cas difficiles.

Accoutumés à imiter Hippocrate, nos premiers maîtres durent apprendre de bonne heure que la faiblesse et l'épuisement ébranlent le système nerveux, *convulsio ab inanitione* ; et en étudiant le spasme de plus près, ils remarquèrent que les sujets les plus faibles et les plus délicats sont principalement ceux qui sont les plus ex-

(1) *Mémoire sur l'inflammation des nerfs*, 1824.

posés aux maladies spasmodiques. Dans ce cas
on pouvait croire, conformément au principe
du médecin de Cos, que la saignée par là même
qu'elle est affaiblissante, peut être sans succès
et devenir dangereuse (1): on dut par conséquent
la prescrire du traitement des maladies nerveuses.

Cependant, comme il arrive parfois que des
apoplectiques, en tombant sur la face, éprouvent
des saignemens du nez ou s'ouvrent l'artère temporale, et guérissent de la maladie par l'effet de
la chute qu'elle avait occasionnée (2): comme
on a remarqué que la suppression trop brusque
d'une hémorragie nasale peut provoquer l'épilepsie et les convulsions (3), et que la plupart
des névroses tiennent à la suppression des flux
sanguins, qui en reparaissant font cesser l'hypocondrie, la mélancolie (4), la sciatique nerveuse (5), etc.: comme on s'est aperçu, enfin, que

(1) Voullonne, *Méd. expectante et agissante*, 1775, p. 156.

(2) Cabanis, *Du degré de certitude en médecine*, note, p. 46.

(3) M. Double, *loc. cit.*, tom. III, pag. 442.

(4) Pujol de Castres, *loc. cit.*, tom. II, pag. 79.

(5) Cotugno, *De ischiade nervosa commentar.*, § 38. Il
observe, à ce sujet, que la saignée produit quelquefois un
effet pareil, pourvu qu'elle soit pratiquée dans le membre
affecté; mais qu'elle est inutile du côté opposé. Galien raconte qu'un homme s'étant fait une plaie à la jambe, il sur-
vint une hémorragie violente qui dura long-temps, avec la
même impétuosité. Tous les styptiques étant inefficaces, on
se décida à faire la section complète de l'artère. L'hémor-

dans certaines névroses il y a un raptus de sang
du côté de la tête, et que l'apoplexie a été la fin
malheureuse de l'hystérie, de l'hypocondrie,
de la manie et des affections convulsives (1); les
premiers scrutateurs de la nature ont pu être
témoins de pareils faits. Or, comme rien n'était
perdu pour eux, dans un temps où les connaissances, les vues et les moyens étaient si bornés,
où l'attention portée toute entière sur les faits,
n'en était distraite par aucune hypothèse favorite;

ragie cessa et l'individu fut délivré d'une vieille sciatique contre laquelle tous les secours de l'art avaient échoué (Cabanis,
loc. cit., pag. 46). Hoffmann a vu les convulsions épilepti-
ques et les mouvemens convulsifs des membres dont les filles
étaient affectées pendant plusieurs années, se calmer spontanément à l'époque de la première apparition des règles,
avec la crise générale que ce flux sanguin produisait. Il remarque, d'après l'expérience, que l'écoulement du sang
par les narines, appaise et dissipe heureusement les cépha-
lalgies, les tintemens d'oreille, les vertiges et les autres
affections graves de la tête. (*Opp. omn.*, 1740, tom. I, pag.
409 et 410).

Dumas fut consulté pour une femme qui, depuis cinq mois,
était affectée d'un mouvement convulsif de tous les muscles
de la tête, qui, après cinq ou six hémorragies nasales, a cessé
d'en éprouver. Ce fait offre une très grande analogie avec
celui rapporté par Baglivi (*Prax. med.*, lib. II, c. IX, p. 80).
Il s'agit d'un homme de 40 ans, dont tous les muscles des
membres abdominaux étaient agités de mouvemens convulsifs, violens, qu'une émission de sang par les hémorrhoïdes
guérit subitement.

(1) Voyez Willis, Gianella, Tissot.

instruits par un heureux hasard, ils durent saigner dans la plupart des maladies spasmodiques.

Employant d'abord les évacuations sanguines
par analogie, ils ont dû rencontrer des cas où,
sans le savoir, la maladie tenait à une inflammation interne qu'on aura guérie. Les premiers succès les enhardissant, ils ont osé par la suite, passer en revue toutes les maladies nerveuses, et
plus tard, tracer les règles que l'on doit suivre.
C'est ainsi que les saignées ordinaires, générales
et locales ayant été inefficaces dans certains cas
de céphalée intense, de migraine, etc., on se décida à pratiquer l'artériotomie, qui eût des succès marqués (1). Employée dans la manie (Rau-
lin, Ménard, père; M. Alibert) et dans l'apoplexie (Ternel, Tulpius, Séverinus, etc.), elle
a été non moins avantageuse; aussi, MM. Mon-
tain et Freteau ont ils pensé que, dans l'apoplexie
foudroyante des jeunes gens, elle est préférable
à la phlébotomie.

Mais quels que soient les avantages que l'on
peut retirer de l'artériotomie, on ne doit ouvrir
la temporale que lorsque la saignée des veines
aura été pratiquée sans succès: car, si les évacuations sanguines générales et les ventouses
scarifiées au cou (2), à l'occiput (3) ou au som-

(1) Voyez la *thérapeutique* de M. Ménard.
(2) Le roi Hamet, fils d'Aly, fut guéri par ce moyen.
(Amoureux, *loc. cit.*)
(3) Morgagni conseille de les faire profondes, *loc. cit.*

met de la tête ont été utiles (1), pourquoi n'u-
serait-on pas de ces moyens? En les indiquant,
je ne prétends pas garantir qu'ils méritent toujours la préférence, puisqu'il est des cas où il
convient de dégorger promptement le cerveau;
alors la section de la temporale est utile.

Cette artère n'est pas la seule que l'on puisse
piquer. M. Berlioz, dans son *Mémoire sur les évacuations sanguines*, en désigne plusieurs autres,
auxquelles M. Martin ajoute la radicale près de
la main. L'ouverture de cette artère que M. Ménard considère comme une opération hardie,
a été faite avec succès, chez une négresse âgée
de cinquante un ans, par le docteur Georges
W. Tedman de Sainte-Croix (Indes-Orientales)
en 1827. Ce praticien nous apprend, que chez
cette femme frappée d'apoplexie, les battemens
de la temporale étaient nuls, et ceux de la radicale, quoique faibles, encore sensibles. La saignée pratiquée au bras droit et au bras gauche
ne fournit pas même une cuillerée de sang, tandis qu'il en sortit par la radicale 42 onces. Aussitôt les accidens se calmèrent (2).

J'arrive à la solution d'une question fort in-
téressante, savoir: à quelle époque doit-on saigner dans les maladies nerveuses revenant à des
époques régulières ou irrégulières?

(1) Voyez Méad, Zacutus Lusitanus, Rivière, Haller, etc.
(2) *Journal de Philadelphie*, août, 1827.

La régularité ou l'irrégularité des accès n'ont aucune influence sur le temps où la saignée peut être pratiquée. M. Récamier pense, que dans toutes les maladies qui débutent par un état de stupeur, c'est dans la période de réaction et non dans la stade de sédation ou de concentration des forces, qu'il faut employer les évacuations sanguines générales qui, lors-même qu'elles n'épuisent pas le sujet, ont du moins le désavantage de prolonger cette période de la maladie, et par conséquent de mettre la nature dans l'impossibilité de lutter contre elle (1).

Cullen pensait aussi qu'il fallait tirer du sang dans l'accès, puisqu'il observe que lorsque celui-ci est passé, l'évacuation d'une once de sang ne fait rien, tandis que pendant sa durée, cette même quantité le fera cesser avec autant d'efficacité que si l'on eut tiré huit onces de liquide (2).

C'est dans le paroxisme de l'asthme avec danger de suffocation, que Cœlius Aurelianus faisant appliquer les ventouses au dos et entre les épaules. C'est pendant la durée des palpitations, que Zacutus Lusitanus faisait apposer les ventouses sur le point correspondant au cœur, et obtenait par leur secours des résultats heureux

(1) Voyez *Clinique de l'Hôtel-Dieu de Paris*, 4ᵉ trimestre de l'année 1824.

(2) *Loc cit.*, tom. I, pag. 223.

que les autres moyens n'avaient pu procurer (1).
C'est donc pendant la durée du resserrement
spasmodique, qu'il faut mettre en usage les
moyens qui peuvent amener la détente. Terminons par un exemple remarquable. Vacca cité
par M. Lordat (2), rapporte l'observation d'une
femme qui éprouvait souvent au pharynx un
resserrement spasmodique tel, que la déglutition devenait impossible. Elle en était subitement délivrée par la saignée au bras, et elle
sentait chaque fois qu'on usait de ce moyen,
un tiraillement singulier, qui semblait produit
par une petite corde partant de l'ouverture de
la veine, courant rapidement jusqu'à la gorge,
et déplaçant le spasme. Il en résultait d'abord,
une commotion générale semblable à un léger
accès d'épilepsie, mais après quelques momens
tout disparaissait, la malade recouvrait ses sens
et se trouvait guérie. Notez, qu'au moment où
cette observation a été publiée, l'expérience
avait été faite huit fois avec le même succès,
tandis que les vésicatoires et beaucoup d'autres
révulsifs, utiles quelquefois, avaient échoué très
souvent.

(1) Corvisart qui s'en est servi quelquefois, assure que dans
les maladies du cœur, et en général de tous les viscères,
après avoir employé vainement les saignées, il a réussi au-
delà de toute espérance, en appliquant des sangsues ou des
scarifications sur le point douloureux.

(2) *Traité des hémorragies*, pag. 278-9.

Résumé. — Si les évacuations sanguines ont été et peuvent être utiles dans les maladies nerveuses, c'est 1º en détruisant la pléthore constitutionnelle ou accidentelle qui se joint à l'état nerveux; 2º en calmant l'irritation qui est la cause du développement des symptômes; 3º en détournant le mouvement fluxionnaire qui se fait vers une partie, en vertu d'une irritation préliminaire ou d'une disposition particulière de l'individu, ou bien, en détruisant l'engorgement qui en est ordinairement la suite (1); 4º en calmant l'irritation spasmodique; 5º enfin, en enlevant la cause de la maladie.

Il faut donc la rechercher cette cause; et si elle consiste dans une inflammation interne, tâcher d'en découvrir le siége, pour employer le traitement méthodique des fluxions (2).

(1) MM. Cazanvieilh et Boucher font voir, par une foule d'observations, que dans un accès d'épilepsie le sang se porte à l'encéphale. Il s'établit, par conséquent, un centre de fluxion permanent, qui se combine à la matière cérébrale, détermine une augmentation de densité et constitue une véritable inflammation chronique.

(2) Dans l'asthme qui est le suite de l'hydrothorax inflammatoire (Stool, tom. II, pag. 35), dans les attaques d'épilepsie existant avec une douleur de côté, comme dans la pleurésie, les antiphlogistiques conviennent. Ils sont encore nécessaires dans l'asphixie qui survient chez les individus pléthoriques; car que l'engorgement cérébral soit à l'intérieur, comme l'ont prétendu M. Fodéré et autres, ou seulement à l'extérieur comme l'affirme M. Kellie; soit encore

SECTION VII.

LÉSIONS ORGANIQUES.

Ayant une entière connaissance des élémens et sub-élémens qui réclament l'emploi de la saignée, il nous sera facile d'énumérer les cas où cette opération doit être pratiquée. Mais pour les exposer avec méthode et clarté, nous devons jeter un coup d'œil rapide sur quelques lésions organiques (les plus fréquentes) en particulier.

I. *Syphilis*. La syphilis se présente sous plusieurs formes, c'est-à-dire, à l'état de blennorrhée, de bubon, etc.; elle peut être accompagnée de la pléthore, du spasme, et réclamer le traitement approprié aux affections fébriles en général, ou aux phlegmasies en particulier.

Pendant long-temps on a confondu la blennorrhagie avec la blennorrhée, c'est-à-dire, l'inflammation simple de la muqueuse de l'urètre avec son inflammation syphilitique; de sorte que, les médecins les considérant comme des maladies identiques, ils ont déclaré qu'on pouvait guérir les maladies vénériennes par les éva-

que l'accumulation du sang dans les oreillettes droite et gauche détermine la mort chez les asphixiés (Kite, Vogel, etc.), les saignées n'en sont pas moins utiles.

cuans et la phlébotomie (Nicolas Massa, l'école de M. Broussais, Tommasini).

Je conviens que par les antiphlogistiques, les révulsifs et les dérivatifs irritans, on peut dissiper l'inflammation, modérer la fièvre, résoudre l'engorgement des glandes, hâter la cicatrisation des ulcères inflammatoires : mais repousser toute idée de virus vénérien, nier l'existence d'un état syphilitique constitutionnel consécutif à l'infection, c'est tomber dans une erreur impardonnable qui peut avoir les résultats les plus fâcheux. On trouve un exemple du danger qu'il y a à se laisser dominer par le fanatisme systématique, dans l'essai malheureux que firent à Paris, il y a quelques années, trois jeunes gens guidés par l'amour de la sience, mais trop confians et trop crédules. Croyant ne courir aucun risque, ils s'inoculèrent le pus d'un ulcère vénérien, à l'aide d'une piqûre faite au bras. Chez l'un, les glandes de l'aisselle s'engorgèrent, et le traitement antiphlogistique étant employé seul, la suppuration suivit et fut accompagnée d'un délabrement considérable; chez le second, il y eut aussi divers symptômes véroliques; chez le troisième, enfin, la piqûre s'enflamma et s'ulcéra, un chancre se développa avec tous les caractères syphilitiques. Traité de la même manière, c'est-à-dire, par les antiphlogistiques et s'abstenant de toute préparation mercurielle, l'ulcération fit des progrès effrayans. Dans cette triste situation, un professeur de la Faculté de médecine fut consulté, et sur sa déclaration que la maladie était vénérienne, qu'il fallait la traiter par le mercure, le jeune imprudent, n'écoutant que son désespoir, se donna la mort en s'ouvrant l'artère crurale.

II. *Scorbut.* — M. Versari considérant le scorbut comme étant de nature inflammatoire et comme une forme de l'angioïte, conseille d'avoir recours à la saignée. Employée avec prudence et réserve, elle peut être utile toutes les fois qu'il y a pléthore, palpitations du cœur, dyspnhée, sécheresse de la peau, fourmillement des membres. Il est presque toujours nécessaire d'appliquer les sangsues à la vulve ou à l'anus chez les hémorrhoïdaires et dans le cas d'engorgement des viscères (1); elle est indispensable dans le scorbut fébrile et lorsqu'il y a des symptômes d'inflammation (Lind, Murray, M. Fodéré, etc.). Elle doit être modérée (2), attendu que copieuse elle amènerait la syncope et la mort; ou bien, la maladie tournerait facilement à la gangrène (3).

III. *Gangrène.* — Ce n'est que dans le cas où la gangrène tiendrait à un excès d'inflammation des parties, que la saignée peut être avantageuse.

(1) *Du traitement du scorbut*, par le docteur Versari, *Annali universali di medicina*, année 1826.

(2) Sydenham voulait qu'on tirât 8 onces de sang, à moins que le malade ne fut menacé d'hydropisie (t. II, p. 457).

(3) Bourgeois, *Journal de médecine*. 1820.

IV. *Cancer.* — Le cancer lorsqu'il ne tient pas à un vice de la constitution, peut être une des terminaisons fàcheuse de l'inflammation. C'est pourquoi le docteur Fearon conseille, lorsqu'il se déclare dans quelque point une tumeur squir- rheuse, de faire appliquer les sangsues et de les réappliquer tous les deux ou trois jours, à moins que des circonstances impérieuses qui tiennent sans doute à l'idiosyncrasie de l'individu, n'obli- gent à mettre plus d'intervalle. Il se sert de ce moyen dans la persuasion que le cancer recon- naît pour élément primitif et principal l'inflam- mation, et cite deux observations de guérison (1).

Cette méthode (à laquelle on a donné le nom de méthode anglaise) pourrait avoir été prise dans Ambroise Paré, qui employait les sangsues comme moyen palliatif. Elle consiste non seu- lement dans l'application de ces insectes, mais encore dans le régime lacté et les boissons anti- phlogistiques. A-t-elle réellement les avantages qu'on lui attribue?

Pour moi je compte peu sur l'action des sang- sues, parce que je me rappelle avoir, en ma qualité de chirurgien externe de l'hôpital Saint- Eloi, sous la direction de M. Lallemand, soigné des malades atteints d'ulcères cancéreux dont les bords étaient relevés, épais et durs. Les éva- cuations sanguines et les émolliens que je pla-

(1) *Traité du cancer*, Londres, troisième édition, 1790.

çais sur ces bords, ne m'ont pas paru avoir une grande influence sur l'état des parties. On peut cependant s'en servir parce qu'ils sont sans danger.

V. *Scrophules.* — Les tumeurs scrophuleuses et les tubercules, lorsqu'ils s'enflamment, doivent nécessairement réclamer l'emploi des antiphlogistiques. Je dis quand ils s'enflamment, car leur dégénérescence ne doit pas être considérée comme une terminaison de l'inflammation, puisqu'à la suite des phlegmasies chroniques dont la durée s'est prolongée depuis long-temps, on ne trouve, pour l'ordinaire, dans les poumons, ni tubercules, ni squirrhe, et qu'on peut rencontrer des tubercules chez des individus atteints de phlegmasie chronique de la poitrine, dans le poumon placé du côté opposé au siége de l'inflammation (1). Ainsi quoiqu'il soit évident que l'inflammation n'est pas le premier degré des affections tuberculeuses et que ces dernières sont les maladies primitives; il n'en est pas moins certain, que pour que la fonte des tubercules puisse s'opérer et passer à l'état de suppuration, il faut qu'ils soient enflammés. Dans ce cas les évacuations sanguines peuvent donc être utiles.

Frédéric Hoffmann, qui avait en elles la plus grande confiance, en conseillait l'usage aux ma-

(1) M. Bayle, *Traité de la phthysie pulmonaire*, 1810.

lades réduits au dernier degré de maigreur et
d'épuisement. Mais il bornait la quantité de sang
qu'on devait enlever, à demi once (1). Le docteur Dowar, en Ecosse, se rendit célèbre par
les nombreuses guérisons qu'il opéra dans la
phthysie, au moyen de petites saignées, fréquemment répétées (2). Méad ne craignit pas de
faire saigner de cette manière les pulmoniques
les plus désespérés, par la raison, dit-il, et comme
le conseille Celse, qu'il vaut mieux user d'un
remède douteux que de livrer gratuitement le
malade à une mort certaine (3). Pringle, Cullen,
Vogel, Stool, et presque tous les praticiens modernes ont adopté la méthode antiphlogistique,
toutes les fois qu'ils soupçonnent dans les ulcérations pectorales une inflammation prédomi-
nante.

Van-Swiéten lui-même, qui, comme Morton (4),
était prévenu contre cette méthode, et qui ne
l'adopta que fort tard, convient que les tentatives qu'enfin il osa faire ne furent pas sans succès (5); et Pujol, que son expérience attacha de
bonne heure à cette pratique, a toujours vu la
saignée ainsi ménagée, agir très souvent comme
un véritable spécifique, calmer toujours les acci-

(1) *Méd. rationn. systèm.*, tom. VII, pag. 226.

(2) *Essais d'Edimbourg*, tom. IV, pag. 525.

(3) *Monit. et præcep.*, cap. I, § 10.

(4) *Phthysiologia passim.*

(5) *Comment. in aphoris.*, § 1210.

dens lors même que la maladie était incurable, ou retarder du moins l'époque d'une mort inévitable (1).

On a prétendu, que la phthysie pulmonaire était une suite fréquente des névroses propres aux organes de l'abdomen et de l'utérus (2); et voulant expliquer comment cette terminaison pouvait avoir lieu, Whitt supposa le transport de l'humeur morbifique sur l'organe pulmonaire (3). Il me semble que dans ces circonstances on a confondu l'effet avec la cause : car, s'il est incontestable d'une part, que les phlegmasies chroniques peuvent contribuer au développement des tubercules; et de l'autre, que certaines névroses reconnaissent pour cause une inflammation interne, lente et cachée; ne peut-on pas inférer que, dans les cas précités, la maladie nerveuse n'était que symptomatique d'une phlegmasie pulmonaire qui s'est terminée par suppuration?

Quoiqu'il en soit, ces faits servent à multiplier les preuves que nous avons déjà données sur l'efficacité de la saignée dans les névroses, et font doublement sentir les avantages des évacuations sanguines dans la phthysie. On doit s'en

---

(1) *Loc. cit.*, tom. I, pag. 207.

(2) Morton, *loc. cit.*, c. x. --- Baumes, Vicq-d'Azyr, *Encycl. méthod. méd.*, tom. II, pag. 275. --- Lorry, *De melancoliá.* --- M. Loyer-Villerme, *Traité des malad. nerveuses ou vapeurs*, tom. II, pag. 453, deuxième partie.

(3) *Malad. nerv. hypocond. et hystér.*, 1777.

servir malgré qu'elle s'accompagne d'expectoration purulente, de sueurs abondantes : quoique
le malade soit extrêmement maigre et que les
traits de son visage annoncent déjà une mort
prochaine; attendu, qu'on peut encore parvenir
à calmer la fièvre qui tend à se rallumer, et le
stimulus morbide qui menace une vie si affaiblie.

Ce fut avec une extrême surprise que MM. Tommasini et Louis Ambri, son collègue, ont vu ma-
demoiselle Cécile Tonani, qui se trouvait dans
cet état de dépérissement, se maintenir vivante
au moyen de la méthode antiphlogistique (1).

Cette méthode est d'ailleurs conforme à celle
que suivaient Hoffmann, Dowar et autres auteurs, dont nous avons précédemment exposé
les principes : il n'y a donc pas d'inconvénient
à la mettre en pratique.

VI. *Eléphantiasis.* — Cette maladie était connue
dès la plus haute antiquité, et déjà Arétée saignait dans plusieurs parties pour la combattre.
J'ignore quel peut être l'effet de cette médication lorsqu'il n'y a ni pléthore, ni fièvre, ni
douleur, etc.; je crois même qu'elle est sans action sur l'organe cutané. J'ai vu en 1820, un cas
d'éléphantiasis, borné aux parties génitales du
nommé Autier. Les sangsues qu'on appliqua sur
la tumeur pour la ramollir et faciliter, par là, les
pressions diverses que M. Lallemand exerçait

(1) *Loc. cit.*, pag. 122.

pour apprécier l'état des parties à l'intérieur; le sublimé en liqueur que l'on mit en usage pour dissiper un reste de syphilis que l'on soupçonnait exister encore, furent sans succès (1).

VII. *Lésions organiques du système circulatoire.* — Les lésions organiques du système circulatoire consistent, en des anévrismes, en des tumeurs de forme irrégulière qui ont paru être des concrétions fibrineuses, etc. (M. Rullier), et dans le rétrécissement des ouvertures du cœur et des vaisseaux artériels. Elles peuvent se déclarer chez des individus d'un tempérament sanguin, d'une constitution robuste, dans la vigueur de l'âge, par suite de la suppression d'une hémorragie habituelle; et être marquées par des palpitations, la force, la fréquence, la dureté du pouls. La figure est rouge et gonflée, les yeux injectés, etc. : c'est l'anévrisme par épaississement. Dans cette maladie on ne doit pas plus se refuser de pratiquer la saignée, que dans le cas d'inflammation.

(1) On peut voir quelles étaient la forme et le volume de cette masse; quels furent les brillans succès que M. Delpech obtînt par une opération exécutée avec autant d'habileté que de sang-froid, et par laquelle il délivra cet homme de son incommodité et le rendit à son sexe; à la suite d'une dissertation ayant pour titre : *Observat. pathol. propres à éclairer quelques parties de médecine pratique*, présentée à la faculté de médecine de Montpellier en 1820, par mon condisciple et ami J.-T. Olmade.

D'ailleurs, si l'on en croit M. Tommasini,
(*Traité de l'angioïte*) , le plus grand nombre
d'anévrismes proviendrait d'un processus phlogistique qui souvent est limité à quelques points
seulement de l'artère, dont les tuniques s'épais-
sissent et se dénaturent dans leur texture (1) ;
dès-lors, il convient de tirer du sang. Cependant il ne faudrait pas faire des saignées trop
copieuses, et éviter surtout de les porter jusqu'à
la syncope. Dans cet état, comme l'a remarqué
Grimaud, les artères augmentant d'action , le
sac pourrait se rompre (2) et la mort survenir.

Il vaut donc mieux suivre la méthode de Val-
salva, que nous savons avoir parfaitement réussi
aux Lancisi , Morgagni , Baillou , etc. Par son
secours, le volume du sang est diminué, les
parois de l'artère dilatée reviennent sur elles-
mêmes et l'anévrisme guérit.

En somme , dans les rétrécissemens des orifices du cœur et de l'aorte, les évacuations san-

_____

(1) *Loc. cit.*, pag. 87. MM. Bertin et Bouillaud regardent
la rougeur de la surface interne des vaisseaux comme étant
le résultat de la phlegmasie de la membrane qui les tapisse.
Il serait difficile de ne pas admettre que la formation des
anévrismes ne soit due à un travail inflammatoire. Voyez les
Traité des maladies du cœur et *des gros vaisseaux*, par M. le
professeur Bertin, publié et enrichi de faits très intéressans
par le docteur Bouillaud.

(2) C'est une opinion que M. Fages émettait dans ses *Leçons orales.*

guines ont pour but de remédier aux désordres
que le trouble de la circulation peut amener dans
les différentes fonctions de l'économie : lésions
qui, comme bien d'autres, des mêmes organes,
pourraient, d'ailleurs, reconnaître pour cause un
travail inflammatoire. D'après cela, c'est à titre
d'antiphlogistique, que l'on doit admettre ces
évacuations parmi les moyens médicateurs.

VIII. *Hydropisies.* — Il est impossible que l'on
puisse contester l'utilité de la saignée dans le
traitement de l'hydropisie, puisqu'il est prouvé,
par une multitude d'observations, qu'elle peut
s'accompagner (même après avoir résisté pendant quelque temps aux résolutifs, aux diurétiques, aux drastiques, aux amers et aux toniques) d'un état pléthorique, de la fièvre inflammatoire (1), d'un pouls habituellement dur,
plein et vibrant, de l'engorgement douloureux
des vaisseaux hémorrhoïdaux qui ne fournissent
plus leur excrétion accoutumée (2), de la suppression des règles, etc.; et qu'elles consistent,
en général, dans un défaut d'harmonie entre le
système exhalant et le système absorbant.

Ce manque d'harmonie entre ces deux systèmes, résultant le plus souvent d'une constriction irritative des vaisseaux qui devraient ab-
sorber les liquides qui ne cessent d'être exhalés;
un moyen qui détruit ce spasme inflammatoire

(1) C'est l'hydropisie avec pléthore de Stool, *Aph.* 54.
(2) Frank, *loc. cit.*

26

des orifices des vaisseaux, doit nécessairement faciliter la résolution de l'épanchement. C'est ce que produit la saignée.

Il n'est donc pas surprenant qu'Hippocrate l'ait recommandée, lorsque le malade est jeune, pléthorique, et que l'affection survient au printemps. Il n'est pas étonnant, non plus, que Botal, Sérapion, Médicus, Pitt, Bacher, Stool, Frank, etc., assurent avoir guéri des hydropisies par les saignées répétées, les émulsions nitrées et le régime antiphlogistique : et d'autres praticiens, par les sangsues à la vulve, au fondement, etc.

Nous devons croire que ces maladies s'accompagnaient d'un état inflammatoire, et que cet état est la compagne ordinaire des hydropisies, chez les habitans des pays septentrionaux, puisque M. Armet, médecin à Valenciennes, soignant 40 russes qui en étaient atteints, leur fit pratiquer jusqu'à quinze saignées dans l'espace de cinq ou six semaines. Ils guérirent *tous*, excepté un seul qui ne fut pas saigné (1).

Ici se terminent les considérations pratiques auxquelles j'ai cru devoir me livrer relativement à l'emploi des évacuations sanguines dans les diverses classes et les différentes espèces de maladies. J'ai évité (surtout dans l'énumération

(1) Barthez Sencaux, *loc. cit.*, tom. II, pag. 74.

des lésions organiques) de faire mention de celles qui n'offrent pas d'indication particulière dans l'application de ce moyen thérapeutique et dans les modifications qu'on doit lui faire subir. Après les développemens minutieux auxquels cet article nous a entraînés, j'ai supposé le lecteur assez instruit pour saisir lui-même la véritable indication. J'ai pensé que mes conseils et de plus longs détails seraient inutiles et fastidieux ; je me suis donc abstenu d'en donner.

CHAPITRE II.

DE L'USAGE EXTÉRIEUR DE L'EAU CHAUDE.

Fidèle au plan que nous avons adopté, nous considérerons l'usage extérieur de l'eau chaude, sous forme de bain entier ou partiel, sous forme de fomentation que l'on fait à l'aide de vessies remplies de liquide, ou bien par le moyen d'une ou plusieurs éponges, de flanelles, ou d'autres tissus que l'on a préalablement imprégnés ; enfin, sous forme de vapeur, à laquelle on expose la totalité ou seulement une partie du corps du malade. Je ne formerai point des chapitres séparés, sur les diverses manières d'administrer l'eau chaude extérieurement, parce que, dans la plupart des cas, les bains partiels ou les fomentations suppléent à l'immersion du corps entier, et qu'il est même des circonstances où ils méritent la préférence.

On ne peut s'occuper de l'usage extérieur de l'eau chaude, sans être étonné de combien d'erreurs et de préjugés l'esprit de système a été la cause. Hippocrate avait consigné dans ses écrits une foule de vérités importantes, et on dédaigne de répéter ses expériences ou de s'assurer de la valeur de ses opinions, afin de jouir du futile avantage, d'acquérir en innovant une vaine célébrité : exemple pernicieux qui n'a eu que trop d'imitateurs!...

Les considérations importantes auxquelles il faudra nous livrer pour découvrir la vérité au milieu de tant d'opinions opposées, concourront à prouver, comme tant d'autres, que si la médecine a eu ses époques organiques, elle a eu aussi ses périodes critiques, et que cette science ne peut faire des progrès réels, si les écrivains ne portent leurs regards sur le passé, le présent et l'avenir.

Le passé nous montre nos premiers maîtres posant les fondemens de l'art médical, et élevant l'édifice aussi haut que leurs connaissances superficielles et des opinions erronées en anatomie, physiologie, etc., pouvaient le permettre. Le présent, riche de découvertes plus ou moins

variées et plus ou moins utiles, nous peint les
médecins rivalisant de zèle et d'efforts pour faire
acquérir à cet art bienfaisant, ce degré de per-
fectibilité et de certitude qui inspire la vénération et la confiance, et commande le respect.
Or, si nous voulons que nos travaux soient utiles à nos successeurs, si nous désirons que la médecine acquière une nouvelle splendeur, il faut
insister sur ce point fondamental, qu'on a suivi
une mauvaise méthode de philosopher, et que
la méthode analytique, qui tend à réunir tous
les praticiens, est la seule qui, par son *unité* de
doctrine quoique les embrassant toutes, puisse
véritablement nous conduire à la perfection, en
tant qu'il soit possible de l'atteindre. Chaque
article de cet ouvrage offrira, je l'espère, des
preuves irrécusables de la réalité de cette proposition.

La lecture des anciens et des modernes nous
apprend que s'il y a eu entr'eux dissidence d'o-
pinions sur les propriétés fortifiante et affaiblissante des bains, c'est parce qu'on n'a pas pris
en considération, ou parce qu'on a négligé certaines règles essentielles, connues dès la plus
haute antiquité.

Le père de la médecine, quoiqu'il ignorât et
le degré de chaleur ordinaire au corps humain
et le degré de température du liquide dans lequel il est plongé, sut pourtant comparer par le
tact, les différences qu'ils pouvaient offrir, et di-

vers essais le convinquirent, que le bain chaud
fortifie lorsque la chaleur naturelle du corps est
plus grande que celle du bain, et qu'il affaiblit
s'il est plus chaud que la chaleur naturelle de
l'individu. Mais il est diverses circonstances qui
peuvent faire varier la chaleur du corps humain, et prendre celle-ci pour terme de com-
paraison, c'était confondre les bains tièdes, les
bains tempérés, les bains chauds et très chauds
sous la même dénomination. D'ailleurs, les expériences comparatives de la chaleur de l'eau
avec la température de l'atmosphère, ne pouvant pas donner des idées plus positives, les médecins des premiers siècles de l'ère médicale, durent constater de diverses manières l'influence
des bains sur l'économie animale; de là les contestations qui se sont élevées.

Cependant le thermomètre est inventé. Sanc-
torius, le premier, en introduit l'usage et tâche
de déterminer l'augmentation que la chaleur animale éprouve pendant les accès de la fièvre (1).
Plus tard, on s'en sert pour apprécier quelles
sont, dans l'état de santé, les variations que la chaleur éprouve par l'effet de l'exercice, du travail
de la digestion, l'abus des liqueurs fortes, etc.;
on découvre enfin, que quelle que soit la température extérieure, la chaleur intérieure ne
diffère que de quelques degrés : on prend un

_____

(1) *Comm. in prim. fen. primi lib. canon.* Avincennæ, 1626.

terme moyen (1), et l'on établit les divisions que nous allons énumérer.

Marcard (2) appelle très chauds les bains qui surpassent la chaleur du corps (96° therm. de Fharenheit selon cet auteur); c'est-à-dire ceux qui ont de 101 à 107°. Il nomme tempérés ceux qui sont portés de 88 à 101°, tandis que ceux dont la température ne s'élève que de 84 à 88° sont les bains tièdes.

Muret (3) qui n'admettait que des bains chauds et des bains tièdes, fixait la hauteur du thermomètre de 109 à 122° pour les premiers, et de 93 à 109° pour les seconds. Cette division est moins pratique que celle admise par Marcard ; aussi donnerons-nous la préférence à celle du docteur Allemand. Quant aux bains froids et aux bains frais, ce n'est pas encore le moment de nous en occuper.

Une fois fixés sur la température des bains et sur leurs diverses dénominations, on aurait dû,

(1) De Haën fesant des expériences dans un hôpital, sur 1400 individus de tout sexe et de tout âge, vit le thermomètre marquer constamment de 96 à 100° du thermomètre de Fharenheit. Le terme le plus constant était de 97°; celui de 98 fut plus rare, et celui de 99 plus rare encore. M. Fodéré a toujours trouvé la chaleur intérieure du 92e au 100e degré du même therm. (*Physiol. posit.*, tom. I, pag. 267).

(2) Henry-Mathias Marcard, *De la nature et de l'usage des bains*, traduit de l'allemand, par Michel Parant, Paris, an IX - 1801.

(3) L'auteur de l'article BAIN, du *Dictionn. encyclopédiq.*

ce me semble, expliquer comment les eaux de Hapsbourg ou de Schinznach peuvent être nuisibles aux personnes faibles et délicates, si on les prend trop chaudes, tandis que prises selon la méthode du vieillard de Cos, elles étaient fortifiantes. On aurait pu expliquer aussi la sentence du père de la médecine, que les observations de Zimmermann ont confirmées (1); mais, dans ces cas, comme dans ceux rapportés par un grand nombre de médecins, et entr'autres, par M. Alibert (2), pour prouver que les bains chauds ont ranimé les forces affaiblies, et rendu les malades plus forts et plus dispos, on n'a pas assez tenu compte du caractère propre de la maladie. Et en effet, était-ce parce que le bain était tiède ou tempéré, c'est-à-dire au-dessous du degré de la chaleur animale, ou bien parce qu'il aura relevé les forces *affaiblies* que le bain sera réputé fortifiant? Mais alors il ne fortifie le corps que d'une manière indirecte. Une vive douleur que le bain calme, un état spasmodique que le bain dissipe, une éruption cutanée dont le bain favorise la sortie, etc., pouvaient occasionner la prostration des forces, et si elles se sont relevées après l'immersion du corps dans l'eau chaude, c'est parce que la cause occasionnelle

---

(1) *Loc. cit.*, tom. II, liv. v, chap. 13, pag. 281.
(2) *Loc. cit.*, tom. II, pag. 465.

a cessé d'agir. Aussi Sprengel nie-t-il que les
bains chauds aient une action fortifiante admise
par Hippocrate, et par tant d'autres que nous
ne nommerons pas. Bien plus, selon l'auteur de
l'histoire de la médecine, l'eau tiède, elle même,
agit comme moyen *constamment* débilitant, et
ses propriétés fortifiantes ne peuvent être attribuées qu'à ce qu'il diminue le sentiment de
latitude causé après de grandes fatigues par la
tension extrême des parties; de sorte qu'on ne
doit ranger le bain chaud que parmi les moyens
qui corroborent d'une manière médiate (1).

Examinons ce qui se passe dans l'économie
après le repas. Les organes digestifs se trouvent
alors dans un état de spasme et d'irritation plus
ou moins vive qui, chez les personnes éminemment nerveuses est quelquefois porté à ce
point qu'elles' ne peuvent digérer que dans le
bain (Tissot). Cet état d'irritation de l'estomac
et des intestins peut également se développer
chez les bilieux; alors l'impression de détente
et de relâchement que les bains portent sur la
peau, se répétant sympathiquement sur les voies
digestives, la digestion se faira avec plus de
facilité : *Hos a cibo quoque balneum juvat,* avait dit
Galien. Prétendrons-nous que le bain a fortifié
l'estomac? Au contraire, puisque l'on a reconnu
que par le travail de la digestion, il y avait une

(1) *Loc. cit.,* tom. VI, pag. 261.

concentration de forces à l'intérieur, que le bain trouble et disperse, et que ce n'est que lorsqu'il y a excès de concentration, que les bains peuvent être utiles.

Eh bien, ce n'est aussi que dans certaines névroses et autres maladies avec irritation franche ou spasmodique, de même que dans certaines affections fébriles réellement inflammatoires, que l'action de l'eau chaude appliquée sur la surface du corps peut être avantageuse. Elle modère l'activité de la circulation, régularise ses mouvemens, et employée sous forme de bain ou de fomentation partiels, elle détourne la fluxion sanguine, en déterminant une contre-fluxion à la peau, par ses qualités antispasmodique, attractive et révulsive.

Ainsi, par l'effet des bains tièdes, en général, on est délassé, rafraîchi, on se sent sinon plus fort du moins plus agile, et toutes les fonctions s'exécutent non point avec plus de force et d'énergie, mais pour ainsi dire, avec plus d'aisance. En un mot, l'usage de ces bains est d'affaiblir, de même que l'emploi trop prolongé des relâchans et des calmans (1).

J'ai dit que les bains tièdes modèrent l'acti-

(1) C'est aussi l'opinion de MM. Hallé, Guibert et Nysten, auteurs de l'article BAIN, du *Dict. des sciences médicales*, dont je recommande la lecture à ceux qui voudraient acquérir des connaissances étendues sur l'histoire des bains, leur usage chez les différens peuples, etc.

vité de la circulation; je dois nécessairement en administrer les preuves.

Poitevin, Marteau, Parr, Marcard et Haygard, étudiant quelle est l'influence que les bains à différens degrés peuvent avoir sur l'état de la respiration, reconnurent, qu'en général, elle est en rapport avec l'état du pouls, c'est-à-dire, que l'un et l'autre augmentent et diminuent dans les mêmes proportions. Cela posé, on vit ensuite qu'au-dessus de 97° F. ou de 36° du thermomètre centigrade, le pouls augmente dans les proportions du degré plus ou moins considérable de la chaleur de l'eau, et qu'au-dessous de ce degré le pouls diminue, non dans les mêmes proportions, mais d'autant plus que la température est plus affaiblie. On s'assura encore, que plus le pouls est fréquent et s'écarte de l'état naturel, plus le bain diminue cette fréquence, et qu'il la diminue d'autant, qu'il est prolongé davantage.

Dès lors, il semblerait que les bains tempérés et les bains tièdes sont les seuls qui rafraîchissent et affaiblissent. Si, pourtant, on considère que les effets du bain chaud ne se bornent pas à leur excitation immédiate par laquelle le pouls est accéléré, si on tient compte de la transpiration qui en est l'effet secondaire, et au ralentissement du battement des artères qui en est la suite ; nul doute que ces bains ne soient aussi considérés comme affaiblissans et rafraîchissans. Pour donner plus de force à cette conclusion, je m'appuierai de l'autorité de Marcard, qui s'exprime en ces termes : « Il paraît d'après ce qu'on vient de lire, que le bain chaud par lui-même n'accélère jamais le pouls et qu'au contraire il le ralentit presque toujours. Le reproche qu'on lui fait tombe donc entièrement. Le bain chaud ralentit aussi régulièrement la respiration après un certain temps, je l'ai trop souvent remarqué, pour qu'il y ait le moindre doute (1). »

J'ai dû insister sur l'examen des propriétés de l'eau chaude à l'extérieur sur l'économie animale, parce qu'il était nécessaire de préciser quels sont les bains qui modèrent la chaleur vitale, ralentissent le cours du sang et les mouvemens respiratoires, etc. Ayant reconnu que c'était les bains chaud, tempéré et tiède, qui jouissent de ces avantages, nous devons les considérer comme rafraîchissans. Ils le seront, si l'on veut, à un bien moindre degré que les évacuations sanguines, ce qui n'empêche pas qu'on ne doive y recourir quelquefois. Ils se-

---

(1) *Loc. cit.*, pag. 84, 85. Bref, les bains chauds fortifieront si l'on veut, même d'une manière indirecte, et dans plusieurs circonstances, mais il suffit qu'ils affaiblissent quelquefois et qu'ils agissent à titre d'antiphlogistique, de relâchant, de diaphorétique, d'attractif ou révulsif, de calmant et d'antispasmodique pour qu'on doive les employer dans la plupart des cas où la saignée est utile; dans ceux surtout ou les forces du sujet doivent être ménagées.

condent merveilleusement la saignée dans la
plupart des cas où elle est utile ; ce que je me
propose d'établir dans les sections suivantes ;
espérant, par là, prouver jusqu'à l'évidence,
que la théorie est d'accord avec l'expérience.

Avant de passer outre, je ferai observer, que
le médecin devra porter la température du bain
à un degré plus ou moins élevé, suivant l'effet
qu'il désirera produire, comme aussi il calcu-
lera le temps que doit durer l'immersion, sur
l'état des forces de l'individu, sa susceptibilité, etc. En un mot, le praticien emploiera le
bain tiède, ou le bain tempéré, ou le bain chaud:
des bains entiers ou partiels, des fomentations
ou la vapeur de l'eau chaude, suivant qu'il voudra rafraîchir, amener la détente, provoquer la
sueur ou obtenir une révulsion favorable.

§ I. *Eau chaude employée extérieurement à titre d'antiphlogistique, de révulsif et d'antispasmodique.*

A ces divers titres, l'eau chaude employée à
l'extérieur du corps est utile dans les fièvres
inflammatoires, les phlegmasies essentielles des
membranes et des viscères, les hémorragies actives et les névroses symptomatiques.

Ayant défini l'élément inflammatoire, ayant
signalé les sub-élémens qui s'y rattachent et le
rôle qu'ils jouent dans les diverses maladies,
nous pourrions nous borner à dire, que les bains

peuvent être employés pour combattre l'état phlogistique et ses sub-élémens. Mais comme j'écris principalement pour des jeunes gens, comme ma phrase ne leur apprendrait pas comment on doit user du bain, sous quelle forme il faut l'administrer, et qu'elle n'indique pas non plus le moment où il convient d'y plonger le malade, je crois qu'il est nécessaire d'entrer dans quelques détails à ce sujet.

I. *Fièvres et Phlegmasies.* — La fièvre inflammatoire étant une maladie aiguë qui cède à l'emploi des évacuations sanguines et du régime antiphlogistique, il est rare que l'on ait recours au bain chaud, dont les anciens faisaient un très grand usage. Nous ne croyons pas avec Galien, que ce moyen médicateur fût plus convenable pendant ces époques reculées où les hommes en avaient contracté l'habitude ; nous pensons, au contraire, qu'ils agiraient aussi efficacement de nos jours qu'à l'époque où il vivait, et que si nous négligeons de nous en servir, c'est que nous comptons davantage sur l'emploi de la saignée, que la plupart des médecins de l'antiquité rejetaient de leur pratique et avaient en horreur.

Mais quelque avantageuse que puisse être la phlébotomie, je ne vois pas pourquoi on se refuserait à employer les bains chauds; car, que la fièvre soit essentielle ou symptomatique d'une inflammation quelconque, il ne s'agit d'autre

chose que de modérer cette fièvre et de calmer
l'inflammation. Or, c'est ce que le bain opère,
tout en conservant au malade sa vigueur et sa
force. Donc, dans les fièvres inflammatoires et
dans les phlegmasies en général, on aura recours à l'immersion du corps dans l'eau chaude,
sauf quelques exceptions que nous allons signaler (1).

Lorsqu'à la fièvre inflammatoire se joignent
les symptômes d'un raptus fluxionnaire du côté
de l'encéphale, qu'il y a délire, insomnie, trem-
blemens convulsifs et grande agitation dans le
système nerveux, avec un pouls concentré, etc.
Si ces symptômes sont la suite d'une affection
cérébrale avec élément inflammatoire, les bains
des extrémités inférieures et supérieures, les
fomentations d'eau chaude mêlée à un peu de
vinaigre, appliquées sur les jambes et les pieds
au moyen de flanelles trempées dans cette eau,
suffiront. Ces fomentations sont encore utiles
dans les fièvres adynamiques et ataxiques. Leur
application renouvelée de cinq en cinq ou de dix
en dix minutes, et continuée pendant quelque
temps, peut procurer une détente, produire un
effet révulsif et antispasmodique, et amener un

(1) J'ai obtenu, dans la maison de charité, des effets si marqués de l'usage des bains chauds, que je les regarde comme
un des meilleurs remèdes qu'on puisse employer dans le
traitement des fièvres continues. (Selle, *Observ. de médec.*,
traduct. de Coray; Paris, an IV-1796, pag. 210.)

sommeil réparateur (1). Mais quelle que soit la
confiance que j'accorde à ces applications, je ne
prétends pas cependant exclure entièrement le
bain chaud du traitement de ces maladies. Néanmoins, comme trop chaud, il augmenterait la
congestion sanguine cérébrale au lieu de la détourner; il faut exercer une grande surveillance
sur son emploi et ne pas l'administrer à une
température élevée (2). D'ailleurs, puisque Baglivi a vu le délire que les vésicatoires avaient
exaspéré, se calmer assez promptement par des
fomentations d'eau tiède, faites assidûment à la
plante des pieds et à la paume des mains : puisque
Sims, dans la première constitution inflammatoire qu'il décrit, rapporte que dans les affections de la tête qui étaient augmentées par l'action des vésicatoires, les malades éprouvaient
le plus grand soulagement des flanelles trempées dans l'eau chaude, dont on imbibait les
extrémités inférieures : enfin, puisque Whitt est
parvenu à dissiper le délire et les veilles opiniâtres des fièvres inflammatoires, à l'aide des
pédiluves répétés deux ou trois fois par jour,
ou si le malade était trop faible pour se soutenir,

(1) Lind, *Mém. sur les fièvres et la contagion*, traduction
de Fouquet.

(2) Le professeur Broussonnet, père du professeur actuel, ne craignait pas d'user du bain tiède dans l'invasion
des fièvres ataxiques. Ce moyen suffisait quelquefois pour
les faire avorter. (*Clinique* de M. V. Broussonnet, en 1821.)

par de simples fomentations ; pourquoi ne se bornerait-on pas à l'emploi de ces moyens *inno-cens*, dont l'expérience de tant de médecins a constaté l'efficacité?

Whitt et Sims ne bornent pas les avantages des bains de pied, au traitement des maladies de la tête ; ils les préconisent encore dans celles de la gorge, et en font un très grand éloge. Ils produisent, disent-ils, un effet révulsif et sympathique suivi d'une détente qui se répète des jambes aux autres parties, et dissipe les affections de ces organes.

Lind, Fouquet et Roucher leur ont reconnu ces propriétés. Ce dernier assure, que l'immersion des jambes dans l'eau tempérée et animée quelquefois avec un peu de moutarde en poudre, suppléait avantageusement la répétition des évacuations sanguines.

Tout le monde sait que la vapeur de l'eau chaude agissant sur des parties enflammées calme l'irritation, produit un état de relâchement, favorise la résolution ou la suppuration, et que sous ce rapport elle est efficacement dirigée dans la gorge, l'intérieur des narines ou l'oreille, etc. C'est un moyen qu'on peut parconséquent employer dans les phlegmasies chroniques qui réclament impérieusement que le malade soit plongé dans une atmosphère humide, ce qui a déterminé certains praticiens à exposer continuellement, dans l'appartement qu'il habite, des vases contenant de l'eau bouillante simple ou chargée de plantes émollientes.

Dans ces phlegmasies, M. Alibert redoute avec raison de placer les pneumoniques dans un bain chaud. A dire vrai, Thémison en faisait usage dans les péripneumonies les plus intenses, et Huxham fait voir que rien n'est plus propre à opérer une détente. Sabarot de la Vernière eut le courage de saigner un pleurétique pendant qu'il était dans le bain, et le rétablissement eut lieu avec une promptitude peu commune (c'était en 1776); cependant on évite de s'en servir dans cette inflammation, quoiqu'il ait été recommandé par bien des auteurs, et même par Hippocrate (1).

Pour ma part, je me suis toujours borné à des applications émollientes sur le point douloureux; suivant en cela la pratique d'Archigène qui, pendant le plus haut période de la maladie, avait recours aux fomentations tièdes et, surtout, à l'application d'éponges imbibées d'eau chaude. Il croyait qu'elles pouvaient suffire pour lubréfier les voies et favoriser la coction (2); tandis que Van-Swiéten les considéra plus tard comme ce qu'il y avait de mieux pour

(1) Article cité du *Dictionn. des sciences médicales.*

(2) *Oribas. colleg.*, lib. IX, c. 23, pag. 40. Les méthodistes enveloppaient la poitrine du malade de linges imbibés d'huile. (Cœl. Aurél.)

vider une collection purulente encore renfermée dans le poumon (1).

J'arrive aux inflammations abdominales. L'irritation franche ou spasmodique de la muqueuse gastro-intestinale, s'offre souvent dans les maladies fébriles comme cause ou comme symptôme. Dans l'un et l'autre cas, les bains sont avantageux, mais il convient de prendre certaines précautions si l'on veut qu'ils soient efficaces. Elles consistent à se tenir chaudement à la sortie du bain, et à entretenir des cataplasmes bien chauds sur le ventre. Ces précautions sont utiles selon Pouppé Desportes qui les conseille, lorsqu'il y a concentration à l'intérieur, comme cela est ordinaire au mal de Siam, au choléra-morbus, etc. De même, lorsque le malade ne peut supporter l'action prolongée du bain, on doit le réitérer de temps en temps, toutes les trois heures par exemple, et dans l'intervalle placer les cataplasmes qui contribuent efficacement à modérer le vomissement spasmodique. J'ignore si les médecins de Cadix et de Séville se sont conformés à ces préceptes, mais je sais qu'employés par des praticiens habiles de ces deux villes, les bains ont favorisé la guérison. Berthe nous assure qu'il a eu occasion de se convaincre, d'après de nombreuses observations qui lui ont été communiquées, que s'ils avaient été

(1) *Loc. cit.*, § 1190, vol. III, pag. 677.

infructueux dans certains cas de fièvre jaune , c'est parce qu'on avait mal choisi l'instant de leur application.

Quant à l'inflammation des intestins, qu'elle s'accompagne de douleurs et de constipation, qu'il y ait diarrhée ou dysenterie, les bains et les fomentations seront utiles. Méad et Huxham affirment d'après Strack, que presque tous les malades atteints de colique des peintres, ont dû leur guérison aux bains qu'on leur faisait prendre par centaines.

Celse , Paul d'Egine , Bilguer et Rollo les ont employés avec succès dans la dysenterie. Marcard, long-temps même avant de s'être oc-cupé de leur action , les a ordonnés dans une inflammation très dangereuse du rectum , et a obtenu par leur usage fréquent et prolongé, des avantages sensibles et un grand soulagement des violentes douleurs. Dans plusieurs cas de cette nature, que j'ai moi-même observés , les malades ne goûtaient d'autres momens de calme, que ceux qu'ils passait dans le bain.

Ainsi, lorsque les individus ne sont pas entiè-rement épuisés, les bains tièdes sont néces-saires; mais on doit recommander spécialement de ne pas y rester long-temps, pour ménager la somme des forces restant. Est-il rien, en effet, dit Roucher, qui serve à ouvrir plus prompte-ment les couloirs excréteurs de la peau, à réta-blir la transpiration, et à changer par consé-

quent cet ordre vicieux des humeurs? J'ai vu
des dysenteries chroniques contre lesquelles on
avait tenté infructueusement toutes sortes de
moyens, administrés sous bien des formes, céder
à l'usage des bains domestiques.

Lorsqu'il y a adynamie, on se contente de faire
des fomentations sur le bas-ventre, soit avec
l'eau pure, soit avec la décoction de plantes
émollientes. Zimmermann commençait par hu-
mecter de tout côté ces parties à chaud avec
une décoction de mauve, et faisait ensuite des
fomentations, également à chaud, avec de la
camomille cuite dans du lait (1).

L'hépatite, la néphrite et la cystite, s'accompagnent quelquefois du spasme des conduits excréteurs et par suite de douleurs aiguës. Dans
ces cas le bain tiède sera doublement utile : il
calmera l'irritation et détruira le spasme. J'ai eu
occasion de l'employer quelquefois, soit dans les
coliques dites néphrétiques, soit dans les réten-
tions d'urine par resserrement spasmodique du
col de la vessie, suivies de douleurs intolérables; et dans la plupart des cas le malade s'est
endormi dans le bain. La détente est alors survenue et les urines ont coulé. Dernièrement
encore, un soldat chez lequel la sonde n'avait
pu pénétrer dans la vessie, et qui depuis plusieurs heures souffrait horriblement, quoique je

(1) *Traité de la dysenterie*, traduit de l'allemand, par
Lefebvre de V., édit. de 1794, pag. 270.

lui eusse tiré une assez grande quantité de sang, fut mis dans un bain où il goûta les douceurs du sommeil malgré la position gênante qu'il avait été forcé de prendre (1). Il se réveilla bientôt, et sentant le besoin d'étendre ses membres, il sortit de l'eau. La sonde étant de nouveau introduite dans le canal de l'urètre, parvint facilement au-delà de l'obstacle, les urines sortirent en grande quantité et le voyageur pût continuer sa route.

J'en dirai autant de la péritonite et de la métrite. Dans la première de ces maladies, l'individu trouve dans le bain le calme et le repos ; dans la seconde ses effets sont les mêmes, mais les bains de siége méritent quelquefois la préférence. Unis aux bains de pied ils favorisent le retour de l'écoulement périodique, lorsque par sa suppression il est devenu cause des tourmens que le sujet endure. La vapeur de l'eau chaude en pénétrant dans le vagin peut également contribuer à la guérison, ce qui fait qu'on se borne quelquefois à verser le liquide chaud dans un vase de nuit sur lequel on fait asseoir la malade.

II. *Hémorragies.* — L'emploi thérapeutique du bain chaud dans les hémorragies, peut être considéré sous plusieurs points de vue ; savoir : 1° comme pouvant servir à les rappeler lors-

(1) N'ayant pas de baignoire, j'avais fait placer le malade dans une cornue, de sorte que pour que l'eau arrivât jusqu'au nombril, il fallut qu'il restât les genoux relevés et les talons appuyés contre les fesses.

qu'elles sont supprimées ; 2° comme servant à les prévenir lorsque leur retour est trop rapproché ou lorsqu'on désire qu'elles ne paraissent pas; 3° enfin, comme ayant le pouvoir de les modérer et de les arrêter lorsqu'elles sont trop abondantes.

1° *Emploi du bain pour rappeler les régles et le flux hémorroïdal.* Ce n'est guères que dans les cas où l'on voudrait voir reparaître les menstrues ou l'écoulement sanguin des vaisseaux hémorrhoïdaux, que l'on a recours aux bains. Dans ces circonstances, on se comporte comme je l'ai déjà indiqué pour la métrite, c'est-à-dire qu'aux bains généraux, on substitue ou l'on joint, les bains de pied simples ou sinapisés à titre de révulsifs, et les bains de siége et de vapeur comme attractifs et antispasmodiques.

2° *Emploi du bain pour prévenir les hémorragies actives.* Pour qu'une hémorragie se déclare, il faut nécessairement qu'il y ait dans les organes de la circulation un élan plus ou moins considérable, par lequel le sang poussé avec violence rompt la digue et fait irruption. Cet élan du système circulatoire s'accompagne en général d'un pouls dur et fréquent, et d'une chaleur considérable ou peu au-dessus de l'état naturel. C'est pourquoi, les bains qui abaissent la température du corps, ralentissent le cours du sang et rendent les mouvemens de la respiration moins précipités, sont très appropriés à ce genre d'affection. Mais dans les hémorragies des cavités supérieures, qui se montrent pendant la durée d'une inflammation du cerveau et du poumon, on doit être en garde contre les accidens qu'ils pourraient produire administrés à une tempé- rature trop ou trop peu élevée. Aussi a-t-on con- seillé, dans l'épistaxis par exemple, de recou- vrir la totalité du crâne de neige, de glace pilée, de linges trempés dans l'eau froide seule ou tenant en dissolution du sel marin, de l'al- cool, du vinaigre, etc., pendant que le reste du corps est plongé dans l'eau tiède. C'est en usant de pareils moyens, chez un enfant de sept ans environ, que j'ai prévenu le retour d'une hémorragie nasale et d'un crachement de sang, qui, quelques jours auparavant, avaient mis sa vie en danger.

Cet enfant frêle et délicat, à mouvemens brus- ques; issu du côté paternel, de parens morts phthysiques, le père excepté, eut en l'année 1830, tout le corps recouvert d'une quantité innombrable de petites taches noirâtres, de la grandeur d'une lentille, que j'appellerai avec M. Alibert, éphélides scorbutiques. Ces éphé- lides s'effacèrent d'elles-mêmes et sans aucun secours, après une hémorragie nasale assez abon- dante. En l'année 1831, au mois d'avril, l'érup- tion reparut. Cette fois elle ne se borna pas aux tégumens: la langue, les gencives, le palais, la gorge, tout ce que l'œil pouvait découvrir dans

l'intérieur de la bouche, offrait çà et là comme
des petites vésicules qui, en se rompant, laissaient échapper le sang. Une abondante hémorragie se déclara. Elle fut si copieuse que je crai-
gnis un instant pour les jours du petit malade.
Un sang séreux, dissous et brûlant s'échappait
par la narine droite, et par momens l'individu
rejetait par le vomissement des caillots de sang.
Je crus d'abord que ce liquide descendant par
l'ouverture postérieure des narines, était avalé
et rejeté après qu'il s'était figé : plus tard je soup-
çonnai qu'il s'exhalait par les muqueuses internes ; ce que le traitement ne tarda pas à confirmer. Les acides minéraux et végétaux, les
ventouses entre les épaules, la ligature des membres, l'injection du suc de citron pur et étendu
d'eau dans la narine droite, les pédiluves et les
maniluves étant inefficaces, j'administrai la boisson d'extrait de ratanhia uni à l'acide acétique.
Dès que l'enfant en eut pris une tasse le vomissement cessa pour ne plus reparaître. Les pédiluves et les maniluves tièdes, les réfrigérans sur
la tête et le dos, unis à une diète absolue, à la
limonade végétale, à l'usage du ratanhia, dont
il but encore quelques doses, modérèrent et
suspendirent enfin tout écoulement sanguin.

Quelques jours après la maladie tachetée reparut. Dans certains points, ce n'était que des
petites taches que l'on apercevait ; dans d'autres
il y avait des véritables échymoses, les vaisseaux

de la conjonctive étaient eux-mêmes injectés. Le malade expectorait un sang vermeil d'un goût salé; la chaleur de la peau était augmentée ; le pouls avait acquis plus de force, de dureté et de fréquence. Craignant voir les accidens se renouveler, je prescrivis de nouveau la boisson de ratanhia et celle de la limonade, un régime sévère, les bains entiers et les bains de pied. Pendant l'usage du bain, la tête de l'enfant était recouverte de linges imbibés d'oxicrat. Par ces moyens, exécutés avec constance et persévérence, l'hémorragie a été prévenue, l'absorption du sang épanché s'est opérée et la santé s'est raffermie. Il en a été de même en octobre 1832 (1).

Marteau et Limbourg ayant avancé que l'eau étant plus pesante que l'air et comprimant les parties extérieures du corps, le sang était refoulé à l'intérieur, ce qui faisait acquérir plus de force à la réaction du cœur et des artères, et donnait plus d'activité à la circulation; on dut s'abstenir d'employer le bain chaud dans le traitement des hémorragies. Mais des expérien-

---

(1) En rapprochant ce fait de celui cité par OElaüs Wormius, on pourrait considérer la maladie tachetée comme un symptôme précurseur des hémorragies. Cet auteur a vu une petite fille, qu'il crut scorbutique, parce que quelques jours avant l'apparition des règles, elle avait tout son corps couvert de petites tumeurs violettes de la grosseur d'un poids, qui disparaissaient dès que les règles coulaient. Cela avait lieu et durait depuis quelques mois.

ces répétées ayant prouvé que la théorie était en défaut, et que ce n'était que *très chauds* qu'ils pouvaient produire cet effet, on essaya les bains tièdes dans les flux sanguins, et on n'eut qu'à se louer d'y avoir eu recours.

Par les bains domestiques on peut retarder ou prévenir le retour de l'hémoptysie, de l'hématémèse et de la métrorrhagie, après l'époque critique. Dans les deux premiers cas, on y joint les pédiluves simples ou animés avec la cendre, le vinaigre ou la moutarde en poudre; dans le dernier, on se sert, en même temps, des bains de siége qui calment l'irritation franche ou inflammatoire de l'utérus, détournent le mouvement fluxionnaire, éteignent la chaleur viscérale et la ramènent à l'état naturel. Les manivules sont également utiles. M. Lordat rapporte avoir arrêté une perte utérine par une longue immersion des bras dans l'eau tiède. Ce moyen, dit-il, lui avait été suggéré par Lafabrie dont les conseils l'ont souvent dirigé dans les cas épineux de la pratique. Il raconte également que Bonet a guéri des hémopthysies graves, en provoquant des sueurs par l'usage des étuves; et il demande si ce moyen est assez doux? La question nous paraît délicate, et cependant nous sommes surpris que M. Lordat, dont le mérite est généralement apprécié, n'ait pas voulu en donner la solution. Elle découle naturellement de l'étude des élémens des maladies dont il sait apprécier

toute l'importance, et de l'action du bain de vapeur dont il connaît les effets primitifs et secondaires. Ne pourrait-on pas répondre que dans les
hémorragies asthéniques, hémorragies qui ont
lieu par défaut d'astriction des vaisseaux capillaires sanguins, l'action excitante du bain de vapeur peut amener momentanément le resserrement des ouvertures béantes de ces vaisseaux et
arrêter l'écoulement anormal ? Que par suite de
cette excitation, une sueur abondante s'échappant des pores de la peau, le mouvement fluxionnaire sanguin est détourné de sa direction et
supprimé, pour faire place à une fluxion d'une
autre nature, dont les résultats sont le ralentissement de la circulation et de la respiration qui
peut être suivi de la résolution de l'irritation locale, qui provoquait l'afflux du liquide par lequel
l'hémorragie était entretenue? Mais alors il faudrait dire aussi, que si comme excitant, comme
attractif cutané et comme sudorifique, le bain
de vapeur peut avoir une action bienfaisante
sur l'état hémorragique en particulier, il peut
encore augmenter l'asthénie, ce à quoi il faut
nécessairement remédier; aussi est-il d'autres
moyens qu'on lui préfère.

Par les mêmes motifs, ces bains seront utiles
dans les hémorragies actives; mais leur action
excitante est à craindre, on risque en augmentant d'abord l'activité du mouvement respira-
toire et circulatoire, de rendre l'écoulement de

sang plus rapide et plus abondant, en attendant
que l'individu fût affaibli par les sueurs copieuses
qu'il amène : c'est pourquoi la prudence veut,
dans l'un et l'autre cas, qu'on s'abstienne de les
mettre en usage.

3º *Emploi du bain pour modérer ou arrêter les hémorragies.* Les mêmes moyens que nous avons
reconnus avoir la propriété de prévenir les hémorragies, peuvent contribuer efficacement à
les rendre moins abondantes et à les supprimer
entièrement. Cependant il vaut mieux quelquefois, pour atteindre ce but, employer les bains
révulsifs ou demi bains et bains locaux, que les
bains entiers. Ainsi on prescrira les bains de la
moitié du corps, les pédiluves et les maniluves
dans les hémorragies du nez, en ayant le soin de
prendre les précautions que nous avons indiquées. On usera des mêmes bains dans l'hémoptysie, avec cette seule différence, que les réfrigérans devront être placés à la partie antérieure
et postérieure de la poitrine. Dans l'hématémèse, cette méthode peut encore être avantageuse: mais, de même que dans le mélœna, l'immersion de la totalité du corps dans l'eau tiède,
peut avoir de bons résultats (1).

Quant aux flux utérin ou hémorrhoïdal trop
abondans ou anormaux, les bains entiers et les

(1) Je connais une personne sujette à cette dernière maladie qui appaise le vomissement par les acides légers et les
bains entiers tièdes.

bains de siége simples ou sous forme de vapeur
sont les seuls qui conviennent. J'ai eu occasion
d'employer les premiers dans deux cas de métrorrhagie, et chaque fois je n'ai eu qu'à me louer
de les avoir conseillés. Un de ces cas fut observé,
en mars 1824, chez une veuve âgée de 30 ans,
qui, après avoir éprouvé du malaise, vit sa perte
reparaître. Celle-ci durait depuis 15 jours et
s'accompagnait de cuissons très vifs dans l'épine
du dos, de douleurs aiguës à l'épigastre. Dans
cet intervalle la malade avait vomi deux gorgées
de sang et expectoré des crachats striés de ce
liquide. Cette rechute avait tellement affecté son
moral (une de ses sœurs était morte à l'âge de
19 ans, d'un vomissement survenu à la suite de
la suppression des règles) qu'elle voulait re-
tourner dans le sein de sa famille, pour mourir,
disait-elle, dans les bras de sa mère. Je parvins
à lui persuader que son état n'avait rien d'allarmant; je la soumis à un régime antiphlogistique,
aux boissons nitrées et à l'usage des bains. L'effet
du premier bain fut de déplacer la douleur dorsale qui se porta à la région lombaire : la sensibilité de l'épigastre fut moins vive, l'expectoration
sanguinolente cessa; en un mot, elle fut mieux,
et ce mieux augmentant à chaque bain qu'elle
prenait, elle fut bientôt délivrée de sa perte.
L'appétit reparut alors, et à l'aide du régime
indiqué ci-dessus la guérison s'est confirmée.

III. *Névroses.* — Puisque l'eau chaude calme

les douleurs (Hippocrate), et que presque toutes les douleurs depuis la plus vive jusqu'aux
plus tolérables, sont plus ou moins appaisées
par l'eau chaude, appliquée à la partie souffrante
(Borsieri, Porter, etc.); puisque les bains tièdes
sont le meilleur moyen qu'on puisse employer
contre le spasme et l'inflammation (Hoffmann),
qu'ils sont utiles dans le resserrement spasmodique des voies bilieuses et urinaires (Buchan),
qu'ils guérissent du vomissement (Lambert),
et que la toux et autres affections nerveuses en
sont fréquemment soulagées (Buchan); puisqu'ils conviennent dans l'état le plus calme de
la manie et de la mélancolie, rarement dans le
paroxisme (Bosquillon), qu'ils sont le meilleur
remède de l'hypocondrie, et qu'on a vu les
accès les plus violens d'hystérie céder à leur action bienfaisante (Marcard); puisque Pomme
a vu la suffocation hystérique cesser comme par
enchantement par l'effet d'un bain de jambes;
Whitt, une toux spasmodique opiniâtre, dont
une jeune fille était atteinte, et que rien n'ap-
paisait, se calmer après l'immersion des pieds
dans l'eau tiède, et que Broussonnet père est
parvenu à dissiper une affection spasmodique
générale, en exposant la plante des pieds du
malade à la vapeur de l'eau chaude, et en lui
faisant prendre des demi bains tièdes (Fouquet,
Grimaud): c'est donc avec fondement que l'on
a classé l'usage extérieur de l'eau, parmi les

moyens les plus puissans pour combattre les maladies nerveuses.

M. Alibert croit que c'est en vertu de leur action sur le cœur et le poumon que les bains sont utiles pour guérir les mouvemens spasmodiques ou convulsifs de certaines parties, et qu'ils deviennent calmans généraux pour divers accidens douloureux des organes. Cullen pense au contraire que c'est en relâchant la fibre musculaire qui se trouve dans un état de rigidité, etc. Pour moi, sans nier ces propriétés du bain chaud, je pencherais vers l'idée que c'est en calmant l'irritation chronique qui cause et entretient la plupart des névroses, que l'eau chaude est salutaire. Comme antiphlogistique elle sert à détruire l'inflammation, comme attractive elle fait révulsion au mouvement fluxionnaire consécutif de la phlegmasie, et pour aider son action révulsive on a le soin de faire des affusions d'eau froide sur la tête pendant que les parties inférieures sont dans l'eau chaude. N'est-ce pas le traitement que l'on a adopté pour les inflammations du cerveau? Il est donc conforme à celui qui convient à la manie, à la mélancolie et autres affections nerveuses.

Cullen a prétendu que cette méthode était plus nuisible qu'utile aux maniaques et aux mélancoliques; la chose est possible : car, si les affections dont il s'agit dépendent d'une inflammation chronique gastro-intestinale, à quoi bon

verser l'eau froide sur le crâne? N'est-ce pas favoriser la fluxion vers le bas-ventre que de refouler le sang par les réfrigérans? J'en dirai autant de la manie par inflammation du testicule
observée par le docteur Michel, et dont M. Lordat a eu occasion de recueillir un exemple (1). A
coup sûr, les bains et surtout la castration seront utiles dans ces cas, tandis que les affusions
d'eau froide ne pourront que nuire. Ceci prouve
qu'on ne doit jamais prendre au pied de la lettre,
comme on le dit vulgairement, les expressions
d'un auteur, et qu'il faut toujours consulter l'expérience. Elle nous enseigne, que les bains, les
demi bains, les pédiluves, etc., peuvent être
avantageusement employés dans les maladies
nerveuses, contre lesquelles ils agissent comme
antiphlogistiques, révulsifs et antispasmodiques.
C'est donc au praticien à rechercher la véritable indication. S'il la découvre, il pourra la remplir. Mais qu'il n'oublie jamais, que telle ou telle
cause peut produire la maladie, et que la suppression d'un flux sanguin, par exemple, occasionne divers maux. Alors il sera conduit à préférer telle ou telle manière d'administrer l'eau
chaude à l'extérieur.

IV. *Lésions organiques.* — Le bain ayant une ac-

(1) C'est celui d'un jeune homme qui était au dépôt de
mendicité. Il portait une hydrocèle, subit la ponction, et
devint maniaque à la suite de cette opération. *Leçons orales
de physiologie.*

tion immédiate sur la circulation et la respiration qu'il ralentit, on doit le comprendre parmi
les moyens utiles dans la curation des lésions
organiques du cœur, des gros vaisseaux et du
poumon. Je n'ai pas besoin de répéter qu'il faut
veiller à ce qu'ils ne soient pas trop chauds,
parce qu'ils auraient alors les inconvéniens que
leur attribue Pujol de Castres, de refouler le
sang vers le cœur et le poumon : ce qui l'a porté
à le rejetter *entièrement* du traitement de la phthysie pulmonaire.

Quelle que soit la vénération que nous ayons
pour une autorité si recommandable, nous nous
permettrons d'avoir une opinion opposée à la
sienne, et de soutenir qu'un bain dans lequel on
ne reste pas long-temps peut encore être efficace.
On m'objectera, peut-être, que l'eau chaude en
relâchant favorise la transpiration et que les
sueurs colliquatives sont à craindre; je réponds:
n'a-t-on pas confondu des catarrhes chroniques
avec la phthysie? Une inflammation de poitrine
négligée, ne peut-elle pas dégénérer et se terminer par suppuration? Une jeune dame était
dans un état de phthysie avec toux et expectoration purulente, Monro la rétablit entièrement
à l'aide des bains: pourquoi? Parce qu'il décou-
vrit, après un certain temps, que la malade ne
transpirait pas bien et que sa peau était sèche
comme du parchemin, ce qui lui fit penser que
la maladie pourrait bien être la suite d'une tran-

spiration supprimée. Un bain de vapeur qu'il conseilla ayant rendu à la peau toute sa souplesse, la guérison suivit. Or, si ces bains on fait cesser les symptômes d'irritation interne, semblables à ceux de la phthysie, pourquoi les bains ordinaires ne produiraient ils pas cet effet? J'avoue qu'après avoir lu cette observation dans Marcard (pag. 76), j'ai été surpris de l'entendre proscrire exclusivement ce moyen curatif du traitement de la phthysie (1).

Je le répète donc, malgré l'autorité de Pujol et de Marcard, je tenterais, dans certains cas, l'usage du bain tiède réitéré, dans lequel je ne laisserais le malade que quelques instants. J'ai déjà énuméré les motifs qui me porteraient à prendre cette détermination; j'ajouterai, que les heureux résultats de la saignée qui, en affaiblissant des malades déjà très faibles, pourrait aussi augmenter la grande disposition à l'enflure et aux sueurs, sont une preuve qu'on peut, par analogie, leur accorder quelque confiance.

D'ailleurs si d'après quelques faits, ou d'après l'opinion d'un médecin, même expérimenté, on en concluait toujours : tel médicament a été nuisible dans telle maladie, donc il ne convient ja-

---

(1) Ce serait une grande folie de baigner un phthysique malgré, comme je l'ai dit, que la fièvre en soit ralentie pour quelques heures : ce qu'on y gagnerait serait fort insignifiant et l'on risquerait d'augmenter la grande disposition à l'enflure et aux sueurs. (Marcard, *loc. cit.*, pag. 129).

mais dans cette affection, quel serait le remède
que nous oserions administrer? Tissot observe
et Marcard voit que le bain tiède augmente
l'intensité des symptômes et le volume de l'épanchement dans l'anasarque. De là, on serait en
droit d'avancer que c'est un moyen dangereux.
Cependant cette espèce d'hydropisie peut dépendre, comme bien d'autres, d'un resserrement
spasmodico - inflammatoire du système absorbant
interne, et présenter dans son traitement l'indication du bain. Mais pour qu'il fut utile dans certains cas, il serait nécessaire de calmer cette
espèce de faim canine vitale, comme s'exprime
M. Lordat, qui absorbe le liquide dans lequel le
malade se trouve plongé. Eh bien, Barthez crut
pouvoir remédier à cela en faisant frotter le malade d'huile. Il pensa que l'orifice des vaisseaux
étant bouchés par ce liquide, l'absorption n'aurait pas lieu, et le succès justifia ses prévisions.
Raison de plus pour croire qu'entre les mains
d'un praticien judicieux les médicamens qui paraissent les plus opposés à l'état du malade, sont
quelquefois ceux qui réussissent le mieux (1).

Toute la science et l'art du médecin consiste
donc dans la recherche des indications. Par elles,
on découvre que la syphilis réclame l'emploi des

(1) On n'a point oublié le succès complet qu'obtint Broussonnet père, à l'aide du pain chaud coupé par moitié et appliqué sur le corps d'un leucophlegmatique. Voyez la note
de la page 228 de cet ouvrage.

bains généraux et locaux, soit lorsqu'on veut combattre les symptômes d'inflammation locale, soit pour favoriser l'action des mercuriaux employés en friction, soit enfin pour apaiser l'excitation que ces médicamens produisent lorsqu'on les administre à l'intérieur. Qu'on doit s'en servir dans le scorbut, lorsqu'il y a des signes d'une irritation interne qu'il faut dissiper ; et dans toutes les lésions organiques dans lesquelles on découvre une excitation fébrile qu'il est nécessaire d'abattre une douleur vive qu'on désire calmer, une endurcissement viscéral dont on cherche à amener la résolution, enfin une dégénération de la peau que l'on veut détruire. Russel rapporte trois cas de lèpre suppurante et invétérée qui tous, après avoir été aggravés par les bains de mer, furent guéris par les bains chauds d'eau douce, dans lesquels on avait fait infuser du son et des feuilles de mauves (1).

§ II. *Eau chaude employée extérieurement à titre d'antiphlogistique de relâchant et de diaphorétique.*

Comme antiphlogistiques relâchans et diaphorétiques, les bains chauds sont utiles dans les maladies épidémiques, dans celles qui sont occasionnées par la suppression de la transpiration, et dans celles surtout qui ont une tendance à se terminer par des sueurs.

(1) *OEconomia naturæ in morbis glandulorum.*

Employés dès le début de la maladie, ils font succéder à l'érétisme de la peau un état de relâchement qui permet la sortie d'une éruption symptomatique ou critique, et favorise l'établissement d'une légère diaphorèse ou d'une sueur abondante. Dans cette vue, Sydenham les recommande dans la peste, et Pringle dans la première et seconde période des fièvres putrides. Ce dernier a été imité par Sarcone et par Bilguer. L'un dans l'épidémie de Naples, l'autre dans les fièvres putrides qui se développèrent chez les soldats prussiens, dans la campagne de 1778, étaient dans l'usage d'exciter légèrement les sueurs au commencement de la maladie. Nous savons quelle est l'opinion de Pouppé Desportes et de Berthe relativement à l'emploi du bain dans la fièvre jaune; nous pouvons donc conclure, qu'il convient, en général, dans les différentes espèces de typhus (1).

(1) Galien, Celse, Cœlius Aurélianus, et beaucoup d'autres en usaient pour combattre les fièvres intermittentes. Marcard croit qu'on ne peut retirer *aucun avantage* de cette méthode qu'il appelle superficielle et empirique. Si Marcard avait eu connaissance des faits que Desportes a consignés dans son ouvrage, desquels il résulte : que dans l'hiver de 1742 les maladies avaient un caractère inflammatoire qui était efficacement combattu par le bain tiède, soit pendant l'apyrexie, soit même dans le fort de l'accès ou à la fin du redoublement. S'il avait su que ce praticien, alors médecin du roi à Saint-Domingue, s'était mis lui-même plusieurs fois dans un bain et qu'il a toujours observé de bons

Les bains sont encore nécessaires dans toutes les épidémies de variole, de rougeole, etc., et on doit y recourir quoiqu'ils ne réussissent pas toujours, soit pour rompre le spasme qui s'op-

effets de ce remède; nul doute que Marcard eût été moins exclusif. Ainsi, lorsqu'on voudra dissiper les fièvres purement nerveuses, par l'usage extérieur de l'eau chaude; il faudra mettre le malade dans le bain peu avant que le frisson doive s'établir, ou bien envelopper tout le corps de linges trempés dans l'eau chaude, qu'on renouvelle souvent. Par ce moyen on peut prévenir l'accès et provoquer la sueur. On pourrait remplir la même indication avec le bain de vapeur qu'on administrerait, dans le lit, à l'aide d'un appareil que le prof. Chaussier employait dans l'asphixie. (Voyez article BAIN du *Dict. des sciences médicales*).

En juillet 1831, j'ai conseillé les bains entiers à une dame éminemment nerveuse, atteinte d'une fièvre intermittente, avec douleur vive dans le bras gauche et surtout dans le pouce de ce côté, augmentant considérablement pendant le paroxisme. Par l'action du bain pris pendant l'apyrexie et continué pendant 10 à 12 jours environ, les accès devinrent plus courts, moins violens, et la douleur supportable. Cependant ces accidens ne furent pas entièrement dissipés. par l'effet de l'eau chaude, et il fallut recourir au sulfate de quinine qui réussit complétement.

Enfin M. Chrestien, *loc. cit.*, note, page 75-76, affirme avoir réussi *complètement* à détruire les fièvres intermittentes, par le moyen des bains de pied sinapisés. Il en cite une observation et ajoute : Ce fait ne me porte pas à voir dans la moutarde une qualité fébrifuge (ce remède a agi comme le font quelquefois les épicarpes, en déterminant une irritation qui, dans quelques circonstances, dissipe la fièvre parce qu'elle rompt la modification actuelle du nerf

pose à la sortie des boutons (Barthez), lorsque
ceux-ci se font trop attendre ou lorsqu'ils se développent à peine (Marcard), soit pour modérer
la chaleur fébrile et la vivacité du pouls après
que l'éruption s'est opérée (Marteau, Boulanger,
Dufour). On doit également s'en servir lorsqu'il
y a un orgasme prononcé et que l'on veut ménager la liberté de la transpiration, qui ne doit
être négligée dans aucun temps de la maladie
(Frank). Dans cette intention, lorsqu'à la fin
de certaines maladies éruptives et notamment
dans la rougeole et la scarlatine, la peau ne conserve pas l'état de moiteur favorable à leur terminaison ; le professeur Chaussier n'hésitait pas
à prescrire le bain de vapeur.

Si malgré le témoignage de ces auteurs et de
bien d'autres qu'il me serait facile de citer, il
était des médecins sur l'esprit desquels les préjugés de quelques praticiens et le silence des Sydenham, Boerrhaave, etc., dussent l'emporter,
qu'ils se servent au moins à l'exemple de Tissot,
de De Haën, de Marcard, etc., des demi bains,
des pédiluves ou des fomentations générales ou
partielles. Elles consistent à faire recouvrir tout
le corps de linges trempés dans l'eau chaude, ou
bien à appliquer sur la plante des pieds et les
mains, des éponges imbibées d'une décoction

qui l'entretient); mais elle confirme l'opinion que j'ai, d'a-
près l'expérience, que l'on néglige trop l'application, à l'extérieur, des révulsifs.

émolliente. Baglivi y avait recours, chaque fois
qu'à l'époque de l'éruption le sang se portait à
la tête et qu'il y avait tension des fausses côtes.
Il se loue beaucoup de cette méthode qui trouva
des imitateurs.

Mais si les fomentations des extrémités inférieures peuvent avoir un effet révulsif de la
fluxion cérébrale, à bien plus forte raison les
demi bains et les pédiluves. Aussi Whitt a-t-il
remarqué qu'un bain chaud partiel des jambes
et des cuisses, était le meilleur remède contre
les convulsions qui précèdent quelquefois l'éruption de la petite vérole, et contre le tremblement qu'on éprouve souvent à la fin de la maladie, lorsque les pustules sont de mauvaise nature. D'ailleurs, quand même les pédiluves ou
les fomentations des extrémités inférieures n'auraient d'autre avantage que de relâcher et de
faciliter la sortie des boutons à la plante des
pieds où l'éruption est si difficile : quand même
ils n'opèreraient qu'un effet révulsif qui éloigne-
rait l'éruption du visage ; ne serait-ce pas encore
des motifs suffisans pour y recourir, chez ce
sexe surtout si jaloux et si vain de la régularité
de ses traits, de la finesse et de la blancheur de
son teint?

Indépendamment des maladies épidémiques
cutanées, il y a encore des affections de la peau
qui se lient à un état cachexique ou constitutionnel, soit lorsqu'elles sont héréditaires, soit

lorsqu'on a négligé de les combattre dès leur apparition. Ces affections sont avantageusement traitées à l'aide des bains, et principalement des bains de vapeur. Chaussier s'est assuré qu'ils étaient très avantageux dans les gales, les dartres (1), et autres maladies cutanées, invétérées, etc., et il n'est pas de médecin, quelque peu exercé qu'il soit, qui n'ait eu occasion de juger de leurs bons effets.

Le bain de vapeur est encore d'une très grande utilité dans le traitement du rhumatisme et de la goutte. On peut voir dans le voyage du savant voyageur suédois (Sparrmann), avec quel succès il l'a employé au cap de Bonne-Espérance contre cette dernière maladie. Il l'a vue, un grand nombre de fois où elle s'était jetée avec tant de violence, sur les genoux et sur les articulations

(1) L'état dartreux auquel se rattachent les principes de plusieurs affections cutanées qui existent sous différentes formes, est la cause d'une irritation spécifique très opiniâtre, dont les effets, semblables à ceux d'une irritation locale, croissent et se multiplient à raison de son étendue. On sait de quelle manière il attaque le tissu cutané. Les démangeaisons plus ou moins vives, les douleurs âcres, brûlantes, quelquefois rongeantes, la chaleur, la rougeur, etc., qui l'accompagnent, combien d'indications du bain! Indépendamment de celles que nous venons d'énumérer, on peut ajouter celles qui se tirent du défaut de souplesse des vaisseaux et de la diminution d'activité de la perspiration, qui se montrent au déclin de la jeunesse, comme l'avance Lorry: *De morbis cutaneis*, pag. 300.

des bras, qu'il en serait nécessairement résulté ankilose, si cet accident n'eût été prévenu par l'usage des bains (1).

Chez les personnes qui répugnent à user du bain d'étuve, on pourrait pareillement rétablir la transpiration, en dirigeant la vapeur de l'eau chaude sur toute la surface du corps et principalement sur les parties affectées de rhumatisme. Sims, qui suivait cette méthode, assure avoir dissipé des douleur rhumatismales qui avaient résité à d'autres moyens, et Marcard annonce que dans la goutte, où l'on craint de prescrire un bain de pied, proprement dit, la vapeur de l'eau chaude calme d'une manière surprenante les douleurs pour un certain temps et sans aucun inconvénient, pourvu qu'on évite de se refroidir après (2).

Je me rappelle avoir vu une de mes tantes retirer quelque soulagement de l'exposition de la partie malade à la vapeur qui s'élève du marc d'olives lorsqu'on le retire des cabas, et de l'application immédiate de ce marc d'olives sur le lieu affecté. Mon père m'a raconté, à ce sujet, qu'un individu qui souffrait depuis long-temps, se rendait tous les jours dans les *enfers*, lieu extrémement chaud, où sont les crassières des moulins à huile, d'où s'élève une vapeur humide, et

(1) Marcard, M. Alibert, et les auteurs de l'article BAIN du *Dictionn. des sciences médicales*, rapportent ce fait.

(2) *Loc. cit.*, pag. 144.

où on ne peut rester long-temps sans être baigné
de sueur. Dès que sa chemise était trempée, il
la quittait, en passait une chaude, sortait de ce
lieu, se plaçait à côté du foyer du moulin, et
lorsque la transpiration était entièrement arrêtée
il rentrait chez lui. Ces bains de vapeur huileuse
calmèrent les douleurs.

D'autre part, l'un assure avoir guéri par le
bain chaud un homme de 40 ans, attaqué d'une
sciatique qui lui était survenue par un effort et
qui durait depuis dix ans, malgré les saignées,
l'opium et autres médicamens (Bosquillon);
l'autre, quoiqu'il ait remarqué que les fomentations dans le commencement de la maladie aggra-
vent les douleurs au lieu de les diminuer, croit
pourtant que la chaleur extérieure, sous forme
humide, peut être utile dans les rhumatismes
chroniques (Cullen); celui-ci, se rappelle avoir
adouci des douleurs rhumatismales à l'aide du
bain chaud (Marcard); celui-là, a vu des gout-
teux abattus par leurs souffrances et qui ne pouvaient se soutenir, se trouver si bien de ces bains,
que leurs forces ont été renouvelées au point
de pouvoir marcher aussi bien qu'en parfaite
santé (M. Alibert); quelques-uns enfin, les ont employés pour exciter légèrement l'organe cutané
et les tissus sous-jaccens, dans les douleurs rhumatismales chroniques et dans celles qui restent
très souvent aux articulations des membres à la
fin des rhumatismes aigus. (*Dict. des scienc. méd.*)

On aide leur action sudorifique par quelques doses d'émétique qui amènent de légères nausées (Drumont); on continue le bain pendant une heure, on fait ensuite tenir chaudement le malade et on soutient la sueur par des boissons chaudes (Grimaud).

Ainsi tombe le reproche que l'on a fait à l'eau chaude d'être préjudiciable à toute espèce de douleur rhumatismale et goutteuse; ainsi est à jamais détruite toute prévention funeste. Le bain est placé parmi les antiphlogistiques puissans, on convient qu'il est calmant et diaphorétique, et on ne craint plus de s'en servir pour apaiser les douleurs inflammatoires, pour combattre le rhumatisme phlogistique aigu, ou pour favoriser les sueurs critiques du rhumatisme chronique.

Sous ces divers rapports, les bains seront avantageux dans le tétanos, maladie spasmodique qui se juge ordinairement par des sueurs critiques (1). Archigène le traitait par les bains chauds et les médicamens huileux (1); Cœlius Aurélianus y avait recours à la fin de la maladie, tandis que Celse les employait dans l'état tétanique. Cullen pense qu'il ne produit jamais la guérison par lui-même, qu'il peut être dangereux et même mortel, lorsque les fomentations partielles aux pieds

(1) Fournier, *Du tétanos traumatique*, Bruxelles, 1803; Stutz, *Biblioth. germaniq. chirurg.*, vol. VI, pag. 127.

(2) Aët. tetr. II, c. 39, coll. 268.

et aux mains, comme on le pratique dans les
fièvres, peuvent être utilisées. Cependant Bosquillon a vu des cas désespérés où le bain chaud
a rétabli la déglutition et dissipé le spasme.
Chalmers comptait uniquement sur eux ainsi que
Bajon, médecin à Cayenne. Poissonnier a vu la
vapeur de l'eau chaude dissiper le tétanos des
nègres nouveaux nés, et M. Capuron cite un cas
de guérison d'un enfant de huit jours (1). Donc
on peut s'en servir.

Le professeur Baumes qui en était le partisan,
conseillait de faire en sorte que le premier bain
soit un peu chaud, le second à une température
plus élevée que le premier et graduellement jusqu'à la fin (2). Stutz, médecin anglais, plongeait
le malade dans l'eau tiède ou la lessive de sar-
mans, tenant en dissolution une once de potasse
caustique. Ces bains, dit-il, amènent une sueur
chaude, qui soulage beaucoup le tétanique. Le
docteur Hufeland, de Berlin, a répété les expériences; il s'en faut qu'elles aient paru avoir les
mêmes succès. Peut-être les circonstances n'é-
taient pas les mêmes (M. Capuron).

Cette remarque de M. Capuron est d'une très
grande justesse. Les indispositions ayant une
marche différente et des terminaisons diverses

_____

(1) *Journal de méd.*; 1768. --- *Malad. des enfans*, in-8°;
Paris, 1820, pag. 457.
(2) *Leçons orales de pathologie.*

qui tiennent à la cause de la maladie ou à l'idiosyncrasie des individus, les médicamens peuvent
amener des résultats différens ou opposés : il faut
donc avant de les employer bien préciser l'indication.

En Russie, les femmes prennent des bains de
vapeur peu de temps après l'accouchement, et
se trouvent très bien de cet usage. Le docteur
Sanchés assure qu'elles préviennent, par là, une
foule d'incommodités que les couches occasionnent. Jusque là je vois le bain de vapeur employé d'une manière empirique, pouvant nuire
aux unes et faire du bien aux autres. Le professeur Chaussier confirme dans ces derniers temps
les observations des Russes, et nous apprend
qu'il s'en est servi avec succès dans la péritonite
et diverses autres maladies qui surviennent pendant les couches ou à leur suite ; telles sont les
douleurs intestinales, la diarrhée séreuse, l'oppression, la dysphnée, etc., affections qui *dépendent essentiellement du défaut de l'exhalation cutanée.*
Par ces derniers mots il fait déjà pressentir comment le bain de vapeur peut agir. Il remarque
enfin que le pouls qui, dans ces circonstances
est ordinairement petit, serré et très fréquent,
perd souvent, pendant le bain, ce caractère d'*irritation* et de *spasme* pour devenir grand, mou
et sudoral. Que ces changemens font espérer le
rétablissement, tandis que la persistance de la
petitesse, de la concentration et de la fréquence

du pouls pendant et après le bain est un signe fâcheux : ce qui nous éclaire encore plus.

Ainsi, en analysant, en entier, le passage de Chaussier, on découvre d'abord de quelle manière le bain de vapeurs devient utile chez les femmes en couches, dans un pays où comme en Russie, bien de maux sont la suite de la suppression de la transpiration ou du *défaut de l'exhalation cutanée.* Plus bas, on reconnaît dans les symptômes, un état de sécheresse de l'organe cutané, qui se dissipe à mesure que par l'effet du bain une légère diaphorèse s'établit, ou mieux, lorsque la cause de la maladie a cessé d'agir ; d'où l'on peut conclure : que dans la plupart des cas, où à la suite des couches, le resserrement de la peau a été suivi d'accidens divers, le bain de vapeur a dû les faire cesser, en agissant comme antiphlogistique, relâchant et sudorifique.

CHAPITRE III.

RÉGIME ANTIPHLOGISTIQUE (1).

Quoique nous puissions, à l'aide des évacuations sanguines et des bains chauds, dissiper les

(1) Plusieurs des médicamens dont je me suis occupé dans ce chapitre, sont quelquefois administrés comme moyen curateur direct (à haute dose) et ne doivent

maladies dans lesquelles l'élément inflammatoire existe seul ou accompagné de ses sub-élémens; ce serait une erreur de croire que ces moyens suffisent pour opérer la guérison. Le régime auquel le malade sera soumis, peut aussi contribuer à ramener la santé, de même qu'une diététique mal entendue peut retarder cette terminaison salutaire de la maladie ou occasionner une rechute.

Le médecin doit donc porter toute son attention sur cette partie de l'hygiène thérapeutique de laquelle dépend le succès du traitement : car, si pendant qu'il s'efforce d'affaiblir la violence de la fièvre ou de l'inflammation, qu'il s'estimerait heureux de faire avorter, soit en diminuant la masse du sang, soit en calmant ses mouvemens précipités; si, dis-je, il permet à cette même époque une nourriture trop substantielle ou des boissons excitantes et toniques, il détruira, par là, tout le bien que la soustration du liquide sanguin ou l'immersion du corps dans l'eau chaude auraient pu produire. L'individu est alors affaibli en pure perte, le mal empire, la nature devient impuissante; une affection chronique suc-

pas être considérés, alors, comme faisant partie du régime. Cependant j'ai dû réunir sous un même chef, ce que j'avais à dire sur chacun d'eux en particulier, envisagé sou divers points de vue, afin d'éviter, autant que possible, le .ongueurs et les répétitions.

cède à une affection aiguë, ou bien celle-ci devient rapidement mortelle.

D'après ces considérations importantes, nous
sommes fondés à penser que l'observation des
règles hygiéniques mérite une attention toute
particulière de la part du praticien. C'est pourquoi nous allons examiner sommairement quels
sont les *ingesta* (1) que la nature a mis à notre
disposition, et les règles qu'il faut suivre en les
employant.

SECTION PREMIÈRE.

BOISSONS.

On trouve dans les règnes végétal, minéral et
animal, un grand nombre de substances qui,
convenablement distribuées, peuvent concourir
à diminuer la quantité des pulsations artérielles,
à abattre la chaleur vitale, à produire, en un
mot, un effet tempérant et réfrigérant.

Parmi ces substances, il en est qui sont simplement émollientes et rafraîchissantes; on en
trouve aussi qui sont rafraîchissantes et acides.

(1) Je ne parlerai point des circumfusa, des applicata, etc.,
parce que les médecins sont d'accord sur les précautions
que l'on doit prendre à ce sujet.

Cette distinction est très utile attendu, que les unes et les autres peuvent tour à tour mériter la préférence. On les combine quelquefois, soit pour augmenter la qualité réfrigérante des unes, soit pour corriger l'excès d'acidité des autres. Sous ce rapport, les décoctions d'orge, de riz, de veau, etc., devront l'emporter sur l'emploi de l'eau pure.

I. *Acides.* — Les boissons acidulées ayant incontestablement les propriétés ci-dessus mentionnées de ralentir la circulation, d'étancher la soif, de déterminer sur les organes de la déglutition un sentiment de fraîcheur qui semble se communiquer à toute l'économie, de diminuer la chaleur fébrile, etc.; on pourra les utiliser dans toutes les maladies en général, attendu qu'il n'en est point, en particulier, qui ne puisse être compliquée par un état inflammatoire ou des symptômes d'irritation. Aussi a-t-on observé, que dans les affections bilieuses qui sont unies au genre inflammatoire, à l'irritation, les acides ne valent plus rien dès que la complication phlogistique est détruite ; et cela, parce qu'ils combattent cette dernière, cet élément de maladie, sans combattre l'élément bilieux (1).

Je dois faire observer à ce sujet que les acides minéraux étant beaucoup plus astringens et

(1) Clinique de M. Broussonnet.

moins rafraîchissans que les acides végétaux (1),
on ne doit pas balancer à choisir parmi ces derniers, toutes les fois que l'on n'aura pas une forte
astriction à produire. Roucher qui, dans les maladies bilieuses, donnait la préférence à la limonade légère, l'eau de groseilles, l'eau de veau,
de riz, un faible oxicrat ou tout autre boisson de
cette nature (2), trouva plus convenable dans les
fièvres bilieuses de mauvais génie, de se servir
des acides minéraux, qu'il reconnut être un secours très efficace pour arrêter les hémorragies
symptomatiques qui les accompagnaient. Je ne
me bornais pas, dit-il, à les prescrire à la dose de
25 ou 30 gouttes, noyés dans une pinte de ti-
sanne; mais à l'exemple de Tissot, qui les prescrivait largement, j'en faisais jeter demi once et
même 6 dragmes dans deux pintes d'eau. De cette
sorte ils étaient plus efficaces (3).

La pratique du médecin de Montpellier était
une heureuse imitation de celle de Finke, qui,
dans la première variété de la maladie, mettait
en usage les acides végétaux et surtout le vinaigre (4), tandis que dans les maladies qui appar-

(1) Nysten, article ACIDES du *Dictionn. des sciences méd.*,
tom. I, pag. 119 et suiv.

(2) *Loc. cit.*, tom. I, pag. 64.

(3) *Ibid*, pag. 102. Collin, Schrœder, Huxham en donnaient 2 onces dans les 24 heures.

(4) Le vinaigre était employé par Hippocrate, Galien, etc.
Quelques médecins lui ayant attribué des propriétés exci-

tenaient à la seconde variété et dans le cas de putridité, il avait recours à des acides plus forts, c'est-à-dire, aux acides minéraux étendus d'eau (1).

En faisant la remarque que Roucher avait imité Finke, je n'ai pas eu l'intention d'attribuer à l'observateur de l'épidémie de Tecklembourg, l'invention de cette méthode. Celui-ci peut l'avoir empruntée à Sarcone, qui, dans l'épidémie de fièvres putrides de Naples, tira un très grand secours, tantôt des acides végétaux et tantôt des acides minéraux (2) : et Sarcone l'avoir puisée dans les ouvrages de tout autre écrivain qu'il nous importe peu de connaître.

Ce que j'ai dit des fièvres bilieuses, peut parfaitement s'appliquer aux maladies muqueuses, dans lesquelles les acides, et surtout les acides minéraux, doivent être rejetés, à moins qu'il y ait beaucoup d'inflammation ou qu'une affection bilieuse ou putride prononcée ne les compli-

tantes, dues à la présence d'un principe spiritueux et inflammable, on conseilla de n'en user qu'avec le plus grand ménagement. Je suis loin de blâmer un pareil avis, mais si nous considérons d'une part, qu'il a été utile dans bien des cas, et de l'autre, qu'il est rafraîchissant, tempérant, diaphorétique et diurétique; nous dirons, avec M. Barbier, qu'il produit les mêmes effets que les autres acides, et nous le prescrirons, lorsque ces derniers ne seront pas à notre disposition.

(1) *Loc. cit.*, pag. 143 et 144.
(2) *Loc. cit.*, tom. II, pag. 314.

quent (1). Et même, dans ces circonstances,
comme l'état muqueux s'oppose à une réaction
forte, à une inflammation franche, les boissons acidulées et les acides minéraux tempérés, devront être étendus dans un véhicule
très doux.

D'après la remarque que l'on avait faite sur
l'efficacité des acides dans les fièvres putrides,
on en avait conclu qu'ils agissent en combattant
la tendance que le corps éprouve à la dissolution (2), ou en arrêtant les progrès de cette dissolution (3); ce qui les a faits qualifier d'antiseptiques. Ne serait-ce pas plutôt comme antiphlogistiques, dans la putridité proprement
dite ou avec excès de forces; et comme astringens ou toniques dans l'adynamie essentielle?
Ces deux propositions me paraissent également soutenables; car, la fièvre et l'inflammation qui accompagnent les maladies où la putridité constitue leur plus haut degré d'intensité, et que les saignées détruisent, peuvent
réclamer encore l'emploi des acides dont la
propriété rafraîchissante n'est point contestée :
de même, dans les affections que l'adynamie
complique, on peut rencontrer une complication formée par le sub-élément inflammation,

(1) Rœderer et Wagler, pag. 107.
(2) *Idem.*, pag. 132.
(3) Eller, *loc. cit.*, pag. 205.

qui sera essentiel ou symptomatique. Dans l'un
et l'autre cas, comme la phlogose n'exclut pas
les toniques, les acides qui jouissent des propriétés antiphlogistique et tonique devront nécessairement remplir le but que le praticien se
propose d'atteindre.

Cette opinion sera peut-être contestée par
les médecins qui proscrivent entièrement les
acides du traitement des phlegmasies gastro-
intestinales chroniques, prétendant que les
boissons mucilagineuses sont les seules admis-
sibles, parce qu'elles n'irritent point. Je ne
conteste pas les avantages de l'eau gommée,
des décoctions de racine de guimauve, du petit
lait gommé, etc., dans ces sortes de maladies ;
mais si, d'une part, on s'est servi avec succès
de la limonade dans la phlegmasie des voies
digestives et dans celle des voies urinaires (1);
si M. Broussais a remarqué, que l'acide de citron était *celui* que l'estomac supportait le
mieux dans la gastrite et autres inflammations
chroniques (2); ne peut-on pas quelquefois
aciduler les tisannes ? Je crois que si ; bien
plus, je pense que l'acidité des boissons peut
favoriser la cicatrisation des ulcères et des
aphtes. Il faut faire ensorte pourtant, que la
liqueur soit douce, et que l'acide n'y domine

(1) M. Barbier, *Mat. méd.*, 2ᵉ édition, tom. II, pag. 583.
(2) *Phlegmas. chroniq.*, tom. II, pag. 254.

pas, afin que son contact avec la surface dou-
loureuse de l'estomac et des intestins, n'offense
pas ces organes.

Ce conseil nous a été donné par M. Barbier
qu'on ne peut accuser d'être prévenu en faveur
des acides, puisqu'il a reconnu que dans l'irritation gastrique, lorsque la muqueuse du ventricule est rouge, très sensible et plus chaude que
dans l'état naturel, les médicamens émolliens
donnent pour effet sensible de leur administration, une diminution du sentiment d'ardeur et de
douleur que le malade ressent à l'épigastre; la
soif se tempère, la langue devient moins rouge,
moins sèche, ainsi que la surface des lèvres. De
même, dans l'entérite, ils éteignent la chaleur
abdominale, calment les contractions anomales,
ralentissent la fréquence du pouls, etc. Or,
lorsqu'un auteur, qu'on ne peut soupçonner
de prévention, désigne une classe de médicamens comme pouvant être utiles, indique les
précautions qu'on doit prendre, et que, s'appuyant de l'autorité de M. Broussais, il nomme
l'acide que les organes digestifs supportent le
mieux; pourquoi refuserait-on de s'en servir?

Que dans les inflammations pulmonaires et
cérébrales on évite d'employer les boissons acidulées que l'on a accusées de provoquer la
toux, symptôme toujours fâcheux par la secousse qu'il imprime aux viscères; rien de
plus naturel, lors surtout que les émolliens

peuvent suffire (1); mais vouloir les exclure entièrement du traitement des phlegmasies gas-
tro-intestinales, comme inutiles et dangereux,
cela n'est pas rationnel.

Enfin, comme antiphlogistiques, les acides
peuvent agir en détruisant le spasme de la peau,
et favoriser, par là, la sortie des sueurs ou des
éruptions cutanées. Sydenham et quelques autres auteurs en ont obtenu de bons effets dans la
petite vérole, lorsque la suppuration languit,
qu'elle est de mauvais caractère, et que des
pétéchies se montrent dans l'intervalle des boutons (2). Comme antiphlogistiques et astringens,
ils sont utiles dans les hémorragies; on les donne
soit en boisson, soit en injection dans les ouvertures par où le sang s'échappe (3). Ils convien-
dront dès-lors dans les affections scorbutiques
pour raffermir les parties dont le relâchement
permet la sortie du liquide sangnin (4). Comme

(1) M. Orfila annonce qu'ils sont contre-indiqués au début
de la phthysie et dans les phlegmasies aiguës de la poitrine.
(Voy. *Chim. médic.*, 1817, tom. I, pag. 128.) Nous devons
croire que c'est pour les motifs que nous avons exposés.

(2) Frank s'en sert dans les quatre périodes de la maladie, quand la fièvre change de caractère et devient inflammatoire, nerveuse, etc. (Voyez tom. II, pag. 339 et
suiv.). On peut même les employer à l'extérieur (Voy. Swe-
diaur, *Materia médica.*, etc., in-12, 1803, p. 266 et suiv.).

(3) Tout le monde connaît la manière de faire pénétrer le
suc de citron dans l'utérus, pour arrêter les pertes utérines.

(4) On voit dans le *Journal de médecine militaire*, années

antiphlogistiques et diurétiques, ils peuvent favoriser la crise par les sueurs; on peut donc les
faire concourir, en un mot, à remplir toutes les
indications pour lesquelles les saignées et les
bains chauds sont nécessaires.

II. *Nitre.* — Le nitre a cela de commun avec
les acides qu'étant antiphlogistique, diurétique,
diaphorique, etc., comme eux, il est extrêmement utile pour la guérison de certaines fièvres
dans lesquelles le sang se meut avec trop de
rapidité (1). Uni (*parvâ dosi*) aux tisanes rafraîchissantes, il leur donne aussi une plus grande
activité pour calmer la chaleur extrême des
fièvres inflammatoires (2); néanmoins, lorsqu'il y a inflammation et que les rafraîchissans
conviennent, Cullen veut qu'on donne les acides
et le nitre à grande dose, assurant que c'est
le second moyen propre à remplir l'indication
antiphlogistique (3); ce qui a fait dire à Bosquillon, qu'on doit prendre garde que, dans
la péripneumonie, ils n'irritent et n'occasionnent la toux. Frank recommande aussi, dans les

1784 et 1788, des observations qui prouvent l'efficacité du
suc d'oseille pris en abondance contre ces maladies. Je pense
que tous les végétaux dits crucifères ne doivent leur propriété antiscorbutique qu'à l'acide qu'ils contiennent.

(1) Fréd. Hoffmann, *Exercit.*, etc. Grant, *loc. cit.*, tom I,
pag. 75.

(2) Grimaud, *loc. cit.*, tom. II, pag. 135.

(3) *Loc. cit.*, tom. I, pag. 209.

phlegmasies, les boissons nitrées ou acidulées en grande quantité (1) que l'on conseille enfin , dans tous les cas de véritable inflammation interne ou externe , dans les hémorragies , etc.

On trouve un autre point de rapprochement entre les acides et le nitre, dans les doses auxquelles on peut les administrer. Nous avons vu que les acides devaient être plus ou moins étendus ou plus ou moins concentrés suivant les circonstances : eh bien , le nitre qui, dans la plupart des cas est donné à très petite dose, peut être porté sans danger à une dose assez considérable , quoiqu'en disent certains médecins. Dikson qui l'a trouvé singulièrement approprié à l'hémopthysie contre laquelle il ne craint pas de lui reconnaître autant d'efficacité qu'on en accorde au quinquina dans les fièvres intermittentes ; Dikson , dis-je , mêlait demi once de nitre avec quatre onces de conserve de roses rouges, pour former un électuaire dont le malade avalait une prise de la grosseur d'une noix muscade , 4, 6, 8 fois par jour, suivant la violence des symptômes (2). Devilliers atteint d'hémopthysie prit pendant huit jours deux gros de nitre dans la conserve de roses, et il remarqua, qu'à chaque prise, la chaleur brûlante de la région épigastrique et de la paume des mains s'apai-

(1) *Loc. cit.*, tom. II , pag. 38.
(2) Observations des médecins de Londres.

sait sensiblement (1). M. Deslandes l'a donné de
un à six gros, et M. Récamier de un gros à demi
once , soit dans le même excipient , soit incor-
poré dans le sirop de gomme. Ce praticien a eu
lieu de se convaincre qu'administré de cette manière , il ne donnait lieu ni à des coliques , ni
à du dévoiement. Les individus se sont plaints
seulement d'une saveur âcre et d'ardeur à la
gorge , les urines ont été sensiblement augmentées, et le crachement de sang après avoir été
diminué, a complètement disparu après quelques
jours (2). Nul doute que dans ces cas , et dans
ceux de métrorrhagie recueillis par MM. Zac-
cari, Goupil, Martinet, etc. (3) , le nitrate de
potasse n'ait agi comme antiphlogistico-astrin-
gent, ou si l'on veut, comme contre-stimulant :
mais son action ne se borne pas aux propriétés
rafraîchissante et sédative que les auteurs que
je viens de citer, les professeurs Brera et Tommasini lui ont reconnue, il est encore diaphorétique , laxatif et diurétique. Par son influence ,
le nitre peut donc, à haute dose, favoriser la
solution de certaines maladies par des sueurs
ou des urines critiques , ou bien, déterminer
un mouvement diarrhoïque , qui sera révulsif
d'une inflammation cérébrale , d'une fluxion
rhumatismale , etc.

(1) Article NITRE, du *Dict. des sciences médicales.*
(2) Clinique de l'Hôtel-Dieu de Paris en 1825 et 1826.
(3) Voyez les *Bulletins de l'Athénée de méd. de Paris.*

C'est pour obtenir un effet diaphorétique, que
l'on a reconnu être salutaire dans les rhumatismes inflammatoires, que Van-Swiéten et Quarin ont porté la dose du nitre de demi once à
6 gros dans la journée, et Monro jusqu'à une
once ou une once et demie. C'est pour procurer
des selles qu'on sait être avantageuses dans certains rhumatismes, que Geoffroi en donnait une
once, dose à laquelle il produit quelquefois un
effet purgatif *sans accident* (1). C'est enfin comme
sédatif et laxatif, que Robert Whitt l'adminis-
trait, comme contre-stimulant, que le professeur Borda l'a mis en usage, et comme puissant
diurétique, que M. Bally y a eu recours. Cet
estimable observateur a constaté, que le nitre
poussé jusqu'à la dose de deux gros, offre le très
grand avantage de ne point exciter trop vivement l'estomac, de faire acquérir plus d'énergie
aux voies urinaires, et de dissiper, en général,
les hydropisies, en moins de 15 jours (2).

Je ferai donc remarquer, en passant, qu'il ne
faut pas attacher une trop grande importance
à classer les médicamens par grouppes distincts

(1) L'article NITRE du *Dictionnaire des sciences médicales*,
fait mention d'un cas d'inflammation encéphalique dans lequel une once de nitre n'évacuant pas le malade au gré de
ses désirs, celui-ci en prit une autre once dans le moment.
Les évacuations furent abondantes mais pas assez copieuses
pour être nuisibles.

(2) Voyez ses *Recherches cliniques à l'hospice de la pitié.*

et séparés, attendu qu'il n'en est point qui ne jouisse à la fois de plusieurs propriétés : propriétés qu'il est bon de signaler, pour que l'on puisse choisir parmi les remèdes d'une même série, celui qui remplit le plus d'indications. C'est-à-dire, que l'on préfèrera les diurétiques antiphogistiques ou diurétiques froids, aux diurétiques excitans que l'on a nommés diurétiques chauds, toutes les fois que l'on voudra favoriser le cours des urines dans les maladies inflammatoires.

SECTION II.

ALIMENS.

Dans les maladies inflammatoires toute espèce d'aliment solide sera sévèrement interdit au malade. Les tisanes suffisent pour le désaltérer et le nourrir; ou si l'on permet autre chose, ce sera une plus forte décoction des substances que l'on mettait en usage. Ainsi avec l'eau panée, les décoctions d'orge, de riz, d'avoine, de veau, de poulet, etc., rendues plus consistantes; on obtient des crèmes ou des bouillons nutritifs et rafraîchissans que l'on peut aciduler, et qui soutiennent encore plus les forces que les boissons peu chargées.

Mais dans les maladies où les forces sont en
excès, il y aurait de la témérité à se hâter de rendre les boissons nutritives, parce que l'estomac
n'a pas besoin d'être même faiblement excité,
vu que cette excitation se répand dans toute
l'économie. D'ailleurs le sang étant trop riche,
à quoi bon réparer ses pertes? Je le répète donc,
les tisanes simples, les émulsions préparées avec
les amandes douces, les graines de melon, de
concombre, de courge, de citrouille, plus connues sous le nom de semences froides, légèrement acidulées ou nitrées, le petit lait acidulé
et nitré, les émolliens précédemment indiqués,
doivent suffire au commencement et dans la
vigueur de la maladie. Plus tard, lorsque les
symptômes inflammatoires seront calmés, on
peut permettre les crèmes légères, les bouillons
peu nourrissans, pour leur substituer, lorsque
la convalescence sera assurée, un régime approprié.

Il consistera en alimens végétaux que l'on sait
déterminer: 1° une excitation peu vive du ventricule; 2° une excitation très peu vive de la
part du chyle sur tous les organes; 3° une ali-
mentation incomplète qui développe peu de chaleur; 4° enfin, un affaiblissement proportionnel
des forces radicales.

On permet encore les bouillons de gruau, de
grenouilles, de veau ou de poulet, le lait simple
ou coupé avec l'infusion de plantes émollientes,

ou une faible décoction de substances rafraîchissantes. Le poisson qui tient le milieu entre
les régimes végétal et animal, les fruits rouges
qui la plupart sont rafraîchissans et nourrissans.

On choisira, parmi ces derniers, ceux que l'on
sait avoir quelques propriétés particulières. Ainsi
on donnera tantôt l'anana cultivé, les mures
noires, l'orange, la grenade, etc., dont le fruit
est très agréable à manger et dont le suc est
très utile aux fébricitans : tantôt les groseilles,
les citrons, etc., qui sont réfrigérans et diurétiques; tantôt les fruits du myrtille, du prunier
épineux, du coignassier, les framboises, qui sont
antiphlogistiques et astringens; quelquefois enfin, les pommes et les fraises qui rafraîchissent
et relâchent le tube digestif (1).

Ce régime est de rigueur dans les maladies
inflammatoires essentielles et dans les inflammations franches et légitimes. C'est au médecin
à le modifier suivant les complications dont elles
sont susceptibles, en ayant égard surtout à l'état
des voies digestives.

———————

Voilà à quoi se réduisent les indications thérapeutiques du régime antiphlogistique en particulier et des antiphlogistiques en général. Il est

————

(1) Voyez, sur les propriétés des végétaux et des fruits,
le *Tableau méthodique d'un cours d'histoire naturelle médicale*, par Bernard Péyrilhe, an IX - 1804.

certain que si j'avais voulu embrasser dans cet article tous les médicamens qui sont propres à combattre l'élément inflammatoire et ses sub-élémens, j'aurais été dans la nécessité de parler des contre-stimulans, des révulsifs, etc., qui sont utiles lorsque les sub-élémens inflammation et fluxion existent. Mais comme en parlant, par exemple, des moyens propres à combattre les états bilieux et muqueux, c'est-à-dire, des évacuans émétiques et purgatifs, nous aurons encore à les considérer comme irritans et comme contre-stimulans ou spécifiques de l'inflammation; j'ai préféré n'entretenir mes lecteurs que des médicamens antiphlogistiques proprement dits, réservant pour ma matière médicale thérapeutique les matériaux que j'ai pu recueillir, sur les propriétés contre stimulante, révulsive, etc., des remèdes ci-dessus mentionnés (1).

(1) Le chapitre premier de ma *Matière médicale thérapeutique* comprendra d'abord, quelques considérations générales sur l'emploi des évacuans. Dans la première section, nous rechercherons quelles sont les indications thérapeutiques de ces médicamens dans l'élément inflammatoire et ses sub-élémens, c'est-à-dire que nous aurons à les considérer 1° comme contre-stimulans; 2° comme révulsifs, etc. Dans la deuxième section; nous tâcherons de découvrir quelles sont les indications et contre-indications 1° des émétiques, 2° des purgatifs, dans les différentes classes de maladies.

FIN.

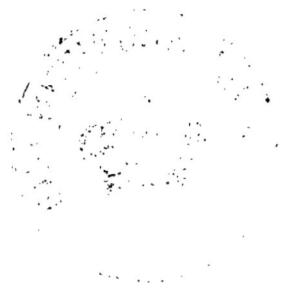

TABLE DES MATIÈRES

CONTENUES DANS CE VOLUME,

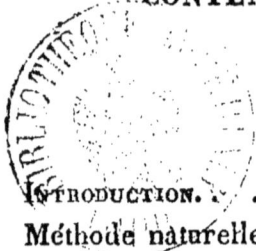

FIN DE LA TABLE.

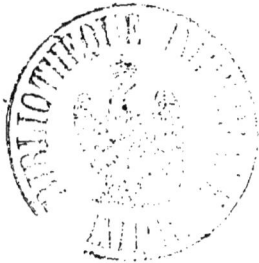

ERRATA.

Page 34 *lig.* 29 , pag. 35 *lig.* 18, pag. 59 *lig.* 8 : Thommassini ; *lisez* Tommassini

41 *lig.* 1 : Oleus , Rudbech ; *lisez* Olaüs-Rudbeck

59 *lig.* 17 : *au lieu de* 93 ; *lisez* 97

98 *lig.* 23 et 24 : qui le précède ; *lisez* qui la précède

105 *lig.* 26 : qu'il cherche à satisfaire par des boissons ; *lisez* qu'il cherche à satisfaire ; par des boissons

132 *lig.* 24 : ne remplissent quoiqu'imparfaitement ; *lisez* ne remplissent qu'imparfaitement

147 note (2) *De pulsa*, lisez (2) *De pulsu*,

175 *lig.* 10 : pointe des pieds au dedans ; *lisez* pointe des pieds tournée en dedans

192 *lig.* 24 : Scarle ; *lisez* Séarle

198 *lig.* 3 : gastrique ; *lisez* gastrite

212 *lig.* 5 de la note : vestiges; *lisez* vertiges

361 dernière ligne : les astringéns ; *lisez* des astringens

387 *lignes* 19 et 22 : radicale ; *lisez* radiale

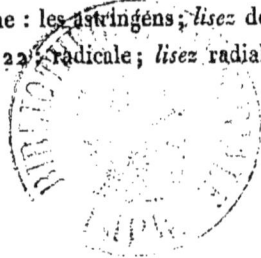